医药卫生类普通高等教育校企合作"双元规划"精品教材

U0268992

中药炮制技术

李　鹤　黎德南　朱玉洁　主编

江苏大学出版社
JIANGSU UNIVERSITY PRESS
镇　江

图书在版编目(CIP)数据

中药炮制技术 / 李鹤，黎德南，朱玉洁主编 . --镇
江：江苏大学出版社，2023.12
ISBN 978-7-5684-2074-7

Ⅰ.①中… Ⅱ.①李… ②黎… ③朱… Ⅲ.①中药炮
制学 Ⅳ.①R283

中国国家版本馆 CIP 数据核字(2023)第 223339 号

中药炮制技术

Zhongyao Paozhi Jishu

主　　编 / 李　鹤　黎德南　朱玉洁
责任编辑 / 常　钰
出版发行 / 江苏大学出版社
地　　址 / 江苏省镇江市京口区学府路 301 号(邮编:212013)
电　　话 / 0511-84446464(传真)
网　　址 / http://press. ujs. edu. cn
排　　版 / 北京世纪鸿文制版技术有限公司
印　　刷 / 廊坊市伍福印刷有限公司
开　　本 / 889 mm×1 194 mm　　1/16
印　　张 / 18
字　　数 / 535 千字
版　　次 / 2023 年 12 月第 1 版
印　　次 / 2023 年 12 月第 1 次印刷
书　　号 / ISBN 978-7-5684-2074-7
定　　价 / 69.00 元

如有印装质量问题请与本社营销部联系（电话:0511-84440882）

为深入贯彻落实《国务院关于印发中医药发展战略规划纲要（2016—2030年）的通知》（国发〔2016〕15号）及《国务院关于加快发展现代职业教育的决定》（国发〔2014〕19号）精神，推进人才培养模式创新，推动中医药职业教育高质量发展，我们立足高职高专院校中医药专业的培养目标，从培养中医药高级技能型人才出发，编写了这本《中药炮制技术》。

本教材主要具有以下几个方面的特色：

1. 在内容选取上，始终贯穿"宽基础、重实践"的思想，遵循"三基"（基本知识、基本理论、基本技能）、"五性"（思想性、科学性、启发性、先进性、适用性）原则。全书以《中国药典》（2020年版）等现行国家药品标准为依据，结合新形势下教育改革和发展的需要，按照中药传统技能竞赛中中药炮制模块的赛项细则，在理论知识中融合技能竞赛的培训、复习内容。

2. 在编写模式上，根据职业教育特点，以中药炮制岗位的工作过程为主线，采用"项目引领、任务驱动"的模式。本教材分为理论篇和炮制技术篇。在炮制技术篇，根据中药炮制岗位的工作内容和任务，将每道工序设计为一个教学项目（如净选与加工、饮片切制、清炒、加辅料炒等项目），每个项目又由若干任务组成。

3. 在编写形式上，设计了许多活泼的模块（如"学习目标""任务引入""知识拓展""目标检测""项目小结"等），以满足教学互动需求。同时，大部分药材都附有清晰的炮制成品性状图供读者参考，提升了教材的可读性、趣味性和实用性。

本教材可作为高职高专院校中药学、中药制药及相关专业的教学用书，也可作为中药饮片生产企业从业人员的岗前培训和自学参考用书。

由于编者水平有限，疏漏之处在所难免，恳请广大读者提出宝贵意见，以便进一步修改完善。

编　者

编 委 会

主　编　李　鹤　黎德南　朱玉洁
副主编（排名不分先后）
　　　　　龚来觐　范海霞　于晓璐
　　　　　江春凤　邓祥敏　吴玲玲
编　委（排名不分先后）
　　　　　龚来觐（江西农业工程职业学院）
　　　　　李　鹤（江西农业工程职业学院）
　　　　　黎德南（桂林生命与健康职业技术学院）
　　　　　朱玉洁（江苏食品药品职业技术学院）
　　　　　段　云（乌兰察布医学高等专科学校）
　　　　　陈　雁（扬州市职业大学）
　　　　　邓祥敏（江苏护理职业学院）
　　　　　崔淑兰（宝鸡职业技术学院）
　　　　　宋　健（桂林生命与健康职业技术学院）
　　　　　李晓毛（江苏食品药品职业技术学院）
　　　　　李　蕊（南阳职业学院）
　　　　　范海霞（江西农业工程职业学院）
　　　　　李　茜（云南农业职业技术学院）
　　　　　熊晓莉（江西农业工程职业学院）
　　　　　吴玲玲（浙江药科职业大学）
　　　　　李　越（山东医药技师学院）
　　　　　柳姝婷（江西农业工程职业学院）
　　　　　殷吉磊（江苏省连云港中医药高等职业技术学校）
　　　　　万书源（江西农业工程职业学院）
　　　　　聂小忠（深圳职业技术大学）
　　　　　江春凤（吉林农业科技学院）
　　　　　张忠伟（右江民族医学院）
　　　　　高　静（三门峡职业技术学院）
　　　　　谷　妲（长春职业技术学院）
　　　　　张丽红（长春职业技术学院）
　　　　　赵　晶（通化医药健康职业学院）
　　　　　刘继涛（广州康大职业技术学院）
　　　　　于晓璐（辽宁医药职业学院）
　　　　　李　敏（晋中职业技术学院）
　　　　　赵吉宇（江苏食品药品职业技术学院）
　　　　　华政颖（江苏护理职业学院）

目 录

上篇 理论篇

项目一 中药炮制的发展和基本理论 ···················· 01
 任务一 中药炮制技术概述 ························· 01
 任务二 中药炮制对临床疗效的影响 ·············· 10
 任务三 中药炮制对药物理化性质的影响 ········· 14
 任务四 中药炮制对药性的影响 ·················· 20
 任务五 中药炮制的目的 ························· 23
 任务六 中药炮制的分类 ························· 25

项目二 炮制辅料和中药饮片质量要求 ·············· 30
 任务一 中药炮制常用辅料 ······················ 30
 任务二 中药饮片的质量要求 ···················· 36
 任务三 中药饮片的贮藏保管 ···················· 42

项目三 中药饮片生产法规及饮片厂的设计 ········· 51
 任务一 中药饮片生产法规和安全管理 ·········· 51
 任务二 中药饮片厂的设计 ······················ 57
 任务三 饮片厂的废水处理 ······················ 59

下篇 炮制技术篇

项目四 净选与加工 ··································· 64
 任务一 清除杂质 ································· 65
 任务二 分离和清除非药用部位 ·················· 67

项目五 饮片切制 ····································· 73
 任务一 切制前的水处理 ························· 74
 任务二 饮片类型及切制方法 ···················· 79
 任务三 饮片的干燥 ······························ 84
 任务四 饮片的包装 ······························ 87

项目六 清炒法 ······································· 89
 任务一 炒黄法 ··································· 91
 任务二 炒焦法 ··································· 106

任务三　炒炭法 …………………………………………………………………………… 111

项目七　加辅料炒 ……………………………………………………………………… **121**

任务一　麸炒 ………………………………………………………………………………… 121

任务二　米炒 ………………………………………………………………………………… 126

任务三　土炒 ………………………………………………………………………………… 130

任务四　砂烫 ………………………………………………………………………………… 134

任务五　蛤粉烫 ……………………………………………………………………………… 142

任务六　滑石粉烫 …………………………………………………………………………… 145

项目八　炙法 …………………………………………………………………………… **151**

任务一　酒炙法 ……………………………………………………………………………… 151

任务二　醋炙法 ……………………………………………………………………………… 159

任务三　盐炙法 ……………………………………………………………………………… 168

任务四　姜炙法 ……………………………………………………………………………… 177

任务五　蜜炙法 ……………………………………………………………………………… 180

任务六　油炙法 ……………………………………………………………………………… 189

项目九　煅法 …………………………………………………………………………… **193**

任务一　明煅法 ……………………………………………………………………………… 193

任务二　煅淬法 ……………………………………………………………………………… 199

任务三　扣锅煅法 …………………………………………………………………………… 204

项目十　蒸煮燀法 ……………………………………………………………………… **209**

任务一　蒸法 ………………………………………………………………………………… 209

任务二　煮法 ………………………………………………………………………………… 220

任务三　燀法 ………………………………………………………………………………… 226

项目十一　复制法 ……………………………………………………………………… **231**

项目十二　发酵法、发芽法 …………………………………………………………… **238**

任务一　发酵法 ……………………………………………………………………………… 238

任务二　发芽法 ……………………………………………………………………………… 242

项目十三　制霜法 ……………………………………………………………………… **247**

任务一　去油制霜 …………………………………………………………………………… 247

任务二　渗析制霜 …………………………………………………………………………… 251

任务三　升华制霜 …………………………………………………………………………… 252

任务四　煎煮制霜 …………………………………………………………………………… 254

项目十四　其他制法 …………………………………………………………………… **256**

任务一　煨法 ………………………………………………………………………………… 256

任务二　提净法 ……………………………………………………………………………… 261

任务三　水飞法 ……………………………………………………………………………… 265

任务四　烘焙法 ……………………………………………………………………………… 268

任务五　干馏法 ……………………………………………………………………………… 271

目标检测部分答案 ……………………………………………………………………… **274**

项目一　中药炮制的发展和基本理论

学习目标

知识要求：

1. 掌握中药炮制、炮炙、饮片的含义；中药炮制的目的；炮制对药性的影响。

2. 熟悉中药炮制的任务；传统的制药原则；古代和现代中药炮制专著；炮制对药物临床疗效的影响。

3. 了解中药炮制发展史4个阶段的主要特点；炮制对药物理化性质的影响；炮制对调剂和制剂的影响；中药炮制的主要分类方法。

技能要求：

明确本课程的学习方法。

任务一　中药炮制技术概述

任务引入

中药的炮制随着中药的发现和应用而产生，有了中药就有了中药的炮制。中药材一般指未经过加工或只经过产地粗加工的中药，其必须经过炮制后成为中药饮片才能用于临床配方调剂或制剂，这是中医用药的一个特点，也是中医药学的一大特色。炮制是我国的一项传统制药技术，也是我国医药学特有的制药术语。学习中药炮制技术的起源和发展历史，对于我们了解中药炮制和中医药学的关系，培养学习兴趣，有一定的指导作用。

一、中药炮制的基本概念

（一）中药炮制与中药炮制技术

中药材、中药饮片、中成药是中药行业的三大支柱。中药材通过一定的加工炮制制成中药饮片，供应配方和制剂，中药的疗效并非原药材的疗效，实际是饮片的疗效，所以饮片处于三大支柱的中心地位。中药炮制是根据中医药理论，依照辨证施治用药需要和药物自身性质以及调剂、制剂的不同要求，所采取的一项制药技术。炮制，历史上多称为"炮炙"。"炮"，《说文解字》注"毛炙肉也"。肉不去毛炙之也，就是连皮毛一起烤炙的全肉。《广韵》注释"裹物烧"。"炙"，《说文解字》注"炮肉也，从肉在火上"。可见，"炮炙"的原意是用火对食物进行加工的两种形式，这两种形式都离不开火。为什么中药加工在过去也称为"炮炙"？这与我国自古以来传承的"药食同源"理论相符合，这一中药理论认为：在古代原始社会，人们在寻找食物的过程中发现了各种食物和药物的性味和功效，认识到许多食物可以药用，许多药物也可以食用，两者之间很难严格区分。唐朝时期的《黄帝内经太素》一书记载"空腹食之为食物，患者食之为药物"，明确提出了"药食同源"的思想。这解释了中药和炮制的起源，也是中药炮制技术与食物加工方法有诸多相似性的原因。随着社会生产力的发展，以及人们对医药知识的积累，对药材加工处理的技术超出了火的范围，于是"炮炙"两字便不能确切反映和概括药材加工处理的全貌，为了既保持原意，又能较广泛地包括药物的各种加工技术，现代多用"炮制"一词。"炮"代表各种与火有关的加工处理技术，而"制"则代表各种更广泛的加工处理方法。

中药炮制技术是中医药理论在临床用药上的具体表现，药材经加工炮制后，其外观性状和药物性味、功能均会发生一定变化，更有利于临床使用，并可充分发挥其临床疗效，这是保证药物质量和临床疗效的关键，具有实践性强、知识面广的特点，主要研究内容包括中药炮制理论、工艺技术、饮片规格、质量标准、炮制机理、历史沿革及其发展方向，是一门既传统又新兴的综合性的应用学科，与其他学科有着密切的联系。中药炮制以中医药理论为依据，并且以此理论来解释炮制作用。例如，要掌握某方某药必须用什么样的炮制品才能保证临床疗效，必须具有中医中药的基础理论知识。中药经炮制后往往引起成分中质和量的变化，故而要运用中药化学和分析化学的知识和技能进行解释和测定。中药经炮制后也会引起药理作用的改变，故而也需要应用药理学的有关知识和技能。要确认炮制品的质量优劣，必须知道原药材的质量优劣，故而也需要中药鉴定学的知识和技能。炮制和制剂也紧密相连，炮制往往是调剂和制剂的前一道工序。

（二）中药炮制技术的任务

中药炮制是我国传统的制药技术，有悠久的历史。但是由于受到历史条件及当时科学技术水平的限制，古代中医对炮制原理、理论、工艺方法及质量标准的表述都是经验型的，各地的炮制方法也不统一，因此，有待应用现代科学方法进行深入研究，阐明炮制原理，使中药炮制的科学内涵得以显露，进而改良炮制方法、统一炮制工艺，制定饮片的质量标准，保证药品质量，提高临床疗效。

1. 探讨炮制原理，归纳炮制理论

炮制原理是指药物炮制的科学依据和药物炮制的作用，即探讨在一定工艺条件下，中药在炮制过程中产生的物理变化和化学变化，以及因这些变化而产生的药理作用的改变和这些改变所产生的临床意义，从而对炮制方法做出一定的科学评价。可见，炮制原理是炮制学研究的关键问题，弄清原理，其他问题就可迎刃而解。中药炮制在漫长的实践中，结合中医药理论，形成了独特的理论。这些理论虽然不能作为定论，但大多有一定的临床意义，因而探讨其规律性的本质，不但有利于炮制原理的阐述，而且将指导炮制方法的改进及创新。

如"炭药止血""醋炙入肝经"是古人根据五行相生相克的理论从药物的颜色、气味上总结得出的。现代科学的发展为从根本上探讨炮制原理提供了必要条件，我们不但可以运用传统的中医药理论来探索解释炮制原理，还可以通过研究药物炮制前后理化性质和药理作用的变化以及这些变化的临床意义，对炮制方法做出一定的科学评价。它包括对中药炮制减毒、增效、缓和药性和产生新药效原理的研究等内容。这对于研究炮制工艺、制定质量标准有着非常重要的意义。目前，这方面的研究工作已取得了一定进展。如实验证明，药材经炒炭或煅炭炮制后，其所含化学成分发生了很大变化，生成了一些具有止血活性的成分，证实了"炭药止血"的科学性；"醋炙入肝经"的原理是，醋是弱酸，可使中药延胡索中含有的游离生物碱转化为生物碱盐而溶于水，易被水煎煮出来，增加止痛疗效；黄芩、苦杏仁中苷类成分的水解与酶的活性有关，而通过蒸、煮或燁法加热可破坏酶的活性，有利于黄芩苷、苦杏仁苷等有效成分的保存。

2. 改进炮制方法

中药的种类很多，品种繁杂，各地的炮制方法也不甚一致。由于历史条件的限制，炮制工艺多属于手工作坊生产，尚难适应现今工业化的生产，因此研究炮制技术、改进炮制工艺乃是当务之急。在今天，随着科学技术的发展、新技术的不断应用，很多新的科技成果又可供借鉴，在搞清炮制原理的基础上，以炮制过程的本质变化为核心，向炮制工艺的机械化、自动化方向发展，最大限度地利用药材，充分发挥药效，是完全可以做到的。

对炮制方法的研究，要打破传统习惯的局限，要在充分探讨其炮制机理的基础上，对传统的炮制工艺进行改进，使炮制方法更为科学合理。同时，在生产工艺研究中，要制定从原料到成品的质量管理措施，如控制药材软化过程中的用水量、切片或炮制后的得率、辅料加入量、加热温度等，不断完善炮制工艺过程的量化指标。

3. 制定饮片质量标准

同一种饮片由于生产条件和环节不同，质量差异很大，且直接影响疗效。当前用以控制饮片质量的标准除了《中国药典》标准外，还有各省、自治区、直辖市制定的中药饮片炮制规范，但这些规范中的标准多数是依据广大从业人员长期的实践经验制定的，主要依据形态、色泽、质地、气味等来判断饮片的真伪优劣，比较模糊，不易掌握，判断上也存在个体差异，不能保证质量。为了保证临床用药的准确，必须进行饮片质量标准的研究。首先要制定统一的炮制工艺及饮片的质量标准，应用现代科学手段逐步将客观化的指标与经验性的感官指标加以结合，建立起更为合理的质量标准，以更好地控制饮片质量，确保临床用药的效果。对中药饮片的质量标准研究也要充分利用实验手段，把传统质量标准客观化、数据化，使其适应新的需要，如饮片色泽可以建立标准品系列或标准色度盘、浸出液色度检测等；气味的判定，既可借用气相色谱等仪器，也可将经验检测方法定量化。其次要根据已有的研究成果，研究增补新的质量标准，并制定基础质量标准，如杂质限度、浸出物限量、有毒成分或有效成分限量标准、重金属含量、农药残留量等。

二、中药炮制的发展概述

（一）中药炮制的起源

中药的炮制是随着中药的发现和应用而产生的，有了中药就有了中药的炮制，其历史可追溯到原始社会。人类为了生活、生存必须劳动生产，必须猎取食物。随着人类的增多，鸟兽鱼之类不敷食用，则尝试草木之类充饥，人们常误食某些有毒植物或动物，以致发生呕吐、泄泻、昏迷，甚至死亡。《通鉴外纪》中有"炎帝始味草木之滋，尝一日而遇七十毒"的记载。当然，在尝试植物的过程中也会发现吃了某些植物之后会使自己的疾病减轻或消失，久而久之，这种感性知识积累多了便成了最初的药物知识。为了服用方便，就有洗净、将整枝整块的擘成小块、锉为粗末等简单加工，这便是中药炮制的萌芽。

"火"的使用大大改善了原始人的生活。人类通过"钻燧取火"，使一些早先难以下咽的"鱼鳖螺蛤"之类，都可以"燔而食之"。《韩非子·五蠹》载："上古之世……民食果蓏蚌蛤，腥臊恶臭而伤害

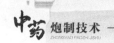

腹胃，民多疾病。有圣人作，钻燧取火以化腥臊，而民说之，使王天下，号之曰燧人氏。"《礼纬·含文嘉》明确指出："燧人始钻木取火，炮生为熟，令人无腹疾，有异于禽兽。"这种利用火来炮生为熟的知识，逐渐应用于处理药物方面，从而形成了中药炮制的雏形。

酒的发明与应用，在我国的历史非常久远，起源于旧石器时代，在新石器时代有所进展，广泛应用于奴隶制社会时期。在对新石器晚期龙山文化的考古中发现了专用酒器，在殷商文化考古中发现了更多的专用酒器。在殷墟出土的甲骨文中有"鬯"字，鬯就是芳香性的药酒，供祭祖用。酒的发明与应用，丰富了用药经验并被引用于炮制药物，就产生了辅料制法，充实了药物炮炙的内容。

（二）中药炮制的形成和发展

中药炮制的发展大约可分为4个时期：春秋战国至宋代（公元前722年至公元1279年）是中药炮制技术的起始和形成时期；金元、明时期（公元1280年至1644年）是炮制理论的形成时期；清代（公元1645年至1911年）是炮制品种和技术的扩大应用时期；现代（1912年以后）是炮制振兴、发展时期。这些时期的炮制特点和主要文献如下。

1.春秋战国至宋代

在古文献中关于炮制的记载，最早只是个别和简单的炮制原则。

《五十二病方》是我国现存较早的医方书，在收录现存的280多个医方中，包括了净制、切制、水制、火制、水火共制等炮制内容。如取庆良（蜣螂）一斗，去其甲足；服零（茯苓）……从春；取商劳渍醯中；止出血者燔发；燔其艾；陈藿，蒸而取其汁等。不仅有炮、煅、细切、熬、酒醋渍等术语，还有操作过程的记载。

《黄帝内经》约为战国至秦汉时期的著作，在《灵枢·邪客》中有用"秫米半夏汤"治疗"邪气客人"的记载。"秫米汤"中的"治半夏"即为修治过的半夏。生半夏毒性大，以"治"来减低毒性，可见当时已注意到有毒药物的炮制。《素问·缪刺论》中所说的"角发""燔治"即是最早的炭药——血余炭。"㕮咀"即是当时的切制饮片。

到了汉代，中药炮制技术已有较大的发展。我国第一部药学专著《神农本草经》在纪元前问世。书中指出："药有……及有毒无毒，阴干曝干，采造时月生熟，土地所出真伪新陈，并各有法。"这里的"阴干曝干"是指产地加工，而"生熟"则说的是药物炮制，如"露蜂房……熬"，"桑螵蛸……蒸"，"贝子……烧"等。

汉代有关药物炮制的方法更多的是散见于处方中的药物的脚注，与药物配伍、剂型、煎法、服用相联系。如《伤寒论》抵当汤：水蛭三十个，熬；虻虫三十个，去翅足，熬；桃仁二十枚，去皮尖；大黄三两，酒浸。对剧毒药应用很谨慎，用法也很有分寸。如附子要求"炮"，"炮去皮，破八片"。其中有些炮制方法已趋成熟。在制药火候上提出"烧、炼、熬"三者不同。归纳起来，在张仲景时代，中药炮制方法有去污、去芦、去节、去毛、去皮、去皮尖、去心、去核、去翅足、去咸、擘、破、㕮咀、斩折、锉、捣、水浸、汤洗、煮沸、酒洗、酒煮、苦酒煮、蒸、烧、熬、炮、煅、炼、炒、炙等。同时，炮制理论也开始引起人们的注意，如《神农本草经》序录中就有："凡此七情，合和视之……若有毒宜制，可用相畏相杀者，不尔勿合用也。"这些就是当时对有毒药物炮制方法与机理的解释。张仲景还提出药物"有须烧炼炮制，生熟有定"，开创了药物生熟异用学说的先导。矿物药的炮制，当时也取得了很大的成就。《周礼·天官·冢宰》曾载："凡疗疡，以五毒攻之。"汉末郑康成（公元127年至200年）注云："止病曰疗。攻，治也。五毒，五药之有毒者。今医方有五毒之药，作之合黄堥，置石胆、丹砂、雄黄、矾石、慈石其中，烧之三日三夜，其烟上著，以鸡羽扫取之。以注疮，恶肉破骨皆尽出也。"文中"其烟上著"的烟，实为升华结晶氧化汞。《神农本草经》提到了丹砂能化汞，硝石炼之如膏，曾青（蓝色铜矿物）能化金铜，朴硝炼饵食之，这些都是通过炮制改变药性。汉代对中药炮制的目的、原则已初步确立，并出现了大量的炮制方法和炮制品，但方法比较简单。

南北朝刘宋时期，雷敩总结了前人炮制方面的技术和经验，撰成《雷公炮炙论》三卷，这是我国第一部炮制专著。书中记述了药物的各种炮制方法，大致有：拣、去甲土、去粗皮、去节并沫、揩、拭、刷、刮、削、剥等净制操作；切、锉、擘、捶、捣、研、杵、磨、水飞等切制操作；拭干、阴干、风干、晒干、焙干、炙干、蒸干等干燥方法；浸、煮、煎、炒、熬、炙、焙、炮、煅等水火共制法；苦酒浸、蜜涂炙、同糯米炒、酥炒、麻油煮、糯泔浸、药汁制等法，广泛地应用辅料炮制药物。该书对炮制的作用也做了较多的介绍，如"……用此沸了水飞过白垩，免结涩人肠也"，"……半夏上有陈延，若洗不净，令人气逆，肝气怒满"。该书对后世中药炮制的发展有较大的影响，其中许多炮制方法具有科学道理。如大黄用蒸来缓和其泻下作用；莨菪、吴茱萸等含有生物碱，用醋制可以使生物碱成盐，而增加在水中的溶解度；对挥发性药物茵陈，指出"勿令犯火"，即防止高温处理；对某些含鞣质的药物，如白芍等须用竹刀刮去皮，知母、没食子勿令犯铁器等，至今仍有指导意义。

南北朝梁代陶弘景所著《本草经集注》中对药物提出"细切"的要求，并指出炮制能影响疗效，如"……旧方皆云㕮咀者，谓秤毕捣之如大豆，又使吹去细末，此于事殊不允。药有易碎难碎，多末少末，秤两则不复均，今皆细切之，较略令如㕮咀者，差得无末而粒片调于药力同出，无生熟也"，"凡汤酒膏中，用诸石皆细捣之，如粟米……"等。该书记述的净选、切制、干燥、炮炙等方法众多，且均举例说明，如黄连去须毛、石韦刮去毛、羚羊角镑刮作屑用、阿胶炙使通体沸起等，内容很丰富。

唐代《新修本草》收载了很多炮制方法，除有煨、煅、燔、炒、煮、蒸等外，还有作蘖、作曲、作豉、作大豆黄卷、芒硝提净等。如芒硝提净云："以朴硝作芒硝者，但以暖汤淋朴硝取汁，清澄煮之减半，出着木盆中，经宿即成，状如白石英。"该书对玉石、玉屑、丹砂、云母、钟乳石、矾石、硝石等矿物药的炮制方法均有记载。辅料用酒明确指出"唯米酒入药"，炮制内容比前一时期丰富。

宋代，炮制方法有很大改进，炮制目的也多样化了，开始进入减少副作用而增加和改变疗效，在炮制汤剂饮片的同时重视制备成药饮片的崭新阶段。《证类本草》，为唐慎微所编撰，该书广泛辑录了宋以前的有关药学方面的文献，部分保存了现今已失传的医药书籍的内容，如《雷公炮炙论》等。在《本草纲目》刊行前，它一直是研究本草学的范本。该书在每种药物之后附有炮制方法，为后世制药业提供了药物炮制资料。后世某些炮制专书，便是辑录本书的炮制部分而写成的。宋代大观年间，陈师文等编撰《太平惠民和剂局方》，强调"凡有修合，依法炮制……"，并特设"论炮炙三品药石类例"，专章讨论炮制技术，收录了185种中药的炮制方法和要求，逐渐注意到药物经炮制后性味功效的改变，如蒲黄"破血消肿即生使，补血、止血即炒用"，成为国家法定制药技术标准的重要组成部分，对保证药品质量起了很大作用。由于该书筛选了当时通用的方剂及炮制方法，实践性强，现代应用的许多方法，特别是配制成药的方法，很多都与该书所列的方法相似。

中药炮制经历先秦两汉的不断发展，至宋代主要有两方面的成就：一是将零星的炮制方法进行了初步归纳，形成了较系统的炮制通则；二是逐渐增加了一些新的炮制方法。现代使用的方法在宋代大都已出现，这些方法和原则至今仍沿用。在炮制原则系统化方面：梁代《本草经集注》第一次将零星的炮制技术做了系统归纳，说明了部分炮制作用，如"凡汤中用完物皆擘破"，"诸虫先微炙"等。唐代《备急千金药方》中又进一步补充，在"合和"章中说："凡用甘草、厚朴、枳实、石楠、茵芋、藜芦、皂荚之类皆炙之"，"凡用麦蘖、曲米、大豆黄卷、泽兰、芜荑皆微炒，干漆炒令烟断"。这些原则在宋代《证类本草》中亦有引用。在新炮制方法方面：晋《肘后备急方》已有用大豆汁、甘草、生姜等解乌头、

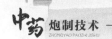

芫花、半夏毒的记载。梁代《本草经集注》已将"㕮咀"改为"切制"。唐代《千金翼方》已有反复蒸曝制熟地黄，《食疗本草》开始用童便处理药材，《外台秘要》开始用麸炒法。宋代《太平圣惠方》开始有乳制法，《博济方》开始有巴豆霜，《小儿药证直诀》开始制胆南星等。

总之，在宋以前，炮制的原则、方法、适用品种已初具规模，是炮制技术的形成时期。

2.金元、明时期

金元时期，名医各有专长，张元素、李东垣、王好古、朱丹溪等均特别重视药物炮制前后的不同应用及炮制辅料的作用，开始对各类炮制作用进行总结。明代又进一步系统整理，逐渐形成了传统的炮制理论。

元代王好古在《汤液本草》中引李东垣"用药心法"有"黄芩、黄连、黄柏、知母，病在头面及手梢皮肤者，须用酒炒之，借酒力以上腾也。咽之下、脐之上，须酒洗之，在下生用。大凡生升熟降，大黄须煨，恐寒则损胃气。至于川乌、附子须炮，以制毒也"，并说"去湿以生姜"，"去膈上痰以蜜"。张元素在《珍珠囊》中说白芍"酒浸行经，止中部腹痛"，"木香行肝气，火煨用，可实大肠"。葛可久在《十药神书》中首先提出炭药止血的理论："大抵血热则行，血冷则凝，见黑则止。"著名的"十灰散"就是该书的方剂之一。从药物炮制方法之多和理论实践上的重大改进来看，金元时期中药炮制的发展十分昌盛。

明代对医药比较重视，在中药炮制技术上有较大进步，在炮制理论上也有显著建树。

徐彦纯编撰的《本草发挥》辑自金元诸家的著作，在炮制方法上无特殊发挥，但对炮制作用原理有较多的阐述，如"神曲火炒以补天五之气，入足阳明胃经"，"用上焦药，须酒浸曝干。黄柏、知母治下部之药也。久弱之人，须合者。酒浸暴干，恐伤胃气也"。还提出童便制、盐制的作用，即"用附子、乌头者当以童便浸之，以杀其毒，且可助下行之力，入盐尤捷也"，"心虚则盐炒补之"，"以盐炒补心肺"等，均为中药炮制理论的重要论述。

陈嘉谟在《本草蒙筌》的"制造资水火"中指出："凡药制造，贵在适中，不及则功效难求，太过则气味反失……匪故巧弄，各有意存。酒制升提，姜制发散。入盐走肾脏，仍仗软坚。用醋注肝经，且资住痛。童便制，除劣性降下，米泔制，去燥性合中。乳制，滋润回枯，助生阴血。蜜制，甘缓难化，增益元阳。陈壁土制，窃真气骤补中焦。麦麸皮制，抑酷性易伤上膈。乌豆汤、甘草汤渍曝，并解毒，致令平和。羊酥油、猪脂油涂烧，咸渗骨，容易脆断。有剜去瓤免胀，有抽去心除烦……"在炮制技术上特别值得提出的是"五倍子"条下所载的"百药煎"的制备方法，实际上就是没食子酸的制法，比瑞典药学家舍勒氏制备没食子酸早两百多年。

明代李时珍的《本草纲目》载药1892种，其中有330味药记有"修治"专目。在"修治"专目中，综述了前代炮制经验，上自《名医别录》，下至当时，总计有50多家炮制资料。在330味药物中，载有李时珍本人炮制经验或见解的就有144条，其中很多药物，如木香、高良姜、芫蔚子、枫香脂、樟脑等的炮制方法都是李时珍个人的经验记载，并非他人经验的综述。本书在炮制方法上有所发展，例如独活条，雷敩曰："采得细锉，以淫羊藿拌蒸二日，暴干去藿用，免烦人心。"李时珍认为此法不切实用，接着说："此乃服食家治法，寻常去皮或焙用尔。"对前代有问题的方法，李时珍也加以指正。例如，砒石条，雷敩曰："凡使用……入瓶再煅。"时珍曰："医家皆言生砒经见火则毒甚，而雷氏治法用火煅，今所用多是飞炼者，盖皆欲求速效，不惜其毒也。"全书记载炮制方法近20类，有水制、火制、水火共制、加辅料制、制霜、制曲等法。其中多数制法，至今仍为炮制生产所沿用，如半夏、天南星、胆南星等。

龚廷贤在《寿世保元》中述及炮制理论问题时曾说："炒以缓其性，泡以剖其毒，浸能滋阴，炼可助阳，但制有太过不及之弊。"

缪希雍所撰《炮炙大法》是继《雷公炮炙论》之后另一部炮制专著，收载了439种药物的炮制方法，用简明的笔法叙述各药出处、采集时间、优劣鉴别、炮制辅料、操作程序及药物贮藏，大部分内容能反映当时的社会生产实际，在前人的基础上有所发展，正如作者所说的"自为阐发，以益前人所未逮"。该书将前人的炮制方法归纳为炮、熜、煿、炙、煨、炒、煅、炼、制、度、飞、伏、镑、揉、晒、曝、露十七种方法，即称"雷公炮炙十七法"。

总之，元、明时期，在前人有关炮制作用解释的基础上，经系统总结而形成理论，是中药炮制理论形成的时期。

3. 清代

清代多在明代的理论基础上增加炮制品，此时的医药文献多有专项记载炮制的方法和作用，也有对某些炮制的不同认识和看法。

清代刘若金著《本草述》，收载有关炮制的药物300多种，记述药物的各种炮制方法、作用、目的，以及理论解释，内容丰富。经杨时泰修改删节为《本草述钩元》，使得原著的意旨更为明确易解。如黄芪"治痈疽生用，治肺气虚蜜炙用，治下虚盐水或蒸或炒用"等。

张仲岩所著《修事指南》为清代炮制专书，收录药物232种，较为系统地叙述了各种炮制方法，其中多来源于《证类本草》和《本草纲目》，但张氏做了进一步归纳、整理，条分缕析，较为醒目。张氏认为炮制在中医药学中非常重要，他说："炮制不明，药性不确，则汤方无准而病症无验也。"在炮制理论上也有所发挥，如提出："吴茱萸汁制抑苦寒而扶胃气，猪胆汁制泻胆火而达木郁，牛胆汁制去燥烈而清润，秋石制抑阳而养阴……炙者去中和之性，炒者取芳香之性，……"

赵学敏的《本草纲目拾遗》和唐容川的《血症论》，除了记载当时很多炮制方法外，还特别记载了相当数量的炭药，并在张仲景"烧灰存性"的基础上明确提出"炒炭存性"的要求，主要用于疮、痔、烫伤、疳、癣、崩漏、出血、痢疾等的治疗。炭药的炮制与应用，在清代有相当大的发展，很有特色。

明、清时期，炮制品增加很多，但有些是在当时的炮制理论影响下推理出来的，所以认识上不甚一致。如《本草通玄》中不同意豨莶草"生泻熟补"，认为"豨莶草苦寒之品，且有毒令人吐，以为生寒熟温，理或有之。以为生泻熟补，未敢尽信，岂有苦寒（搜）风之剂，一经蒸煮便有补益之功耶？……古人所谓补益者，亦以邪风去，则正气昌，非谓其本性能补耳"。《本草纲目拾遗》中不同意半夏长期浸泡，如"今药肆所售仙半夏，惟将半夏浸泡，尽去其汁味，然后以甘草浸晒……全失本性……是无异食半夏渣滓，何益之有？"。

总之，清代对某些炮制作用有所发挥，使炮制品有所增加，是炮制品种和技术进一步扩大应用的时期。

4. 现代

现代炮制经验基本沿用明、清的理论和方法，由于遵循不同、经验不同，各地方法也不甚统一。中华人民共和国成立以后，各地对散在本地区的具有悠久历史的炮制经验进行了整理，并在此基础上制定各省市中药炮制规范，同时，国家药典中也收载了炮制内容，制定了"中药炮制通则"，并相继出版了一系列专著。如中医研究院中药研究所等编撰的《中药炮制经验集成》，王孝涛等编撰的《历代中药炮制法汇典》等，将散在民间的和历代医籍中的炮制方法进行系统整理，形成了较为完整的文献资料。

教学方面，全国各中医院校的中药专业都设有中药炮制课，并被列为专业课之一。在教学实践中，结合地区特点编写了教材，经过试用与修订，不断充实、提高。1979年首次编写出版全国高等医药院校《中药炮制学》统一试用教材，1985年出版第二版教材，1996年出版第三版规划教材，2001年出版

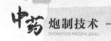

全国高等医药院校中医药系列教材《中药炮制学》，2003年、2007年、2012年相继出版普通高等教育"十五""十一五""十二五"国家级规划教材《中药炮制学》等，这为继承和发扬中药炮制技术奠定了良好的基础。

科研方面，在"八五"至"十一五"期间，中药炮制研究被列入国家攻关项目。"八五""九五"期间，先后完成了何首乌、白芍、草乌、半夏等40种中药饮片的炮制工艺和质量研究，采用现代科学技术就其炮制沿革、炮制工艺筛选优化、饮片质量标准制定、炮制原理等方面做了系统、多学科综合性研究，取得了很大进展。"十五"期间，国家又先后将川芎、巴戟天、千金子、大蓟等30个品种及枳壳、百合、厚朴、莪术、荆芥等50个品种列入国家重大科技专项"创新药物和中药现代化"研究课题，开展中药饮片炮制工艺和质量标准规范化研究，利用现代科学技术，以现代理论充分阐释中药炮制这门古老学科的科学内涵。全国21所高校、科研院所和18家制药及饮片生产企业的300多人参与研究，是新中国成立以来中药炮制领域内参加单位最多的国家科技攻关项目。"十一五"期间，国家开展了中药饮片炮制共性技术和相关设备研究，选择10种炮制常用共性技术，通过对代表性饮片的炮制技术及其相适宜的炮制设备和炮制原理研究，力求阐明各共性炮制技术的科学内涵，建立炮制共性技术和饮片质量的评价标准，改进或创制相适宜的可控式炮制设备。"十二五"期间，中医药行业专项提出"中药炮制技术规范研究"，特别提出要进行《中国药典》有毒中药的现代毒理学研究，研究内容包括：对药典83种有毒饮片开展现代毒理研究、毒性物质基础及代谢过程研究、毒效关系研究、剂量与毒性反应关系研究、炮制与配伍减毒机制研究等。研究目标：提高中药安全性质量标准，争取使中药饮片收入欧盟和美国药典，以标准引领中药国际化。"十三五"期间，国家发改委和国家中医药管理局共同组织实施"中药标准化行动计划"，制定60种中成药全程质量控制标准和优质产品标准，涵盖其原料中药材规范化生产与标准制定、中药饮片生产技术标准/规范和饮片等级标准；制定100种临床常用饮片全程质量控制标准和等级标准，涵盖其原料中药材规范化生产与标准制定；建成中药质量标准库和中药质量第三方检测平台，形成中药标准化的技术服务支撑体系，建立中药优质产品定期公告机制。

炮制技术方面，中药的炮制加工由过去原始的手工操作逐步向半机械化、机械化、自动化转变，各种炮制新设备先后问世，逐步改变了中药饮片生产"前店后场"的模式和"小、散、乱"的生产局面。国家科研主管部门和生产主管部门，从中药饮片生产实际和中药炮制现代化的要求出发，加大科研经费投入，对中药饮片生产的关键技术进行研究，研制关键设备，如往复式切片机、自动化程序控制炒药设备、净制设备、干燥设备等中药饮片生产机组和生产线的研制和应用，显著改善中药饮片生产条件，提高了中药饮片生产连续化、机械化的程度。

炮制生产管理方面，从20世纪90年代末开始，我国药品生产企业开始全面实施《药品生产质量管理规范》（GMP）和认证工作，针对中药饮片的GMP实施，原国家食品药品监督管理局先后印发《中药饮片GMP补充规定》和《中药饮片GMP认证检查项目》。中药饮片生产企业的GMP认证工作，加强了对中药饮片工业生产的规范化管理，推动了中药饮片生产企业生产条件的改善和管理水平的提高。2003年，四川新荷花中药饮片股份有限公司成为我国第一个通过GMP认证的中药饮片生产企业，之后许多企业相继达到GMP认证标准。中药饮片生产规模不断扩大，炮制工具不断更新，制药设备不断改进，中药炮制的机械化程度大大提高，促进了中药炮制事业的大发展。

2006年，"中药炮制技术"被列入国家首批公布的非物质文化遗产名录，古老的中药炮制技术焕发出新的活力，在继承传统经验的基础上，正逐步向"炮制工艺规范化、质量标准化、检测现代化、包装规格化、生产规模化、药材来源基地化"的基本目标迈进。

目标检测

一、单项选择题

1. 目前发现我国最早有文字记载中药炮制内容的书是（　　　　）。

A.《山海经》　　　　　　　　　　　　　B.《雷公药对》

C.《内经》　　　　　　　　　　　　　　D.《五十二病方》

2. 最早提出中药炮制火制、水制、水火共制的是（　　　　）。

A. 雷敩　　　　　　　　　　　　　　　B. 缪希雍

C. 张仲岩　　　　　　　　　　　　　　D. 陈嘉谟

3. "大凡生升熟降，大黄须煨，恐寒则损胃气。至于川乌、附子须炮，以制毒也"载于（　　　　）。

A.《备急千金药方》　　　　　　　　　　B.《太平惠民和剂局方》

C.《太平圣惠方》　　　　　　　　　　　D.《汤液本草》

4. "凡此七情，合和视之……若有毒宜制，可用相畏相杀者，不尔勿合用也。"此句载于（　　　　）。

A.《黄帝内经》　　　　　　　　　　　　B.《伤寒杂病论》

C.《神农本草经》　　　　　　　　　　　D.《备急千金要方》

5. 提出要"依法炮制，修制合度"，将炮制列为法定的制药技术的书是（　　　　）。

A.《新修本草》　　　　　　　　　　　　B.《太平惠民和剂局方》

C.《开宝本草》　　　　　　　　　　　　D.《本草品汇精要》

6. 在下列医药书籍中专列"修治"一项的是（　　　　）。

A.《神农本草经》　　　　　　　　　　　B.《汤液本草》

C.《本草纲目》　　　　　　　　　　　　D.《黄帝内经》

E.《新修本草》　　　　　　　　　　　　F.《本草蒙筌》

二、多项选择题

1. 我国古代比较有影响的几本炮制学专著是（　　　　）。

A.《本草纲目》　　　　　　　　　　　　B.《修事指南》

C.《雷公炮炙论》　　　　　　　　　　　D.《证类本草》

E.《炮炙大法》

2. 中药炮制在历史上又称为（　　　　）。

A. 炮炙　　　　　　　　　　　　　　　B. 修治

C. 修事　　　　　　　　　　　　　　　D. 净制

E. 切制

三、问答题

1. 中药炮制学的基本任务是什么？

2. 简述我国古代三部炮制专著。

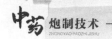
任务二 中药炮制对临床疗效的影响

🌿 任务引入

古代是医药一体，很多医家既有丰富的临床经验，又对药物有深入的研究。他们在运用中药时，非常注意观察药物的不同处理方法对疗效的影响。如明代《医学入门》在叙述栀子不同药用部位的功效时云："用仁去心胸热，用皮去肌表热，寻常生用。"清代《本经逢原》在论述香附各种炮制方法与疗效的关系时指出："入血分补虚童便浸炒；调气盐水浸炒；行经络酒浸炒；消积聚醋浸炒；气血不调，胸膈不利，则四者兼制；肥盛多痰，姜汁浸炒；止崩漏，童便制炒黑；走表药中，则生用之。"由此可见，中药炮制是中医长期临床用药经验的总结。炮制工艺的确定应以临床需求为依据。炮制工艺是否合理，方法是否恰当，直接影响临床疗效。

一、炮制是提高中药临床疗效的重要手段

（一）保持药物净度，保证处方中药物的实际用量

中药来源于大自然中的动、植物和矿物，采收时往往附带一些杂质和非药用部位，影响用药剂量的准确性。如枇杷叶的绒毛，山楂、山茱萸的核，巴戟天的木心，杜仲、黄柏的粗皮（栓皮），均为非药用部位，没有或少有药效成分，而且占的比例较大，若不除去，就会使配方中药物的实际用量减少，达不到治疗所需剂量。有的中药的不同药用部位应分别入药，保持各自疗效。如莲子的心与仁功效不同，麻黄的茎与根功能相反等。所以，通过炮制可除去非药用部位或分离不同药用部位，提高纯度，保证处方中药物的实际用量，从而提高相对含量以增强疗效。

（二）炮制后可提高成分的煎出率，增强临床疗效

药材经切制饮片后，与溶媒接触面增大，有效成分易于提取，否则将不利于煎出。饮片一般都有具体规格要求，若方中饮片厚度相差太大，在煎煮过程中会出现易溶、难溶、先溶、后溶等问题，浸出物将会得气失味或得味失气，达不到气味相得的要求。

有的药物通过炮制，可以提高其有效成分的溶出率。经炒后种皮、果皮爆裂，质酥易碎，使果实种子类药物易于提取有效成分。"诸石必捣"，指质地坚硬的矿物类药物，经明煅或煅淬，质酥易碎，溶出率提高。因此，炮制可适当增大药物表面积，破坏组织细胞结构，使质地疏松，提高有效成分的煎出率以增强疗效。

（三）炮制用辅料的增效作用，可提高药物临床疗效

中药药性与炮制辅料之间的联系甚为密切，运用辅料炮制的增效及协同作用，可增强疗效。如酒炙丹参、当归，可增强活血祛瘀、调经止痛的作用；酒制黄芩抑菌作用比生黄芩强，还可使活性成分溶出量增加；盐炙补骨脂可增强温肾助阳的作用；蜜炙黄芪可增强补中益气的作用；醋能与药物中所含的游离生物碱生成盐，增加溶解度而提高疗效。例如，延胡索中含有多种生物碱，但游离生物碱难溶于水，经醋炙后生物碱与醋酸结合成醋酸盐，煎煮时易于溶出；又如，何首乌经黑豆汁蒸煮后，使有致泻作用

的结合性蒽醌衍生物水解成无致泻作用的游离蒽醌衍生物，突出卵磷脂、糖类的作用，故有滋补肝肾的作用。由此可见，中药通过不同辅料炮制后，以多种途径、不同方式，提高临床疗效。

二、炮制是保证中药临床用药安全的重要手段

药物能应用于临床的基本条件是安全、有效，其中安全是前提。人们常说"是药三分毒"，很多毒性大的中药，生品只能外用，不能内服；有些药性偏强的中药，剂量过大或服用时间较长时，同样对人体产生毒性和引起不良反应。只有经过炮制后才能保证临床用药安全。清代徐大椿云："凡物气厚力大者，无有不偏，偏则有利必有害，欲取其利而去其害，则用法以制之，则药性之偏者醇矣。"

中医临床用药安全与否，与辨证、用药剂量、配伍、煎服方法、剂型等有密切关系，但炮制也是重要的一个方面。一般有毒中药在经过浸泡、加热或加辅料炮制后，可以降低毒性，使其安全有效，扩大临床用药范围。

（一）除去毒性部位或减少毒性成分的含量，降低毒性

有毒的中药经过一定的方法炮制，可使其毒性成分含量减少而减毒。如半夏、天南星要求用水漂洗，可使部分毒性成分漂出。水飞法可使药物中所含毒性成分减少而降低毒性。如雄黄、朱砂经水飞后，可溶性 As、Hg 的含量显著下降，毒性降低。巴豆为峻泻药，毒性很大，去油制霜后，可除去大部分油脂，使毒性降低，缓和泻下作用。同时，巴豆中含有巴豆毒素，可在制霜过程中遇热失活而失去毒性。又如蕲蛇去除头部，可消除其毒性。

（二）改变或破坏毒性成分的结构，降低毒性

某些毒性成分不稳定，在炮制时加热煮或蒸，可使毒性成分水解，改变结构，使其毒性降低或消除。如川乌、草乌含有双酯型生物碱，其毒性极强，但性质不稳定，加水加热煮可使其水解成毒性较小的单酯型或不带酯键的生物碱，从而降低毒性，其水解产物同样具有止痛作用。如马钱子有大毒，毒性成分为马钱子碱，经砂烫炮制后士的宁和马钱子碱的含量显著减少，它们被转化成异型结构和氮氧化合物，毒性变小，且保留或增强了某些活性。

中药的有毒成分具有不同的耐热性，高温时不稳定，可被破坏分解，从而降低中药毒性。如白扁豆含红细胞非特异性凝集素，为一种植物性毒蛋白，经炒香或焯法加热可使其凝固变性而失去活性；苦楝子经过加热炒制可使毒性蛋白被破坏而降低毒性；苍耳子的毒性成分可致肝肾功能改变，尤以肝脏坏死为甚，甚至可导致死亡，炒制后，其毒性蛋白变性，凝固在细胞中不易溶出，可达到去毒解毒的目的。

（三）利用辅料的解毒作用，降低毒性

辅料和药物共同加热炮制，可使药物毒性降低。如生半夏辛温有毒，只能外用，用明矾、生姜等辅料炮制后可降低毒性，可以用作汤剂或成药内服；如豆腐煮藤黄，要求豆腐煮至呈蜂窝状，此时豆腐具有良好的吸附作用，从而吸附毒物，降低药物毒性；如甘遂生品毒性较强，醋制不但能增效，而且能降低毒性，减少不良反应，醋制后泻下作用和毒性均较小。所以，炮制是保证临床用药安全的重要措施。

三、中药炮制是实施辨证施治、增强方剂疗效的重要措施

中药是中医治病的物质基础，而中医用药的特点是组成复方应用，炮制方法和炮制规格的选择通常是根据组方的需求而定的。中医界很早就非常重视中药炮制规格和质量对方剂的疗效和适应证的影响。

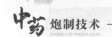
如汉代张仲景的《伤寒论》桂枝汤方中"桂枝（三两，去皮），芍药（三两），甘草（二两，炙），生姜（三两，切），大枣（十二枚，擘）"，直接注明了应用"去皮的桂枝"、"炙甘草"、"生姜片"和"破碎的大枣"，所以炮制与方剂疗效的关系十分密切。

在成方中，各药究竟应选用什么炮制品是由方剂的功效而定的。中医在临床辨证施治时，根据病人的具体情况遣方用药，选择不同的炮制规格，以达到适宜的临床疗效。

（一）突出中药临床需要的功效，提高方剂疗效的针对性

中药成分复杂，通常是一药多效，但在方剂中并不需要发挥该药的全部作用，而是根据病情有所选择，通过炮制可以对药物原有的性能予以取舍，使某些作用突出、某些作用减弱。如麻黄在麻黄汤中起发汗解表、宣肺平喘的作用，因此需生用，取其发汗平喘作用强；止咳化痰丸主治咳嗽痰喘，方中则选用蜜炙麻黄，以增强止咳平喘之功，并减弱发汗之力，以免徒伤其表。柴胡在小柴胡汤中宜生用，且用量较大，取其生品气味俱薄清升散，和解退热之力胜；在柴胡疏肝散中，柴胡以醋炙为宜，取其升散之力减弱，而疏肝止痛之力增强。由此可见，组成方剂的药物通过炮制规格的变化，使全方的功用有所侧重，对患者的针对性更强，有利于提高方剂的疗效。

（二）降低方剂中药物的不良反应，减少临床用药的不利影响

有时方中某药的某一作用不利于治疗或有毒性和不良反应，往往影响全方疗效的发挥，就需要通过炮制调整药性，使其更好地适应病情的需要。如用何首乌补肝肾、填精血时，就需将生首乌制成熟首乌，以免因滑肠作用伤及脾胃，导致未补其虚、先伤其正的弊端。

有的药物在治病的同时，也会因药物某一作用与证不符，给治疗带来不利影响。因此，需要通过炮制调整药效，趋利避害，或扬长避短。如干姜，其性辛热而燥，长于温中回阳，温肺化饮。在小青龙汤中，用干姜生品，是取其温肺化饮，且能温中燥湿的功效；在生化汤中则需用炮姜，对于产后失血，气血大虚的病症，炮姜微辛而苦温，既无辛散耗气、燥湿伤阴之弊，又善于温中止痛。若用生品，则因辛燥，耗气伤阴，于病不利。

（三）调整方剂适应证的灵活性，扩大应用范围

组成方剂的药物不变，药物炮制规格不同，也会使方剂的功用发生一定的变化，改变部分适应证。如四物汤，为最常用的补血基础方，可通过采用不同的炮制品适应患者病情的需要。若血虚而兼血热者，宜以生地易熟地；血虚而兼瘀者，可以应用酒炙当归、川芎。理中汤为温中益脾要方，凡中焦虚寒者均可应用。但不同病症应选用不同的炮制品，若中焦虚寒而兼有内湿者，宜用干姜，取其辛热而燥，能祛寒燥湿；若中焦虚寒，胃失和降，呕吐腹痛，或者阳虚出血，则应以炮姜易干姜，取其炮姜苦温而守，善于温中、止呕、止痛和温经止血，作用缓和而持久；若腹泻明显，方中白术宜土炒，增强健脾止泻的作用；若腹胀恶食，白术又宜炒焦，既可避免其壅滞之弊，又可开胃进食。故在同一方剂中，针对不同病因，炮制品的选用有所区别，可以扩大临床应用范围。

四、中药炮制与配伍应用关系

将两种以上药物放在一起炮制，体现了中药配伍理论在炮制上的应用。药物在炮制时，通过有目的的配伍，不但可以协调原来各药的偏性，而且能照顾全面。有些药物因协同作用而增进疗效，也有些药物因相互配用而减轻或消除了毒性或不良反应，达到利于临床应用的目的。和方剂中药物的配伍一样，

炮制配伍关系主要有以下几个方面。

相反为制，是指用药性相对立的辅料（包括药物）来制约中药的偏性或改变药性。如用辛热升提的酒来炮制苦寒沉降的大黄，使药性转降为升。用辛热的吴茱萸炮制黄连，可杀其大寒之性。用咸寒润燥的盐水炮制益智仁，可缓和其温燥之性。

相资为制，是指用药性相似的辅料或某种炮制方法来增强药效。资，有资助的意思。如用咸寒的盐水炮制苦寒的知母、黄柏，可增强滋阴降火的作用。酒炙仙茅、阳起石，可增强温肾助阳的作用。蜜炙百合可增强其润肺止咳的功效。蜜炙甘草可增强补中益气的作用。

相畏（或相杀）为制，是指利用某种辅料能制约某种药物的毒副作用。如生姜能杀半夏、南星毒（即半夏、南星畏生姜），故用生姜来炮制半夏、南星。另外一些辅料，古代医药著作在论述配伍问题时虽未言及，但在炮制有毒中药时常用到它们，因此，也应列为"相畏为制"的内容。如用白矾、石灰、皂荚制半夏、南星；蜂蜜、童便、黑大豆制川乌；豆腐、甘草制马钱子等。

相恶为制，是中药配伍中"相恶"内容在炮制中的延伸应用。"相恶"本指两种药物合用，一种药物能使另一种药物的作用降低或功效丧失，一般属于配伍禁忌。但据此理，炮制时可利用某种辅料或某种方法来减弱药物的烈性（即某种作用减弱），使之趋于平和，以免损伤正气。如麸炒枳实可缓和其破气作用；米泔水制苍术，可缓和苍术的燥性；辛香药物加热可减弱辛散之性，如煨木香无走散之性，惟觉香燥而守，能实大肠，止泻痢。对服用后有不良反应的药物，"相恶为制"与"相畏为制"意义相似。

目标检测

一、单项选择题

1. 首先总结出"酒制升提，醋制入肝，盐制入肾……"这一理论的书是（　　　）。

A.《十药神书》　　　　　　　　　　　B.《本草蒙筌》

C.《修事指南》　　　　　　　　　　　D.《炮炙大法》

E.《用药法象》

2. 盐制黄柏的炮制目的是（　　　）。

A. 改变归经，专清下焦之火　　　　　B. 缓和苦寒之性

C. 引药下行，增强泻相火之功　　　　D. 引药下行，增强软坚作用

E. 引药下行，用于小便出血症

3. 下列属于相反为制的是（　　　）。

A. 酒制大黄　　　　　　　　　　　　B. 盐制知母

C. 姜制半夏　　　　　　　　　　　　D. 黑豆制川乌

E. 米泔水制苍术

4. 下列药物与辅料的炮制，属"从制"的是（　　　）。

A. 姜制黄连　　　　　　　　　　　　B. 胆汁制黄连

C. 酒制黄连　　　　　　　　　　　　D. 吴茱萸制黄连

E. 乳制黄连

5. 下列药物与辅料的炮制，属"反制"的是（　　　）。

A. 姜制黄连　　　　　　　　　　　　B. 姜制厚朴

C. 酒制仙茅　　　　　　　　　　　　D. 胆汁制黄连

E. 姜制草果

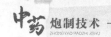

二、多项选择题

1. 清代张仲岩《修事指南》中载（　　　）。

A. "凡药必遵雷公炮炙入药乃效，如未制生药入煎，不为治病，反为无益"

B. "有一物而制者，有一物而数制者，有略制而效者，有甚制而不验者"

C. "夫药者，治病之物，盖流变在乎病，主治在乎药，制用在乎人，三者不可阙也"

D. "或制法不精，则功力大减，炮炼之妙，殆未易言，故更逐条疏解庶使修治无舛云"

E. "或制其形，或制其性，或制其味，或制其质，此皆巧于用药之法也"

2. 中药炮制与临床疗效的关系主要有（　　　）。

A. 对药物形体炮制与疗效的关系　　　　B. 对药物性能炮制与疗效的关系

C. 对药物味的炮制与疗效的关系　　　　D. 对药物质的炮制与疗效的关系

E. 对药物毒的炮制与疗效的关系

3. 现行认为对药物质的炮制主要应包括（　　　）。

A. 对药物质地的改变　　　　　　　　　B. 对药物成分的改变

C. 对药物药理的改变　　　　　　　　　D. 对药物性质的改变

E. 对药物性能的改变

三、问答题

简述炮制对药物临床疗效的影响。

任务三　中药炮制对药物理化性质的影响

任务引入

　　中药药性、功效的物质基础是中药所含的化学成分，运用现代科学技术研究中药炮制对中药成分的理化性质的影响，掌握炮制前后化学成分或有效成分的变化规律，将有助于阐明中药炮制的原理、改进传统的炮制方法、制定炮制品的质量标准等，也是发掘和提高传统炮制技术的一个重要方面。

　　药物的理化性质是药物发挥临床作用的基础。中药的化学成分组成相当复杂，可以认为中药的作用是综合性的，有协同作用，也有对抗作用。中药炮制后，由于加热、水浸及酒、醋、药汁等辅料处理，中药的化学成分发生了一系列的变化，可能是量变，也可能是质变。一些成分含量增加了，另一些成分减少了或消失了，或者产生了新的化合物。因此，研究中药炮制前后理化性质的变化，对探讨中药炮制作用和原理具有重要意义。但由于多数中药的有效成分至今还不甚明了，有关这方面的工作开展不久，积累资料不多，因此，还不可能全面深刻地论述这一问题。炮制对主要活性成分的影响，大体有以下几方面：

一、炮制对含生物碱类药物的影响

　　生物碱是一类含氮的有机化合物，通常有似碱的性质，多数味苦，而且具有明显的生理活性。不但植物来源的中药可含有生物碱，而且动物来源的中药有的也含有生物碱（如蟾酥）。

　　游离生物碱一般不溶或难溶于水，而能溶于乙醇、氯仿等有机溶剂，亦可溶于酸水（形成盐）。大多数生物碱盐类可溶于水，难溶或不溶于有机溶媒，所以常用酒、醋等作为炮制辅料。

酒既有极性溶媒的性质，又有非极性溶媒的性质，是一个良好的溶剂。中药化学成分的提取多用醇，而酒就是具有稀醇性质的溶剂，不论是游离生物碱还是其盐类都能被溶解。所以药物经过酒制后能提高生物碱的溶出率，从而提高药物的疗效。

醋是弱酸，能与游离生物碱结合成盐。生物碱的醋酸盐易被水溶出，增加水溶液中有效成分的含量，提高疗效。如延胡索的主要有效成分是延胡索乙素、延胡索甲素等，是具有止痛和镇静作用的生物碱，这两种生物碱以游离形式存在于植物中，难溶于水，但与醋酸结合可生成醋酸盐，能溶于水，所以延胡索经醋制后在水溶液中溶出量增加，从而增强了止痛效果。

生物碱在植物体中往往与有机酸、无机酸生成复盐，如鞣酸盐、草酸盐等。它们是不溶于水的复盐，若加入醋酸，可以取代上述复盐中的酸类，形成可溶于水的醋酸盐复盐，因而增加生物碱在水中的溶解度。

大多数生物碱不溶于水，但有些小分子生物碱如槟榔碱易溶于水，一些季铵类生物碱如小檗碱也能溶于水。在炮制过程中如用水洗、水浸等操作，应尽量减少与水的接触。如在切制这类药材时，宜采取少泡多润的原则，尽量减少在切片浸泡过程中生物碱的损失，以免影响疗效。

各种生物碱有不同的耐热性。高温情况下某些生物碱不稳定，可产生水解、分解等变化。炮制常用煮、蒸、炒、烫、煅、炙等方法，改变生物碱的结构，以达到解毒、增效的目的。如乌头碱在高温条件下水解成毒性小得多的乌头原碱；士的宁在加热条件下转变为异士的宁和士的宁含氮氧化物等，被转化的这些生物碱毒性变小，且保留或增强了某些生物活性，从而保证临床用药安全有效。

有些药物，如石榴皮、龙胆草、山豆根等，其中所含生物碱遇热活性降低，而所含生物碱又是有效物质，因而炮制过程中应尽量减少热处理过程，以生用为宜。

二、炮制对含苷类药物的影响

苷系糖分子中环状半缩醛上的羟基与非糖部分（苷元）中的羟基（或酚基）缩合（失水）而成的环状缩醛衍生物。苷在自然界中分布极广，在植物体中，尤其在果实、树皮和根部最多。

苷的溶解性能，常无明显的规律，一般易溶于水或乙醇，有些苷也易溶于氯仿和乙酸乙酯，但难溶于乙醚和苯。溶解度还受糖分子数目和苷元上极性基团多少的影响，若糖分子多、苷元上极性基团多，则在水中的溶解度大，反之，在水中的溶解度就小。

酒作为炮制常用辅料，可提高含苷药物的溶解度，而增强疗效。由于苷类成分易溶于水，故中药在炮制过程中用水处理时应尽量少泡多润，以免苷类物质溶于水而流失或发生水解而减少。常见者如大黄、甘草、秦皮等，均含可溶于水的各种苷，切制用水处理时要特别注意。

含苷类成分的药物往往在不同细胞中含有相应的分解酶，在一定温度和湿度条件下可被相应的酶所水解，从而使有效成分减少，影响疗效。如槐花、苦杏仁、黄芩等含苷药物，采收后长期放置，相应的酶便可分解芦丁、苦杏仁苷、黄芩苷，从而使这些药物失效。花类药物所含的花色苷也可因酶的作用而变色脱瓣，所以含苷类药物常用炒、蒸、烘、焯或曝晒的方法破坏或抑制酶的活性，以保证药物有效物质免受酶解，保存药效。

苷类成分在酸性条件下容易水解，不但降低了苷的含量，也增加了成分的复杂性，因此，炮制时除医疗上有专门要求外，一般少用或不用醋处理。在生产过程中，有机酸会被水或醇溶出，使水呈酸性，促进苷的水解，应加以注意。

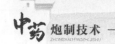

三、炮制对含挥发油类药物的影响

挥发油通常也是一种具有治疗作用的活性成分，它是水蒸气蒸馏所得到的挥发性油状成分的总称。挥发油大多数具有芳香性，在常温下可以自行挥发而不留任何油迹，大多数的分子量比水轻，易溶于多种有机溶剂及脂肪油中，在70%以上的乙醇中能全溶，在水中的溶解度极小，呈油状液体。很早前，人们就知道许多植物中含有挥发性的香气物质，并指出要尽量少加热或不加热。如《雷公炮炙论》中就对茵陈等注明"勿令犯火"。《本草纲目》在木香条下云："凡入理气药，不见火。若实大肠，宜面煨熟用。"所以凡含挥发性成分的药材应及时加工处理，干燥宜阴干，加水处理宜"抢水洗"，以免挥发油损失，对加热处理尤须注意。

但也有些药物需要通过炮制以减少或除去挥发油，以满足医疗的需要。如蜜制麻黄，通过蜜炙加热处理，麻黄中具有发汗作用的挥发油可减少50%以上，从而使所含的具有平喘作用的麻黄碱含量相对提高，再加上蜂蜜的辅助作用，更适用于喘咳的治疗。又如苍术的炮制，苍术含挥发油较多，甚至能析出挥发油结晶，具有刺激性，即中医所指的"燥性"。某些药物实验结果表明：炒炭减少挥发油约80%，炒焦减少约40%，煨或土炒减少约20%，醋炙、酒炙、盐炙、米泔水制及麸炒减少10%~15%，故应根据临床不同要求，选用不同的方法进行炮制。

药物经炮制后，不仅挥发油的含量发生变化，有的也发生了质的变化，如颜色加深、折光率增大，有的产生新的成分，有的还可改变药理作用。如荆芥炒炭后，可产生9种生荆芥油所没有的挥发油成分，并且具有止血作用。肉豆蔻经煨后，挥发油成分可增强对家兔离体肠管收缩的抑制作用，从而起到实肠止泻的作用。

有些药物如乳香，所含挥发油具有明显的毒性和强烈的刺激性，通过炮制后可大部分除去，有利临床应用。

挥发油在植物体内，多数以游离状态存在，有的以结合状态存在。对薄荷、荆芥等含游离状挥发油的，宜在采收后或喷润后迅速加工切制，不宜带水堆积久放，以免发酵变质，影响质量；但对厚朴、鸢尾等含结合状挥发油的，经堆积发酵后香气才能溢出，所以厚朴必须经过埋藏发酵后才能生产出优质的饮片来。

四、炮制对含鞣质类药物的影响

鞣质是一类复杂的多元酚类化合物，具有一定的生理活性，广泛地存在于植物中，在医疗上作为收敛剂。鞣质具有收敛止血、止泻、抗菌、保护黏膜等作用，有时也用作生物碱及重金属中毒的解毒剂。

鞣质含有多数酚羟基，极性较强，所以易溶于水，尤其易溶于热水。因此，以鞣质为主要药用成分的药物在炮制过程中用水处理时要格外注意，如地榆、虎杖、侧柏叶、石榴皮等。

鞣质为强还原剂，能被空气中的氧所氧化，生成鞣红。中药槟榔、白芍等切片后露置空气中有时会泛红，就是这些药物所含的鞣质被氧化成鞣红造成的。鞣质在碱性溶液中变色更快，所以在炮制过程中要特别注意。

鞣质能耐高温，经高温处理一般变化不大。如大黄含有具有致泻作用的蒽苷和具有收敛作用的鞣质，经酒蒸、炒炭炮制后，蒽苷的含量明显减少，但鞣质的含量变化不大，故可使大黄的致泻作用减弱，而收敛作用相对增强；若煎煮时间过长，蒽苷被破坏殆尽，则不但不能泻下，反而能导致便秘。但也有一些鞣质经高温处理能影响疗效。如地榆炒炭温度过高，其抑菌作用大大降低，因此炮制时要掌握火候。

鞣质遇铁能发生化学反应，生成黑绿色的鞣质铁盐沉淀。因而在炮制含鞣质成分的药物时，有用竹刀切、铜刀切、木盆中洗的要求，煎药时要用砂锅，都是为了避免鞣质与铁发生反应。

五、炮制对含有机酸类药物的影响

有机酸广泛存在于植物细胞液中，特别是正要成熟的肉质果实内，通常果实越接近成熟，其含酸量越低。药材中常见的有机酸有甲酸、乙酸、乳酸、琥珀酸、苹果酸、酒石酸、枸橼酸等。有机酸有营养价值和调节机体免疫功能等药用价值。

有机酸在植物体内有以游离状态存在的，也有与钾、钠、钙、铍、镁、锶、钡等离子结合成盐类存在的。低分子的有机酸大多能溶于水。因此，炮制过程中用水处理时宜采用少泡多润的方法，以防止有机酸类成分的损失。但有些植物中含有可溶性的草酸盐，往往有毒，如白花酢浆草、酢浆草，动物食后会导致虚弱、抑制，甚至死亡。炮制时应除去。

加热炮制可使有机酸被破坏。具有强烈酸性的有机酸对口腔、胃的刺激性大，因此，对有强烈刺激性的有机酸或含有机酸过多的药材，经过热处理可破坏一部分有机酸，以适应临床需要。如山楂炒焦后有机酸被部分破坏，酸性降低，可减少对胃肠道的刺激。有的药物经加热后，有机酸会发生质的变化。如咖啡经炒后，绿原酸被破坏，可生成咖啡酸和奎宁酸，减少酒石酸、枸橼酸、苹果酸、草酸，相应产生挥发性的乙酸、丙酸、丁酸、缬草酸。

有些有机酸能与生物碱生成盐，有利于药效发挥，因而常用甘草水制一些含生物碱的药物以增强疗效。吴茱萸制黄连也属此类作用。

六、炮制对含油脂类药物的影响

油脂的主要成分为含长链脂肪酸的甘油酯，大多存在于植物的种子中，通常具有润肠通便或致泻等作用，有的作用峻烈，有一定毒性。

炮制过程中，可经加热、压榨除去部分油脂类成分，以免滑肠致泻或降低毒副作用，保证临床用药安全有效。如柏子仁去油制霜可降低或消除滑肠作用；千金子去油制霜以减小毒性，使药力缓和；瓜蒌仁去油制霜以除令人恶心呕吐之弊，更适用于脾胃虚弱患者。蓖麻子中含有脂肪油，具有消肿拔毒、泻下通滞的作用，但种子中含有毒蛋白，炒熟后可使毒蛋白变性避免中毒。巴豆油既是有效成分，又是有毒成分，宜控制用量，使达适中。

七、炮制对含树脂类药物的影响

树脂是一类复杂的混合物，通常存在于植物组织的树脂道中。植物体在外伤的刺激下即能分泌树脂，形成固体或半固体物质，有的为油树脂，有的为胶树脂，有的为油胶树脂，多有一定生理活性而被药用，常用作防腐、消炎、镇静、镇痛、解痉、活血、止血剂。

树脂一般不溶于水，而溶于乙醇等有机溶媒中。炮制含树脂类药物，常用辅料酒、醋处理，可提高树脂类成分的溶解度，增强疗效。如五味子经酒制可提高疗效，因五味子的补益成分为一种树脂类物质；乳香、没药经醋制，能增强活血止痛作用。

加热炮制可增强某些含树脂类药物的疗效，如藤黄经高温处理后，抑菌作用增强。但是如果加热不当反而影响疗效，如炒制乳香、没药时如果温度过高，会使树脂变性，反会影响疗效。

加热炮制可以破坏部分树脂，以适应医疗需要。如牵牛子树脂具有泻下去积的作用，经炒制后部分树脂被破坏，可缓和泻下作用。

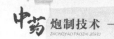

八、炮制对含蛋白质、氨基酸类药物的影响

蛋白质是生物体内所有化合物中最复杂的物质。蛋白质水解可产生多种氨基酸，这些氨基酸是人体生命活动不可缺少的。另外，所有的酶都是蛋白质。蛋白质是一类大分子物质，多数可溶于水，生成胶体溶液，一般煮沸后由于蛋白质凝固，不再溶于水。纯度高的氨基酸大多数是无色结晶体，易溶于水。因此，含蛋白质、氨基酸类药物不宜长期浸泡于水中，以免损失有效成分，影响疗效。

炮制时加热煮沸可使蛋白质凝固变性，某些氨基酸遇热不稳定，如雷丸、天花粉、蜂毒、蛇毒、蜂王浆等以生用为宜。一些含有毒性蛋白质的中药便可通过加热处理，使毒性蛋白变性而消除毒性，如巴豆、白扁豆、蓖麻子加热后毒性大减。另外，一些含苷类药物如黄芩、苦杏仁经沸水燀、煮而破坏酶的活性，也是基于此种考虑。

蛋白质加热处理以后，往往还能产生一些新的物质，而取得一定的治疗作用。如鸡蛋黄、黑大豆等经过干馏处理，能得到含氮的吡啶类、卟啉类衍生物而具有解毒、镇痉、止痒、抗菌、抗过敏的作用。

氨基酸还能在单糖类及少量水分存在的条件下产生化学变化，生成环状的杂环化合物，这是一类具有特异香味的类黑素。如缬氨酸和糖能产生香味可口的微褐色类黑素，亮氨酸和糖类能产生强烈的面包香味。所以，麦芽、稻芽等炒后变香而具健脾消食作用。

蛋白质能和许多蛋白质沉淀剂，如鞣酸、重金属盐作用产生沉淀，一般不宜和鞣质类的药物一起加工炮制。酸碱度对蛋白质和氨基酸的稳定性、活性影响很大，加工炮制时也应根据药物性质妥善处理。

九、炮制对含糖类药物的影响

糖类成分对于植物体具有重大意义，它约占构成植物有机体物质的85%~90%，是植物细胞与组织的重要营养物和支持物质。其在植物体内的存在种类很多，有单糖、寡糖和多糖。过去，人们并不重视中药含有的糖类物质，随着科学研究的深入开展，糖类物质的生物活性愈来愈引起人们的注意。如柿霜，主要成分为甘露醇，是治疗小儿口疮的良药，并有轻微的致泻作用。近年来更发现了由7个分子以上单糖缩合成的高聚物——多糖，如猪苓多糖、茯苓多糖、香菇多糖等成分有明显的提高机体免疫功能作用和抗癌活性。

单糖及小分子寡糖易溶于水，在热水中溶解度更大，多糖难溶于水，但能被水解成寡糖、单糖。因此，在炮制含糖类成分的药物时，要尽量少用水处理，必须用水泡时要少泡多润，尤其要注意与水共同加热的处理。

糖与苷元可结合成苷，故一些含糖苷类药物在加热处理后，可分解出大量糖。如生地制成熟地后甜度增加，何首乌制后还原糖含量随之增加，这都与糖类成分变化有关。

十、炮制对含无机化合物类药物的影响

无机成分大量存在于矿物和介壳类药物中，在植物药中也含有一些无机盐类，如钾、钙、镁盐等，它们大多与组织细胞中的有机酸结合而成盐。

矿物类药物通常采用煅烧或煅红醋淬的方法，除了可改变其物理性状，使之易于粉碎，有利于有效成分的煎出外，也有利于药物在胃肠道的吸收，从而增强疗效，如磁石、自然铜、牡蛎等。某些含结晶水的矿物，经煅制后，失去结晶水而改变药效，如石膏、明矾、寒水石等。在加热炮制过程中，可改变某些药物的化学成分，产生治疗作用，如炉甘石原来的主要成分为碳酸锌（$ZnCO_3$），煅后变为氧化锌（ZnO），具有解毒、明目退翳、收湿止痒、敛疮的作用。

炮制过程中，若水处理时间过长，易使所含水溶性无机盐类成分流失而降低疗效。如夏枯草中含有大量钾盐，若经长时间的水处理，会大大降低其降血压、利尿的作用。

目前，对微量元素的研究日益受到重视。微量元素是人体健康不可缺少的物质，现已查明，生命活动中必须的微量元素有 16 种，与人体密切相关的有 25 种。例如缺乏锌，人就长不高，并失去生殖能力；缺乏锰，会造成显著的智力低下和不育；缺乏铜，会造成软骨病，发育不良，关节变形，皮肤出现白斑，甚至全身变白；硒可促进机体免疫力，缺乏硒跟癌症高发有关；锂可间接控制体内儿茶酚胺的合成，调节中枢神经；等。这些微量元素一般对热稳定，在药物炮制中破坏了其他有机成分，可使微量元素更易溶出，有利于疗效的发挥。

总之，中药经过各种不同的加工炮制处理以后，各类成分的理化性质发生了各种不同的变化，其中有些已被人们所了解，但绝大多数还有待进一步探索。这就要求我们一定要以中医药理论为指导，应用现代科学方法进行研究，通过炮制对药物成分理化性质的影响来解析中药炮制机理，使古代经验上升、提高，使传统的中药炮制学在新的历史条件下得到发展。

🧪 目标检测

一、单项选择题

1. 槟榔经长时间浸泡，可使临床疗效下降，这是因为（　　　）。

A. 槟榔碱可溶于水或被水解掉　　　　　　B. 槟榔碱与鞣质结合，含量下降

C. 鞣质含量降低　　　　　　　　　　　　D. 鞣质被水解掉

E. 以上均不对

2. 鞣质含量较高的药物，其炮制工具一般不用（　　　）。

A. 铜器　　　　　　　　　　　　　　　　B. 铅器

C. 铁器　　　　　　　　　　　　　　　　D. 瓷器

E. 竹器

3. 欲增强延胡索的止痛作用最宜采用的炮制方法是（　　　）。

A. 蜜炙　　　　　　　　　　　　　　　　B. 醋炙（制）

C. 酒炙　　　　　　　　　　　　　　　　D. 盐炙

E. 姜炙

4. 夏枯草水处理时间过长使其降血压、利尿作用降低，是由于哪一类成分的流失所造成的？（　　　）

A. 生物碱　　　　　　　　　　　　　　　B. 有机酸

C. 糖类　　　　　　　　　　　　　　　　D. 无机盐类

E. 鞣质类

5. 有效成分为苷类的药物，一般不用或少用（　　　）。

A. 炒黄　　　　　　　　　　　　　　　　B. 酒制

C. 醋制　　　　　　　　　　　　　　　　D. 蒸

E. 煮

6. 加热后能使所含的毒性蛋白质变性，从而毒性降低的药物是（　　　）。

A. 巴豆　　　　　　　　　　　　　　　　B. 川乌

C. 斑蝥　　　　　　　　　　　　　　　　D. 砒霜

E. 马钱子

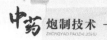

二、多项选择题

1. 所含挥发油在植物体内以结合状态存在，需堆积"发汗"后香气才能逸出的药物是（　　　）。

　A. 厚朴　　　　　　　　　　　　　　B. 荆芥

　C. 鸢尾　　　　　　　　　　　　　　D. 香薷

　E. 薄荷

2. 所含脂肪油无毒，只具有滑肠致泻副作用的药物是（　　　）。

　A. 巴豆　　　　　　　　　　　　　　B. 千金子

　C. 木鳖子　　　　　　　　　　　　　D. 瓜蒌仁

　E. 柏子仁

3. 加热能使所含的生物碱活性降低，以生用为宜的药物是（　　　）。

　A. 延胡索　　　　　　　　　　　　　B. 石榴皮

　C. 龙草　　　　　　　　　　　　　　D. 山豆根

　E. 麻黄

三、问答题

1. 炮制对含生物碱类药物有何影响?

2. 炮制对含苷类药物有何影响?

3. 试述炮制对含挥发油类药物的影响。

任务四　中药炮制对药性的影响

任务引入

　　中药的性能和作用无有不偏，偏则利害相随，生品不能完全适应临床治疗的要求，这就需要通过炮制来调整药性。炮制专著《修事指南》指出"炮制不明，药性不确，则汤方无准，而病症不验也"，这些论述表明了炮制与药性的密切关系。

　　炮制对药性的影响包括对性味、升降浮沉、归经、毒性的影响等。

一、炮制对四气五味的影响

　　四气五味是中药的基本性能之一，它是按照中医理论体系，把临床实践中所得到的经验进行系统归纳，以说明各种药物的性能。性（气）和味都是每个药物所固有的，并且各有所偏，中医就是借助这种偏盛偏衰来医治病变。性是根据药物作用于机体所表现出来的反应归纳得到的，是从性质上对药物多种医疗作用的高度概括。味一般是通过口尝而得，但有相当一部分药物其味并不明显，所以味也是反映了药物的实际性能。性和味是一个不可分割的整体，不同的性和味相配合，造成了药物作用的差异，既能反映某些药物的共性，又能反映各药的个性。炮制常常通过对药物性味的影响，达到调整药物治疗作用的目的。

　　炮制对性味的影响大致有三种情况：一是通过炮制纠正药物过偏之性。如栀子苦寒之性甚强，经过辛温的姜汁制后，能降低苦寒之性，以免伤中，即所谓以热制寒，称为"反制"。二是通过炮制，使药物的性味增强。如以苦寒的胆汁制黄连，更增强黄连苦寒之性，所谓寒者益寒；以辛热的酒制仙茅，增强仙茅温肾壮阳的作用，所谓热者益热，称为"从制"。三是通过炮制，改变药物性味，扩大药物的用途。如生地甘寒，具有清热凉血、养阴生津的作用，制成熟地后，则转为甘温之品，具有滋阴补血的功效。即一者性寒，主清；一者性温，主补。天南星辛温，善于燥湿化痰，去风止痉；加胆汁制成胆星，则性味转为苦凉，具有清热化痰、息风定痉的功效。

二、炮制对升降沉浮的影响

升降沉浮是指药物作用于机体的趋向，它是中医临床用药应当遵循的规律之一。升降沉浮与性味有密切的关系。一般而言，性温热、味辛甘的药，属阳，作用升浮；性寒凉、味酸苦咸的药，属阴，作用沉降。升降沉浮还与气味厚薄有关。清代《本草备要》云："气厚味薄者浮而升，味厚气薄者沉而降，气味俱厚者能浮能沉，气味俱薄者可升可降。"药物经炮制后，由于性味的变化，可以改变其作用趋向，尤其对具有双向性能的药物更明显。明代《本草纲目》云："升者引之以咸寒，则沉而直达下焦；沉者引之以酒，则浮而上至颠顶。"药物大凡生升熟降，辅料的影响更明显，通常酒炒性升，姜汁炒则散，醋炒能收敛，盐水炒则下行。如黄柏原系清下焦湿热之药，经酒制后作用向上，兼能清上焦之热。黄芩酒炒可增强上行清头目之热的作用。砂仁为行气开胃、化湿醒脾之品，作用于中焦，经盐炙后，可以下行温肾，治小便频数。莱菔子能升能降，生品以升为主，用于涌吐风痰；炒后则以降为主，长于降气化痰，消食除胀。由此可见，药物升降浮沉的性能并非固定不变，可以通过炮制改变其作用趋向。

三、炮制对归经的影响

药物作用的部位常以归经来表示，它是以脏腑经络理论为基础的。所谓归经就是指药物有选择性地对某些脏腑或经络表现出明显的作用，而对其他脏腑或经络的作用不明显或无作用。如生姜能发汗解表，故入肺经，又能和胃止呕，故入胃经。中药炮制很多都是以归经理论作为指导，特别是用某些辅料炮制药物，如醋制入肝经、蜜制入脾经、盐制入肾经等。很多中药都能归几经，可以治几个脏腑或经络的疾病。临床上为了使药物更准确地针对主证，作用于主脏，发挥其疗效，故需通过炮制来达到目的。药物经炮制后，作用重点可以发生变化，对其中某一脏腑或经络的作用增强，而对其他脏腑或经络的作用相应地减弱，使其功效更加专一。如益智仁入脾、肾经，具有温脾止泻、摄涎唾、固精、缩尿的功效；盐制后则主入肾经，专用于涩精、缩尿。知母入肺、胃、肾经，具有清肺、凉胃、泻肾火的作用；盐制后主要作用于肾经，可增强滋阴降火的功效。青皮入肝、胆、胃经，用醋炒后，可增强对肝经的作用。生地可入心经，以清营凉血为长，制成熟地后则主入肾经，以养血滋阴、益精填髓见长。

总之，炮制对药物的影响是多方面的，如在上述例子中，生地制成熟地后，不但性味发生改变，归经、功效也发生了变化。但因脏腑、经络的病变可以相互影响，在临床应用时，又不能单纯受归经的限制，必须与整个药性结合起来考虑。

四、炮制对毒性的影响

在古代医药文献中，早期的"毒药"通常是药物的总称。所谓"毒"主要是指药物的偏性。利用"毒"来纠正脏腑的偏胜偏衰。后世医药著作中所称的"毒"则是指具有一定毒性和副作用的药物，用之不当，可导致中毒，与现代"毒"的概念是一致的。药物通过炮制，可以达到去毒的目的。去毒常用的炮制方法有净制、水泡漂、水飞、加热、加辅料处理、去油制霜等。这些方法可以单独运用，也可几种方法联合运用。如蕲蛇去头，朱砂、雄黄水飞，川乌、草乌蒸或煮制，甘遂、芫花醋制，巴豆制霜等，均可去毒。

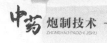
炮制有毒药物时一定要注意去毒与存效并重，不可偏废，并且应根据药物的性质和毒性表现，选用恰当的炮制方法，才能收到良好的效果。否则，顾此失彼，可能造成毒去效失，甚至效失毒存的结果，达不到炮制目的。

目标检测

一、单项选择题

1. 制后可缓和辛散之性的是（　　）。

A. 麻黄 　　　　　　　　　　　　B. 相思子

C. 商陆 　　　　　　　　　　　　D. 黄连

E. 蒲黄

2. 炮制后可改变药性，扩大药物用途的是（　　）。

A. 姜半夏 　　　　　　　　　　　B. 制南星

C. 胆南星 　　　　　　　　　　　D. 法半夏

E. 清半夏

3. 可引药上行的炙法是（　　）。

A. 醋炙 　　　　　　　　　　　　B. 蜜炙

C. 姜炙 　　　　　　　　　　　　D. 酒炙

E. 盐炙

二、多项选择题

1. 炮制对中药药性的影响最主要有（　　）。

A. 炮制对四气五味的影响 　　　　B. 炮制对升降沉浮的影响

C. 炮制对药物归经的影响 　　　　D. 炮制对药物毒性的影响

E. 炮制对药物补泻的影响

2. 炮制后可降低毒性的药物有（　　）。

A. 芫花 　　　　　　　　　　　　B. 朱砂

C. 甘遂 　　　　　　　　　　　　D. 巴豆

E. 地榆

3. 去毒常用的炮制方法有（　　）。

A. 水泡 　　　　　　　　　　　　B. 去油制霜

C. 加热处理 　　　　　　　　　　D. 加辅料处理

E. 水漂

三、问答题

1. 举例说明炮制对升降沉浮的影响。

2. 炮制对四气五味的影响如何？试举例说明。

任务五　中药炮制的目的

🌱 任务引入

"炮制虽繁必不敢省人工，品味虽贵必不敢减物力"的训条，是具有三百多年历史的同仁堂的制药原则。为什么中医药人士如此重视中药炮制在临床用药和成药制剂中的重要作用？这与中药炮制的目的密切相关，也是从事中医药事业的人士必须学习和掌握中药炮制理论和技术的原因。

中药来源于自然界的植物、动物、矿物，这些天然药物，或质地坚硬、粗大，或含有杂质、泥砂，或含有毒性成分等，都要经过加工炮制后才能应用。中药炮制的目的是多方面的，往往一种中药可有多种炮制方法，一种炮制方法兼有几方面的目的，这些既有主次之分，又彼此密切联系。一般认为，中药炮制的目的有以下几个方面。

一、降低或消除药物的毒性或副作用

有的药物虽有较好的疗效，但因毒性或副作用太大，临床应用不安全，须通过炮制降低其毒性或副作用。历代对有毒药物的炮制都很重视，各代都有较好的除毒方法和炮制作用的论述。如草乌有用浸、漂、蒸、煮、加辅料制等炮制方法，以降低毒性。又如相思子、蓖麻子、商陆、萱草根等可用加热炮制降低其毒性。

炮制也可除去或降低副作用。汉代张仲景提出，麻黄"生令人烦，汗出不可止"。说明麻黄生用有"烦"和"出汗多"的副作用，用时"皆先煮数沸"，则可降低其副作用。柏子仁具宁心安神、润肠通便等作用，如果用于宁心安神则需避免服后产生滑肠致泻的作用，通过去油制霜法炮制后即消除了滑肠致泻的副作用。

二、改变或缓和药物的性能

中医采用寒、热、温、凉及辛、甘、酸、苦、咸来表达中药的性味。性和味偏盛的药物，在临床应用时会带来一定的副作用。如太寒伤阳，太热伤阴，过酸损齿伤筋，过苦伤胃耗液，过甘生湿助满，过辛损津耗气，过咸助痰湿等。为了适应不同病情和患者体质的需要，一方面可通过配伍的方法，另一方面可用炮制的方法来转变或缓和药物偏盛的性和味。唐代孙思邈曾提到桂枝应生用，但在妇女怀孕的情况下，为了防止"胎动"，所以要"熬"（即炒）后用。明代罗周彦曾说，枳壳"消食去积滞用麸炒，不尔气刚，恐伤元气也"。麻黄生用辛散解表作用较强，蜜炙后辛散作用缓和，止咳平喘作用增强。中药往往通过炒、麸炒、蜜炙等炮制方法来缓和药性，故有"甘能缓"，"炒以缓其性"的说法。

根据中药临床观察，发现许多药物生、熟作用有别。如蒲黄生用活血化瘀，炒用止血；生甘草，味甘，性平，能清热解毒，蜜炙甘草，性温，能补中益气，故有"补汤宜用熟，泻药不嫌生"之说。

通过炮制改变或缓和了药物的性能，临床应用各有所长。

三、增强药物疗效

中药除了通过配伍来提高疗效外，炮制是达到这一目的的又一有效途径和手段。药物中起作用的是物质。通过适当的炮制处理，可以提高药物所含的活性物质的溶出率，并使溶出物易于吸收，从而增强

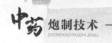

疗效。明代《医宗粹言》写道："决明子、萝卜子、芥子、苏子、韭子、青葙子，凡药用子者俱要炒过，入煎方得味出。"这便是现代"逢子必炒"的根据和用意。因为种子外有硬壳，不易煎出有效成分，炒后表皮爆裂，有效成分便于煎出。款冬花、紫菀等化痰止咳药经蜜炙后，增强了润肺止咳作用，则是蜂蜜甘缓益脾、润肺止咳，作为辅料应用后与药物有协同作用而增强疗效。

现代实验证明，胆汁制南星能增强镇痉作用。甘草制黄连或甘草栓皮（含黄酮苷）可使黄连的抑菌效力提高 5~6 倍。

四、改变或增强药物作用的部位和趋向

中医对疾病的部位（病所）通常以经络、脏腑来归纳，对药物作用趋向以升降沉浮来表示。疾病在病机和证候趋势上常表现为向上（如咳嗽、气喘、吐血等）、向下（如泻痢、崩漏、遗尿等），这些可以利用药物升降沉浮的作用趋向纠正机体功能的失调。炮制可以引药入经及改变作用部位和趋向。大黄苦寒，其性沉而不浮，其用是走而不守，酒制后能引药上行，能在上焦产生清降热邪的作用，治疗上焦实热引起的牙痛等症。黄柏禀性至阴，气薄味厚，主降，上清丸中黄柏经酒制后，转降为升。

一种药物往往归入数经，在临床上常嫌其作用分散，通过炮制可进行适当调整，使其作用专一。如柴胡，入心、肝、三焦、胆经，经醋制后，作用专于肝经，使其更有效地治疗肝经的疾病。前人从实践中总结出一些规律性的认识，"大凡生升熟降"，"酒制升提"，"盐制入肾"等。

五、便于调剂和制剂

植物根及根茎类、藤木类、果实类药物经炮制后加工成一定规格的饮片，如切成片、丝、段、块等，便于调剂时分剂量和配方。矿物类、贝壳类及动物骨甲类药物，如自然铜、磁石、代赭石、牡蛎、石决明、穿山甲等，质地坚硬，难于粉碎，不便制剂和调剂，而且在短时间内也不易煎出有效成分，因此必须经过炮制，采用煅、煅淬、砂烫等炮制方法使质地变为酥脆，易于粉碎，而且使有效成分易于煎出。

六、有利于贮藏及保存药效

药物在加工炮制过程中都经过干燥处理，使药物含水量降低，避免霉烂变质，有利于贮存。某些昆虫类、动物类药物经过加热处理，如蒸、炒等能杀死虫卵，防止孵化，便于贮存，如桑螵蛸等。植物种子类药物经过加热处理，如蒸、炒、燀等，能终止种子发芽，便于贮存而不变质，如苏子、莱菔子等。某些含苷类药物经加热处理可破坏酶的活性，避免有效成分被酶解损失，以利久贮，如黄芩、杏仁等。

七、矫臭矫味，便于服用

动物类或其他有特异不快臭味的药物，往往为病人所厌恶，难以口服或服后出现恶心、呕吐、心烦等不良反应。为了利于服用，常将此类药物采用漂洗、酒制、醋制、蜜制、麸炒等方法处理，能起到矫臭矫味的效果。如酒制乌梢蛇、紫河车，麸炒僵蚕、椿根皮，醋制乳香、没药，常流水漂洗人中白等。

八、提高药物净度，确保用药质量

中药在采收、运输、保管等过程中，常混有沙土、杂质、霉烂品及非药用部位，因此，必须进行净选、清洗等加工处理，使其达到一定的净度，这对保证临床用药剂量准确有着重要的意义。如种子类药物要去沙土、杂质，根类药物要去芦头，皮类药物要去粗皮，动物类药物要去头、足、翅等。有些药物

虽属同一植物，但由于药用部位不同，其作用也不同，更应区分入药。如麻黄茎发汗，根止汗，故要分开入药，以适应医疗的需要。

目标检测

一、单项选择题

1. 下列药物经炮制后能改变药性的是（　　　）。

A. 蜜麻黄　　　　　　　　　　　　　B. 姜炙黄连

C. 酒蒸地黄　　　　　　　　　　　　D. 盐炙黄连

E. 酒炙大黄

2. 下列药物只需净制即可除去毒性的是（　　　）。

A. 苍耳子　　　　　　　　　　　　　B. 斑蝥

C. 蕲蛇　　　　　　　　　　　　　　D. 马钱子

E. 朱砂

二、多项选择题

1. 炮制对药物的影响主要有（　　　）。

A. 炮制对药物性能的影响　　　　　　B. 炮制对药物成分的影响

C. 炮制对药物制剂的影响　　　　　　D. 炮制对药物临床的影响

E. 炮制对药物质量的影响

2. 下列药物宜生用的有（　　　）。

A. 雷丸　　　　　　　　　　　　　　B. 天花粉

C. 蛇毒　　　　　　　　　　　　　　D. 巴豆

E. 蜂王浆

3. 下列生品与制品性能改变的药物是（　　　）。

A. 生地黄与熟地黄　　　　　　　　　B. 生何首乌与制何首乌

C. 生石膏与石膏　　　　　　　　　　D. 生麻黄与蜜麻黄

E. 生甘草与炙甘草

三、问答题

举例说明中药炮制的目的。

任务六　中药炮制的分类

任务引入

中药炮制方法繁多，为了便于系统地掌握和运用，人们对中药炮制进行了分类。中药炮制的分类应反映中药炮制专业技术内在的有机联系，既要体现对传统炮制方法的继承性，又要有利于用现代科学方法进行研究。因此，要求分类必须能够体现炮制内容的系统性、完整性和科学性，便于学习、掌握中药炮制的内容，有助于教学和指导生产。

我国药学史上第一位总结炮制方法的医药家陶弘景，在《本草经集注·序》"合药分剂料理法则"

中，把炮制方法与药用部位结合起来进行记述。如，"凡汤中用完物皆擘破，干枣、栀子、栝楼之类是也；用细核物亦打破，山茱萸、五味子、蕤核、决明子之类是也"，说明凡是果实种子类中药要打碎用；"凡用桂心、厚朴、杜仲、秦皮、木兰之辈，皆削去上虚软甲错处，取里有味者秤之"，是指药材要除去木栓层后入药用。但这种分类方法是很粗略的，只能说是炮制分类的开端。至宋代《太平惠民和剂局方》，把炮制依据药物来源属性进行分类。明代，陈嘉谟提出了火制、水制、水火共制三类分类法。缪希雍以单元操作分类，将当时的炮制方法归纳为"雷公炮炙十七法"。后人又在三类分类法的基础上增加修治、其他制法而成五类分类法。目前，中药炮制的分类法主要有炮炙十七法、三类分类法、五类分类法、药用部位来源分类法、工艺与辅料相结合分类法等。具体如下：

一、雷公炮炙十七法

明代缪希雍在《炮炙大法》卷首对当时的炮制方法进行了归纳，载述了"按雷公炮炙法有十七：曰炮、曰燀、曰煿、曰炙、曰煨、曰炒、曰煅、曰炼、曰制、曰度、曰飞、曰伏、曰镑、曰𢳧、曰膔、曰曝、曰露是也。用者宜如法，各尽其宜。"这就是后世所说的"雷公炮炙十七法"，兹分述于后。

（一）炮：即将药物埋于灰火中，"炮"到焦黑。《五十二病方》的炮鸡是将鸡裹草涂泥后将鸡烧熟，是"裹物烧"，直至炮生为熟。现代的"炮"即用炒法，将药物炒至微黑，如炮姜，或以高温砂炒至发"炮"，去砂取药，如炮甲珠等。

（二）燀：《淮南子·览冥训》："火燀焱而不灭。"《集韵》："火焚也。"是对药物进行焚烧、烘烤之意。如《局方》："骨碎补，燀去毛。"

（三）煿：《玉篇》：爆，落也，灼也，热也。《说文》：灼也，暴声。《广韵》：迫于火也。徐铉曰：火裂也。是以火烧物，使之干燥爆裂。

（四）炙：本法有几种释义。《五十二病方》之"炙蚕卵"及"炙梓叶"，是将药物置于近火处烤黄。张仲景用的炙阿胶同于"炒"，"羊脂炙"等系指涂辅料后再炒。《局方》的"炙"与"炒"区别不明显，如该书中"炒香"与"炙香"即无区别。现已基本统一，"炙"即药物加液体辅料后，用文火炒干，或边炒边加液体辅料，继续以文火炒干。

（五）煨：陶弘景谓煨为"糖灰炮"，即将药物埋在尚有余烬的灰火中缓慢令熟的意思。现在已广泛采用面裹煨、湿纸裹煨等，是在原法基础上的发展。

（六）炒：汉代以前"炒"法少见，多为"熬"法，只是使用的工具有所不同，但均是置药于火上，使之达到所需的程度。雷敩时代已有麸皮炒、米炒、酥炒、酒炒等加辅料炒法，宋代《局方》中记述的炒法更多，现在炒法已成为炮制操作中的一项主要方法。

（七）煅：将药物在火上煅烧的方法。多应用于矿物药与贝壳类药物的炮制，如云母、矾石的"烧"。张仲景的"炼"钟乳石，实际上都是煅。有些药物的煅常与淬相结合，以利于溶解和粉碎。

（八）炼：将药物长时间的用火烧制，其含义比较广泛，如炼丹、炼蜜等。

（九）制：为制其药物的偏性，使之就犯的泛称。通过制，能改变某些固有的性能。汉代即已应用姜制厚朴、蜜制乌头、酒制大黄、酥制皂荚等，可见制的方法较多，并随辅料、用量、温度、操作方法等不同而变化，常对不同药物做不同的处理。

（十）度：指度量物体大、小、长、短。《五十二病方》中某些药物是以长度来计量的。如黄芩长三寸；杞本（地骨皮）长尺，大如指。随着历史的发展，后来逐步改用重量来计量。

（十一）飞：指"研飞"或"水飞"。部分药物为了达到极细的目的，常将其研为细末，置水中研磨，漂取其浮于水面的极细粉末备用。如水飞朱砂、水飞炉甘石等。"飞丹炼石"的"飞"，则是指炼丹过程中的升华过程。

（十二）伏：一般指的是"伏火"，即药物按一定程序于火中处理，经过一定的时间，在相应温度下达到一定的要求。药物不同，伏火的要求不同，如伏龙肝，系指灶下黄土经长时间持续加热而成，其中氧化物较多，呈弱碱性，已非一般黄土。

（十三）镑：是利用一种多刃的刀具，将坚韧的药物刮削成极薄的片，以利调剂和制剂，如镑檀香、羚羊角等。现代多用其他工具代替。

（十四）捣：打击之意，使药物破碎。

（十五）腼：即晒。如白居易诗中有"其西晒药台"的记载。

（十六）曝：是指在强烈的阳光下曝晒。

（十七）露：指药物不加遮盖地日夜间暴露之，即所谓"日晒夜露"。如露乌贼骨。

上述十七法因历史的变迁，其内涵现已难以准确表达，但却可窥见明代以前中药炮制的大概。随着医药的发展，炮制方法不断扩大，远远超出了十七法的范围。但十七法仍有一定的影响力，尤其对学习中药炮制和查阅古代文献有一定的帮助。

二、三类和五类分类法

三类分类法是明代陈嘉谟提出的，他在《本草蒙筌》中说："……火制四：有煅、有炮、有炙、有炒之不同；水制三：或渍、或泡、或洗之弗等。水火共制造者：若蒸、若煮，而有二焉。余外制虽多端，总不离此二者。"即以火制、水制、水火共制三类炮制方法为纲，统领各种中药的炮制，能反映出炮制的特色。

近代依据中药炮制的工艺分为净制、切制、炮炙三大类，《中国药典》一部附录收载"药材炮制通则"就是采用这种分类方法。其中净制包括挑拣、筛选、淘洗、除去非药用部分等；切制包括浸泡、润、漂、切片、粉碎等；炮炙包括炒、炙、煅、蒸、煮、制霜、发芽、发酵等。这种炮制分类法对条文式的法规、通则是适用的，但由于炮炙部分包含范围太广、内容太多，显得前后不相称。

由于火制、水制、水火共制尚不能包括中药炮制的全部内容，后来总结归纳了五类分类法。五类分类法包括修制、水制、火制、水火共制、其他制法，这样就基本概括了所有的炮制方法，不但能比较系统地反映药物加工炮制工艺，而且能够有效地指导生产实际。

三、工艺与辅料相结合的分类法

工艺与辅料相结合的分类方法是在三类、五类分类法的基础上发展起来的。他继承了净制、切制和其他制法的基本内容，由于炮炙项目的内容太庞杂，有必要进一步分门别类。其一法是突出辅料对药物所起的作用，以辅料为纲、以工艺为目的的分类法，如分为酒制法、醋制法、蜜制法、盐制法、姜制法、药汁制法等；在酒制法中再分为酒炙、酒蒸、酒煮、酒炖等。此种分类法在工艺操作上会有一定的重复。其二法是突出炮制工艺的作用，以工艺为纲、以辅料为目的的分类法，如分为炒、炙、煅、蒸、煮、燀等；在炙法中再分为酒炙法、醋炙法、姜炙法、蜜炙法等。这种分类方法能较好地体现中药炮制工艺的系统性、条理性，它吸收了工艺法的长处，采纳了辅料分类的优点，既能体现整个炮制工艺程序，又便于叙述辅料对药物所起的作用，是中药炮制中共性和个性的融合，便于掌握，一般多为教材所采用。

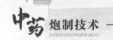

四、以药用部位的来源分类法

中药炮制专著《雷公炮炙论》将炮制方法散列于各药之后，无规律可循。至宋代《局方》，把炮制依据药物来源属性的金、石、草、木、水、火、果等进行分类，但仍局限于本草学的范畴。

全国中药炮制规范及各省市制订的炮制规范，大多以药用部位的来源进行分类，即：根及根茎类，果实、种子类，全草类，叶类，花类，皮类，藤木类，动物类，矿物类等，在各种药物项下再分述各种炮制方法。此种分类方法的优点是便于具体药物的查阅，但体现不出炮制工艺的系统性。

目标检测

一、单项选择题

1.中药炮制类教科书采用的分类方法是（　　　）。

A. 三类分类法　　　　　　　　　　　　　B. 五类分类法

C. 工艺和辅料相结合的分类法　　　　　　D. 按药用部位分类法

E. 雷公炮炙十七法

2.《全国中药炮制规范》的分类方法是（　　　）。

A. 三类分类法　　　　　　　　　　　　　B. 五类分类法

C. 药用部位来源分类法　　　　　　　　　D. 雷公炮炙十七法

E. 工艺与辅料相结合分类法

3.中国药学史上第一位总结炮制方法的医药家是（　　　）。

A. 陈嘉谟　　　　　　　　　　　　　　　B. 缪希雍

C. 李时珍　　　　　　　　　　　　　　　D. 雷敩

E. 陶弘景

二、多项选择题

1.五类分类法包括（　　　）。

A. 净制　　　　　　　　　　　　　　　　B. 水制

C. 火制　　　　　　　　　　　　　　　　D. 水火共制

E. 其他制法

2.下列炮制方法中属于"雷公炮炙十七法"的有（　　　）。

A. 炮　　　　　　　　　　　　　　　　　B. 炼

C. 炒　　　　　　　　　　　　　　　　　D. 煮

E. 燀

3.陈嘉谟的三类分法包括（　　　）。

A. 净制　　　　　　　　　　　　　　　　B. 水制

C. 火制　　　　　　　　　　　　　　　　D. 水火共制

E. 其他制法

三、问答题

1.中药炮制的分类方法有哪些？

2."雷公炮炙十七法"是由谁归纳的？其内容是什么？

项目小结

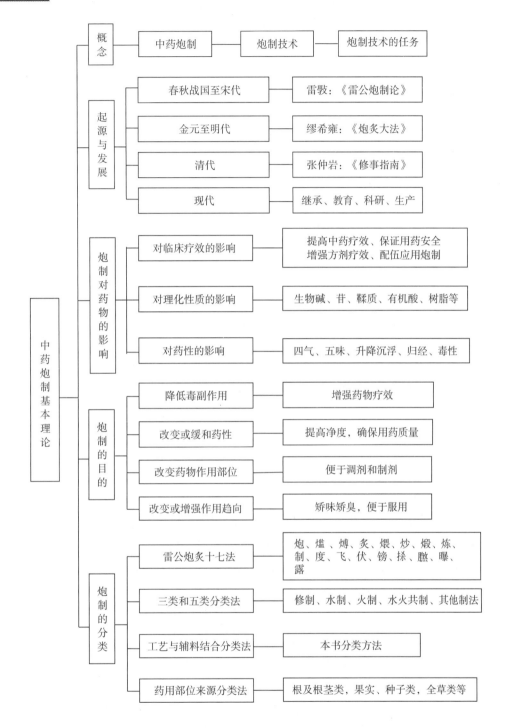

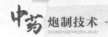

项目二　炮制辅料和中药饮片质量要求

知识要求：

1. 掌握辅料、固体辅料、液体辅料的含义；中药饮片的外观质量指标和内在质量指标；传统和现代重要的贮藏保管方法。

2. 熟悉炮制辅料的种类及其作用；贮藏中的变异现象和造成变异的自然因素。

3. 了解常用的固体和液体辅料，酒、醋传统上各有哪些称谓；贮藏保管的注意事项。

技能要求：

1. 会对麦麸、灶心土、河砂等使用前进行净制处理；会制备食盐水、姜汁、炼蜜、羊脂油、黑豆汁、甘草汁等。

2. 能根据药物的性质、自然因素等情况选用适宜的贮藏保管方法；能根据贮藏中出现的变异现象，找出产生变异的原因并提出整改措施。

任务一　中药炮制常用辅料

🔨 任务引入

中药炮制应用辅料的历史非常久远，大约在春秋战国时期即开始应用，反映了临床用药的灵活性，揭示了药性与辅料之间的联系密切。辅料的广泛应用，增加了中药在临床上应用的灵活性。由于辅料品种不同，更由于各种辅料的性能和作用不同，在炮制药材时所起的作用也各不相同。

辅料是除主药以外的一切附加物料的总称，它必须具有较高的化学稳定性，不与主药起反应，不影响主药的释放、吸收和含量测定。而炮制辅料的概念与上不同，是指具有辅助作用的附加物料，它起到增强疗效，或降低毒性，或影响主药理化性质等作用。

目前常用的辅料种类比较多，总的分为两大类，即液体辅料和固体辅料。

一、液体辅料

1. 酒

酒的传统名称有醝、盎、醇、醹、酎、醴、醅、醨、醍、清酒、美酒、粳酒、有灰酒、无灰酒等。当前，用以制药的有黄酒、白酒两大类，主要成分为乙醇、酯类、酸类等物质。

黄酒为米、麦、黍等用曲酿制而成，含乙醇15%~20%，相对密度约0.98，尚含糖类、酯、氨基酸、矿物质等。一般为棕黄色透明液体，气味醇香特异。

白酒为米、麦、黍、山芋、高粱等和曲酿制经蒸馏而成，含乙醇50%~70%，相对密度0.82~0.92，尚含酸类、酯类、醛类等成分。一般为无色澄明液体，气味醇香特异，有较强的刺激性。

古代用于炮制的酒为黄酒，古称清酒、米酒。白酒又称烧酒，至元代始有应用，据《本草纲目》记载"烧酒非古法也，自元时始创其法"，并强调制药用的酒应为无灰酒，即制造时不加石灰的酒。

酒性大热，味甘、辛，能活血通络，祛风散寒，行药势，矫味矫臭。如生物碱及盐类、苷类、鞣质、苦味质、有机酸、挥发油、树脂、糖类及部分色素（叶绿素、叶黄素）等皆易溶于酒中。此外，还能提高某些无机成分的溶解度，如酒可以和植物体内的一些无机成分（$MgCl_2$、$CaCl_2$ 等）形成结晶状的分子化合物，称结晶醇（$MgCl_2 \cdot 6CH_3OH$；$CaCl_2 \cdot 4C_2H_5OH$），结晶醇易溶于水，故可提高其溶解度。药物经酒制后，有助于有效成分的溶出，而增加疗效。动物的腥膻气味为三甲胺、氨基戊醛类等成分，酒制时它能随酒挥发而被除去，酒有酯类等醇香物质，可以矫味矫臭。浸药多用白酒，炙药用黄酒。

酒应透明，无沉淀或杂质，具有酒特有的芳香气和味，不应有发酵、酸败、异味，含醇量应符合标示浓度，甲醇量不得超过 0.04g/100mL，二氧化硫或残留量 ≤ 0.05g/kg，黄曲霉素 B_1 ≤ 5μg/kg，细菌数黄酒 ≤ 50 个 /mL，大肠菌群 ≤ 3 个 /100mL。

酒多用作炙、蒸、煮等辅料，常用酒制的药物有黄芩、大黄、白芍、白花蛇、当归、常山等。

2. 醋

醋古称酢、醯、苦酒，习称米醋。传统的酒多为甜酒、浊酒，由于含醇浓度低，易酸败成醋，具有苦味，故醋又称苦酒。醋有米醋、麦醋、曲醋、化学醋等多种，制药用醋应如《本草纲目》中指出的"惟米醋二、三年者入药"。现行，炮制用醋为食用醋（米醋或其他发酵醋），化学合成品（醋精）不能使用。醋存放时间越长越好，称为"陈醋"。

醋是以米、麦、高粱以及酒糟等酿制而成，主要成分为醋酸，约占 4%~6%，尚有维生素、灰分、琥珀酸、草酸、山梨糖等。

醋性温，味酸苦，具有引药入肝、理气、止血、行水、消肿、解毒、散瘀止痛、矫味矫臭的作用。同时，醋具酸性，能与药物中含有的游离生物碱等成分结合成盐，增强溶解度而易煎出有效成分，提高疗效。醋具有杀菌防腐作用，它能在 30 分钟内杀死化脓性葡萄球菌、沙门菌、大肠杆菌、痢疾杆菌、噬盐性菌等。醋能使大戟、芫花等毒性降低而有解毒作用。醋能和具腥膻气味的三甲胺类结合成盐而无臭气，故可除去药物的腥膻气味。

醋应澄明，不浑浊，无浮悬物及沉淀物，无霉花浮膜，无"醋鳗""醋虱"，具醋特异气味，无其他不良气味与异味。不得检出游离酸，防止用硫酸、硝酸、盐酸等矿酸来制造食醋。总酸量不得低于3.5%。

醋多用作炙、蒸、煮等辅料，常以醋制的药物有延胡索、甘遂、商陆、大戟、芫花、柴胡、莪术、香附等。

3. 蜂蜜

蜂蜜为蜜蜂采集花粉酿制而成，品种比较复杂，以枣花蜜、山白蜜、荔枝蜜等质量为佳，荞麦蜜色深有异臭质差。蜂蜜因蜂种、蜜源、环境等不同，其化学组成差异较大，主要的成分为果糖、葡萄糖，两者约占蜂蜜的 70%，尚含少量蔗糖、麦芽糖、矿物质、蜡质、含氧化合物、酶类、氨基酸、维生素等物质。

蜂蜜的色泽、香气差异由生蜜的花粉来源决定，可借助显微镜观察花粉类的形状进行鉴定。蜂蜜的品种可根据地区、季节、采集的花粉来源分为山白蜜、枣花蜜、刺槐蜜、菜花蜜、荞麦蜜、荆花蜜、桉树蜜等。除非经过特殊训练的蜂能采得专门的蜂蜜外，一般多为混合蜜。但应注意，采自石楠科植物或杜鹃花、乌头花、夹竹桃花、光柄山月桂花、山海棠花、雷公藤花等有毒植物花粉的蜜是有毒的，服后有昏睡、恶心和腹痛等症状，也有中毒死亡的报道。中毒多数来自有毒植物的花粉、肉毒孢子体。据报道，1- 萘基 – 甲基甲氨酸酯也是蜂蜜中的毒性成分。

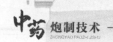

蜂蜜生则性凉，熟则性温，故能补中；甘而平和，故能解毒；柔而濡泽，故能润燥；缓可去急，故能止痛；气味香甜，故能矫味矫臭；不冷不燥，得中和之气，故十二脏腑之病，无不宜之，因而认为蜂蜜有调和药性的作用。

中药炮制常用的是炼蜜，即将生蜜加适量水煮沸，滤过，去沫及杂质，浓缩而成。

用炼蜜炮制药物，能与药物起协同作用，增强药物疗效，或起解毒、缓和药性、矫味矫臭等作用。

蜂蜜春夏易发酵，易起泡沫而溢出或挤破容器，可加少许生姜片，盖严盖子能起一定的预防作用，应贮存在5~10℃干燥通风处，防止发酵。蜂蜜易吸附外界气味，不宜存放在有腥臭气源处，以免污染。

用金属容器贮藏蜂蜜是有危险的，因为铁与蜂蜜中的糖类化合物、锌与蜂蜜中的有机酸作用会生成有毒物质。锌能溶于酸性溶液中，如有机酸中的柠檬酸、醋酸等对锌的溶解度相当大。若在锌容器内贮存蜂蜜，锌与蜂蜜中的有机酸生成有机酸盐，食后便发生锌中毒。实验证明，自来水在镀锌铁器中放置17小时，含锌量为5mg，24小时后为21mg，贮存的时间越长，含酸量越高，锌的溶解量越多，中毒危险性越大。此外，儿童对锌盐较敏感，更容易发生中毒。

蜂蜜应是半透明、带光泽、浓稠的液体，气芳香，味极甜，不得有不良的异味。室温（25℃）下相对密度应在1.349以上。不得有淀粉和糊精。水分不得超过24%；蔗糖和麦芽糖的含量比值不得小于1.0，不得超过5%，如果超过限量说明是蜜蜂经过饲食蔗糖的产品，或掺入蔗糖的产品；含果糖和葡萄糖的总量不得少于60.0%。

常用蜂蜜炮制的药物有甘草、麻黄、紫菀、百部、马兜铃、白前、枇杷叶、款冬花等。

4. 食盐水

食盐水为食盐的结晶体加适量的水溶化，经过滤过而得的澄明液体。主要含氯化钠，尚含少量的氯化镁、硫酸镁、硫酸钙等。

食盐性寒，味咸，能强筋骨、软坚散结、清热、凉血、解毒、防腐，并能矫味。药物经食盐水制后，能改变药物的性能，增强药物的作用。

食盐应为白色，味咸，无可见的外来杂物，无苦味、涩味，无异臭。氯化钠含量 ≥ 96%，硫酸盐（以 SO_4^{2-} 计）≤ 2%，镁 ≤ 2%，钡 ≤ 20mg/kg，氟 ≤ 5mg/kg，砷 ≤ 0.5mg/kg，铅 ≤ 1mg/kg。

常以食盐水制的药物有杜仲、巴戟天、小茴香、橘核、车前子等。

5. 生姜汁

生姜汁是取姜科植物鲜姜的根茎，经捣碎取汁；或用干姜，加适量水共煎去渣而得的黄白色液体。姜汁有香气，其主要成分为挥发油、姜辣素（姜烯酮、姜酮、姜萜酮混合物），另外尚含有多种氨基酸、淀粉及树脂状物。

生姜性温，味辛。升腾发散而走表，能发表、散寒、温中、止呕、开痰、解毒。药物经姜汁制后能抑制其寒性，增强疗效，降低毒性。

常以姜汁制的药物有竹茹、草果、半夏、黄连、厚朴等。

6. 甘草汁

甘草汁是取甘草饮片水煎去渣而得的黄棕色至深棕色的液体。甘草的主要成分为甘草甜素及甘草苷，还原糖，淀粉及胶类物质等。

甘草性平，味甘，具补脾益气、清热解毒、去痰止咳、缓急止痛的作用。药物经甘草汁制后能缓和药性，降低毒性。早在《神农本草经》中就有甘草"解毒"的记载。实验证明，甘草对药物中毒、食物中毒、体内代谢物中毒及细菌毒素都有一定的解毒作用，如能解苦楝皮、丁公藤、山豆根的毒；对抗癌药喜树碱、农吉利有解毒增效作用；能解毒覃中毒；还能降低链霉素、呋喃妥因的毒副作用。解毒的机理认为，甘草甜素对毒物有吸附作用，甘草甜素水解后产生葡萄糖醛酸，能和有羟基或羧基的毒物生成在体内不易吸收的产物，分解物从尿中排出；甘草甜素具有肾上腺皮质激素样的作用，能增强肝脏的解毒功能。从实验结果来看，甘草酸的解毒作用比单纯的葡萄糖醛酸强，因此可能是上述几方面的综合作用。甘草皂苷系表面活性剂，甘草浸出液振摇之后产生稳定的泡沫，降低表面张力，能增加其他不溶水物质的溶解度。中医处方中常用甘草为药引，调和诸药，在炮制和煎煮过程中起到增溶的作用。

常以甘草汁制的药物有远志、半夏、吴茱萸等。

7. 黑豆汁

黑豆汁为大豆的黑色种子加适量水煮熬去渣而得的黑色混浊液体。黑豆含蛋白质、脂肪、维生素、色素、淀粉等物质。

黑豆性平，味甘，能活血、利水，祛风，解毒，滋补肝肾。药物经黑豆汁制后能增强疗效，降低毒性或副作用等。常以黑豆汁制的药物有何首乌等。

8. 米泔水

米泔水为淘米时第二次滤出的灰白色浑浊液体，其中含少量淀粉和维生素等，有称"米二泔"的。因易酸败发酵，应临用时收集。

米泔水性凉，味甘，无毒，能益气、除烦、止渴、解毒。对油脂有吸附作用，常用来浸泡含油脂较多的药物，以除去部分油脂，降低药物辛燥之性，增强补脾和中的作用。常以米泔水制的药物有苍术、白术等。

因米泔水不易收集，目前大生产也有用 2kg 米粉加水 100kg，充分搅拌后代替米泔水用。

9. 胆汁

胆汁系牛、猪、羊的新鲜胆汁，为绿褐色、微透明的液体，略有黏性，有特异腥臭气，主要成分为胆酸钠、胆色素、黏蛋白、脂类及无机盐类等。

胆汁性大寒，味苦，能清肝明目、利胆通肠、解毒消肿，润燥。与药物共制后，能降低药物的毒性、燥性，增强疗效。主要用于制备胆南星。

10. 麻油

麻油为胡麻科植物脂麻的干燥成熟种子经冷压或热压所得的油脂，主要成分为亚油酸甘油酯、芝麻素等。

麻油性微寒，味甘，能清热、润燥、生肌。因沸点较高，常用作炮制坚硬或有毒药物，使之酥脆，降低毒性。凡混入杂质或酸败者不可用。常以麻油制的药物有马钱子、地龙、豹骨等。

其他的液体辅料还有吴茱萸汁、萝卜汁、油脂油、鳖血、石灰水等。根据临床需要而选用。

二、固体辅料

1. 稻米

稻米为禾本科植稻的种仁，主要成分为淀粉、蛋白质、脂肪、矿物质，尚含少量的 B 族维生素、多种有机酸类及糖类。稻米性平、味甘，能补中益气、健脾和胃、除烦止渴、止泻痢。与药物共制，可增强药物功能，降低刺激性和毒性。中药炮制多选用大米或糯米。常用米制的药物有斑蝥、红娘子、党参等。

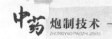

2. 麦麸

麦麸为小麦的种皮，呈褐黄色，主要含淀粉、蛋白质及维生素等。

麦麸性淡，味甘，能和中益脾。与药物共制能缓和药物的燥性，增强疗效，除去药物不快之气味，使药物色泽均匀一致。麦麸还能吸附油脂，亦有作为煨制的辅料。常以麦麸制的药物有枳壳、枳实、僵蚕、苍术、白术等。

3. 白矾

白矾又称明矾，为三方晶系明矾矿石经提炼而成的不规则的块状结晶体，无色、透明或半透明，有玻璃样色泽，质硬脆易碎，味微酸而涩，易溶于水，主要成分为含水硫酸铝钾。

白矾性寒，味酸，能解毒、祛痰杀虫、收敛燥湿、防腐。与药物共制后，可防止腐烂，降低毒性，增强疗效。常以白矾制的药物有半夏、天南星等。

4. 豆腐

豆腐为大豆种子粉碎后经特殊加工制成的乳白色固体，主要含蛋白质、维生素、淀粉等物质。

豆腐性凉，味甘，能益气和中、生津润燥、清热解毒。豆腐具有较强的沉淀与吸附作用，与药物共制后可降低药物毒性，去除污物。常与豆腐共制的药物有藤黄、珍珠（花珠）、硫磺等。

5. 土

中药炮制常用的是灶心土、黄土、赤石脂等。灶心土呈焦土状，黑褐色，附烟熏气味，主要含硅酸盐、钙盐及多种碱性氧化物。

灶心土性温，味辛，能温中和胃、止血、止呕、涩肠止泻等。与药物共制后可降低药物的刺激性，增强药物疗效。常以土制的药物有白术、当归、山药等。

6. 蛤粉

蛤粉为帘蛤科动物文蛤、青蛤等的贝壳，经煅制粉碎后的灰白色粉末，主要成分为氧化钙等。

蛤粉性寒，味咸，能清热、利湿、化痰、软坚。与药物共制可除去药物的腥味，增强疗效。主要用于烫制阿胶。

7. 滑石粉

滑石粉为单斜晶系鳞片状或斜方柱状的硅酸盐类矿物滑石经精选净化、粉碎、干燥而制得的细粉。本品为白色或类白色、微细、无砂性的粉末，手摸有滑腻感。

滑石粉性寒，味甘，能利尿、清热、解暑。中药炮制用滑石粉作中间传热体拌炒药物，使药物受热均匀。常用滑石粉烫炒药物有刺猬皮、鱼鳔胶等。

8. 河砂

筛取中等粗细的河砂，淘净泥土，除尽杂质，晒干备用。中药炮制用河砂作中间传热体拌炒药物，主要取其温度高、传热快、受热均匀，可使坚硬的药物经砂炒后质地变松脆，以便粉碎和利于煎出有效成分；另外砂烫还可破坏药物毒性，易于除去非药用部分。常以砂烫的药物有马钱子、穿山甲、骨碎补、狗脊、龟甲、鳖甲等。

9. 朱砂

朱砂为三方晶系硫化物类矿物辰砂，主要成分为硫化汞。中药炮制用的朱砂，系取去净杂质的朱砂研细或水飞成细粉备用。

朱砂性微寒，味甘，具有镇痉、安神、解毒等功效。常用朱砂拌制的药材有麦冬、茯苓、茯神、远志等。

目标检测

一、单项选择题

1. 下述哪一项不属于酒炙的作用（　　　　）。

A. 改变药性　　　　　　　　　　　　B. 引药上行

C. 矫味矫臭　　　　　　　　　　　　D. 增强补脾益气作用

E. 活血通络

2. 适宜盐制的药物组是（　　　　）。

A. 续断，黄柏　　　　　　　　　　　B. 泽泻，黄柏

C. 续断，柴胡　　　　　　　　　　　D. 黄柏，厚朴

E. 杜仲，白前

3. 传统炮制理论认为药物经醋制后可引药入（　　　　）。

A. 胃经　　　　　　　　　　　　　　B. 肝经

C. 心经　　　　　　　　　　　　　　D. 肺经

E. 脾经

4. 下列只起到中间传热体作用的辅料是（　　　　）。

A. 麦麸　　　　　　　　　　　　　　B. 稻米

C. 土　　　　　　　　　　　　　　　D. 蛤粉

E. 河砂

5. 具有补虚助阳作用的辅料是（　　　　）。

A. 黄酒　　　　　　　　　　　　　　B. 米醋

C. 黑豆汁　　　　　　　　　　　　　D. 羊脂油

E. 食盐水

6. 能降低药物辛燥之性的辅料是（　　　　）。

A. 蜂蜜　　　　　　　　　　　　　　B. 甘草汁

C. 黑豆汁　　　　　　　　　　　　　D. 米泔水

E. 米醋

二、多项选择题

1. 用炼蜜炮制药物时，可起到如下作用（　　　　）。

A. 协同作用　　　　　　　　　　　　B. 增效

C. 解毒　　　　　　　　　　　　　　D. 缓和药物作用

E. 矫味矫臭

2. 酒的传统名称有（　　　　）。

A. 醇　　　　　　　　　　　　　　　B. 醯

C. 苦酒　　　　　　　　　　　　　　D. 酢

E. 酿

3. 下列辅料具有解毒作用的是（　　　　）。

A. 白矾　　　　　　　　　　　　　　B. 豆腐

C. 米醋　　　　　　　　　　　　　　D. 甘草

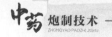

E.黑豆

三、问答题

甘草作为炮制辅料时，为什么能起解毒作用，试述其解毒机制。

任务二 中药饮片的质量要求

任务引入

《中国药典》（2020年版）关于中药饮片的定义为："饮片系指药材经过炮制后可直接用于中医临床或制剂生产使用的处方药品。"中药饮片的质量直接影响临床用药的安全性和有效性，若炮制不当，饮片达不到规定的质量标准。

一、中药饮片的质量标准

（一）国家药品质量标准

中药饮片的国家药品质量标准包括《中华人民共和国药典》、《全国中药炮制规范》和《中药饮片质量标准通则（试行）》。

1.《中华人民共和国药典》

《中华人民共和国药典》简称《中国药典》，自1963年版开始，均在一部收载中药材品种，药材正文项下列有"饮片"或"炮制"项。2005年版首次单列中药饮片，绝大多数饮片只列入净制、切制要求或相关炮制方法，饮片多缺乏质量标准或质控项目。2010年版一部的药典中大幅增加了中药饮片标准的收载数量，新增中药饮片标准822个，提高了对中药饮片炮制过程中的质量控制要求。中药饮片除需要单列者外，一般并列于药材的正文中，用"饮片"与药材分开，饮片正文中列有炮制方法、鉴别、检查、含量测定、性味归经、功能主治、用量用法、注意、贮藏等。药典后的附录中设有"炮制通则"，规定了各种炮制方法的含义、操作方法及质量要求。2015年版药典将附录整合为通则，与药用辅料单独成卷作为《中国药典》四部。2020年版药典进一步扩大药品品种和药用辅料标准的收载，收载品种5911种，新增319种、修订3177种，不再收载10种，因品种合并减少6种。其中，一部中药收载2711种，其中新增117种、修订452种。

《中国药典》是国家监督管理药品质量的法定技术标准，是国家药品标准的核心，是药品现代化生产和质量管理的重要组成部分，是药品生产、经营、使用和行政、技术监督管理各部门应共同遵循的法定技术依据。《中国药典》新版一经颁布实施，同品种的上版标准和其原国家药品标准即同时停止使用。本书以下所有《中国药典》均指2020年版。

2.《全国中药炮制规范》

《全国中药炮制规范》由原卫生部药政管理局委托中国中医研究院牵头组织有关单位及人员编写而成，于1988年出版，属于部级中药饮片炮制标准（暂行），其没有作为法定质量标准颁布，非强制性标准。本规范主要精选了全国各省、自治区、直辖市近代使用的炮制品及其最合适的炮制工艺以及相适应的质量要求，共收载554种常用中药及其不同规格的炮制品（饮片），在附录中还收录了"中药炮制通则"和"全国中药炮制法概况表"。

3.《中药饮片质量标准通则（试行）》

《中药饮片质量标准通则（试行）》是国家中医药管理局于1994年颁布的，亦称局颁标准。该标准是在《中国药典》和《全国中药炮制规范》的基础上，结合各地生产实际情况，对根和根茎、果实和种子、全草、叶类、皮类等不同种类的中药饮片的性状、片型、水分、药屑杂质、包装等做出了具体规定。适用于中药饮片生产、批发、零售及医疗单位。

（二）地方药品质量标准

中药饮片必须按照国家药品标准炮制。但是由于中药饮片品种多、规格不一，又因中药炮制具有较多的传统经验和地方特色，有些炮制工艺还不能做到全国统一，因此各省、自治区、直辖市药品监督管理部门结合地方特色，制定了地方药品质量标准，即各省、自治区、直辖市的"中药炮制规范"。地方标准报国务院药品监督管理部门备案后，即可作为本地法定的强制性标准。但应与《中国药典》和《全国中药炮制规范》相一致，如有不同之处，应执行《中国药典》和《全国中药炮制规范》等国家标准。只有在国家标准中没有收载的中药饮片品种和炮制项目，才能使用地方标准。

二、中药饮片的质量要求

现代科学技术的发展，为中药炮制品质量的检测与评价提供了科学依据。从传统的经典检测方法到现代检测技术的应用，从饮片的形、色、气、味等外观指标到内含成分的质量，从定性鉴别到定量测定，中药炮制品的质量要求更趋于客观化、合理化和科学化。

（一）净度

净度系指炮制品的纯净度，以及炮制品中所含杂质及非药用部位的限度。

炮制品应有一定的净度标准，以保证调配剂量的准确。饮片的"质"与"量"是影响临床疗效的主要因素。炮制品中不应夹带泥砂、灰屑、杂质、霉烂品、虫蛀品，应该剔除非药用部位，如壳、核、芦头、栓皮、头足、翅等。饮片中所含的杂质必须符合有关规定。《中药饮片质量标准通则（试行）》规定，根、根茎、藤木类：含药屑、杂质不得超过2%；果实、种子类：含药屑、杂质不得超过3%；全草类：含药屑、杂质不得超过3%；叶类：含药屑、杂质不得超过2%；花类：含药屑、杂质不得超过2%；皮类：含药屑、杂质不得超过2%；树脂类：含杂质不得超过3%；动物类：含杂质不得超过2%；矿物类：含杂质不得超过2%；菌藻类：含药屑、杂质不得超过2%；炒制品中，炒黄品、米炒品含药屑、杂质不得超过1%，炒焦品、麸炒品含药屑、杂质不得超过2%，炒炭品、土炒品含药屑、杂质不得超过3%；药汁煮品、豆腐煮品：含药屑、杂质不得超过2%；煨制品：含药屑、杂质不得超过3%；煅制品：含药屑、杂质不得超过2%；发芽制品、发酵制品：含药屑、杂质不得超过1%。

检查方法：取定量样品，拣出杂质，草类、细小种子类过三号筛，其他类过二号筛。药屑、杂质合并称量计算。

（二）片型及粉碎粒度

经挑选整理或经水处理后的药材，根据药物特征和炮制要求用手工或机械切制成一定规格的片型，使之便于调剂、炮炙、干燥和贮藏。经切制成的饮片破碎后的碎屑多少也是检验饮片质量的标准之一，各种片型破碎后残留的碎屑都应有一定的限量规定。

1.片型要符合《中华人民共和国药典》，或《全国中药炮制规范》的规定。切制后的饮片应均匀、

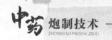

整齐、色泽鲜明，表面光洁，片面无机油污染，无整体，无长梗，无连刀片、掉刀片、边缘卷曲等不合规格的饮片。《中药饮片生产过程质量标准通则（试行）》规定，异形片不得超过10%；极薄片不得超过该品种标准厚度的0.5mm；薄片、厚片、丝、块不得超过该标准的1mm；段不得超过该标准的2mm。

切制后的饮片或经加工炮制后的饮片，其破碎后的药屑及经加工炮制造成的药屑或残留的辅料有一定的限量标准（详细规定见净度项内）。

2. 一些不宜切制的药物或医疗上有特殊需要的药物，经挑选整理或水处理后，用手工或机器粉碎成颗粒或粉末，便于煎煮或调剂。粉碎后的药物应粉粒均匀，无杂质，粉末的分等应符合药典要求。

（三）色泽（含光泽）

中药炮制对制品的色泽有特殊的要求。它的意义在于：其一，药材经炮制后应显其固有色泽，如黄芪饮片表面显黄白色，内层有棕色环纹及放射状纹理（称"菊花心"）。其二，通常在炮制操作中常以饮片表面或端面的色泽变化作为控制炮制程度的直观指标，如甘草片面黄白色，经蜜炙后要求表面呈老黄色等。其三，饮片的色泽是反映其质量要求的一项指标，如熟地黄要求切面乌黑发亮，血余炭、棕榈炭要求表面乌黑而富有光泽，都是以色泽变化作为评价要求的。其四，炮制品色泽的不正常变化说明其内在质量的变异，白芍变红、红花变黄等，均说明药物内在成分已发生变化。故色泽的变异，不仅影响其外观，而且是内在质量变化的标志之一。对于炮制品色泽的要求，《中药饮片生产过程质量标准通则（试行）》规定了各种炮制品色泽应符合该品种规定外，还规定了各炮制品的色泽要均匀，炒黄品、麸炒品、土炒品、蜜炙品、酒炙品、醋炙品、盐炙品、油炙品、姜汁炙品、米泔水炙品、烫制品等：含生片、糊片不得超过2%；炒焦品：含生片、炭化片不得超过3%；炒炭品：含生片和完全炭化片不得超过5%；蒸制品：要色泽黑润、内无生心，未蒸透者不得超过3%；煮制品：未煮透者不得超过2%，有毒药材应煮透；煨制品：未煨透者及糊片不得超过5%；煅制品：未煅透及灰化者不得超过3%。

（四）气味

炮制品原有的气和味，与炮制品的内在质量有着密切的关系，因此药物的气和味与治疗作用有一定的关系，这往往是鉴别品质的重要依据，如檀香的清香气、阿魏的浊臭气、桂枝的辛辣味等。

炮制品虽经切制或炮制，但应具有原有的气和味，不应带异味，或气味散失变淡；另外，由于炮制过程中加热和加辅料的作用，外源性因素能导致药物气和味的改变。炮制品若是用酒、醋、盐、姜、蜜等辅料炮制，除具原有的气和味外，还应带有所用辅料的气和味。如醋制品，应带有醋香气味；酒制品，应带有酒香气；盐制品，应带有咸味；麸炒品应带有麦麸皮的焦香气；等等。

（五）水分

检查炮制品中水分的含量，是一项重要的必不可少的内容，药物制成饮片，有的须经水处理，有的要加入一定量的液体辅料，如操作不当，可使药材"伤水"，或部分药物吸水过多，倘若又未能充分干燥，则炮制品极易霉烂变质；部分经过蒸、煮的药物，如熟地黄、制黄精、制肉苁蓉等，其质地柔润，含糖类及黏性成分较多，内部不易干燥，更应防止其含水量过高；少数胶类药物，如阿胶、鹿角胶等，含水量直接影响品质和硬度，同样还会影响炮制操作和炮制品的质量。

炮制品中含有多量水分，不仅在贮存保管过程中易生虫、霉变，使有效成分分解、酶解变质，而且在配方称量时相对减少了实际用量，影响应有的治疗效果。然而，某些炮制品含水量过少又会影响其质量，如胶类药物易出现龟裂。因此，控制炮制品的水分含量，对保证炮制品质量有重要意义。按炮制方法及各药物具体性状，一般炮制品的水分含量宜控制在 7%~13%。对于各类炮制法其炮制品的含水量，《中药饮片生产过程质量标准通则（试行）》规定：蜜炙品类，含水分不得超过 15%；酒炙品类、醋炙品类、盐炙品类、姜汁炙品、米泔水炙品、蒸制品、煮制品、发芽制品、发酵制品，含水分均不得超过 13%；烫制后醋淬制品，含水分不得超过 10%；等。

（六）灰分

将干净而又无任何杂质的炮制品加高热灰化，所得之灰分称"生理灰分"。同一品种的生理灰分往往在一定的范围内。通过测定炮制品的灰分中的不挥发性无机盐来鉴定和评价炮制品的质量和净度。同一炮制品的灰分量应该相近，灰分超过正常值，说明无机盐杂质的含量多，其原因可能是掺杂或有外源性杂质，说明炮制品净度不符合要求。灰分低于正常值，应考虑炮制品的质量问题，是否有伪品或劣质品之嫌。因此，总灰分、酸不溶性灰分的测定为炮制品的质量评价提供了有力的佐证。

常见的无机物质为泥土、砂石等。值得注意的是，炮制方法中有砂炒（烫）、蛤粉炒、土炒、滑石粉炒等，难免在成品中粘附有少量的无机物质，会造成灰分含量高于生品的结果。因此可以通过反复测试和比较，客观地制定各类炮制品的灰分限量，这对炮制工艺和饮片质量都有一定意义。

（七）浸出物

加入一定的溶媒后，经过"浸润、渗透—解吸、溶解—扩散、置换"等作用，炮制品中的某些成分（总体），包括有效成分，会被提取出来。因此，浸出物的含量是表示炮制品质量的一项指标，对于那些有效成分尚不完全清楚或尚无精确定量方法的炮制品，具有重要意义。

根据炮制品中主要成分的性质和特点，通常选用不同性质的浸出溶媒。因此，浸出物的测定主要分为两类，即水溶性浸出物测定与醇溶性浸出物测定。

水溶性浸出物的测定和限量，对炮制工艺、方法及炮制品质量都具有重要的指导意义。例如，绝大多数中药在切制前均需经过水处理，使药材软化。若药材在水中浸漂时间过长，以致"伤水"，其水溶性成分就有所流失；又如蒸法、煮法等，某些药物按操作规程，在蒸或煮制过程中液体辅料或固体辅料的煎液应被药物吸尽为度，若不按操作规程，草率处置，其质量势必欠佳。因此，水溶性浸出物的测定也是对炮制工艺的检验。

加入辅料，能对炮制品的浸出量产生影响，如醋制延胡索的水溶性浸出物的量远比生品高。此外，炒、烫、煅、煅淬等加热处理，可使质地坚硬的药物因受热膨胀而组织疏松，从而使浸出率提高、浸出量增加。所以，浸出物的测定和定量对检验炮制工艺、方法及炮制品质量具有重要的意义。

（八）显微及理化鉴别

显微及理化鉴别是指利用显微镜、化学方法或仪器来观察、分析鉴定炮制品的真伪、纯度或质量。

1.显微鉴别　显微鉴别系指利用显微镜来观察炮制品的组织结构或粉末中的组织、细胞、内含物等特征，鉴别炮制品的真伪、纯度，甚至质量。显微鉴别主要分组织鉴别和粉末鉴别。

（1）组织鉴别：炮制后的饮片已经过了净选和切制处理，如分离不同的药用部位，或除去非药用部位，故特点是植物药的部分组织已不完整，如"去心""去芦""去栓皮（粗皮）"等当属此类。比如，巴戟天、地骨皮等根类药材，入药用其根皮，制成炮制品后已去除木质心，因此，对巴戟天或地骨皮炮制品进行组织鉴别时，镜检中不应有木质部位组织细胞。

在某些药物的特殊炮制工艺中，经长时间的蒸制后，又常经"整形"处理，故其切片后的组织结

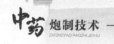

构、细胞特征及排列已非正常，如天麻、熟地等，应与生药饮片做相应的对照鉴别。

（2）粉末鉴别：由于加水、加热（蒸、煮等）存在于细胞内的淀粉粒、糊粉粒、菊糖、黏液质等均已受到不同程度的影响，与生药粉末差异较大，因此，显微鉴别不仅可以鉴别炮制品的真伪、优劣，也可鉴别饮片的生熟及炮制的程度等。例如，生、熟炮制品的组织结构、纤维、石细胞、导管、毛茸、淀粉粒、草酸钙结晶、花粉粒等在数量及形态方面均有一定程度的不同，像淀粉粒常因炮制过程中加水、加热而糊化或结成团块等。研究它，可作鉴别炮制品质量的佐证。

2.理化鉴别　理化鉴别系指用化学与物理方法对炮制品中所含某些化学成分进行鉴别。通常只做定性试验，少数可做限量试验。理化鉴别主要包括显色反应与沉淀反应、荧光鉴别、升华物鉴别及薄层色谱鉴别等。

（1）显色反应与沉淀反应：利用某些试剂、试液与炮制品或其提取液发生显色反应或沉淀反应，进行鉴别的方法。试验时常可用生品药物作阳性对照，观察不同炮制品的颜色变化（色泽深浅）和沉淀物的多少。应考虑，注意辅料成分对反应的影响，如醋制品的 pH 值，胆汁制品的胆酸，蜜炙制品中的糖类、氨基酸类成分都可能对显色反应、沉淀反应产生影响。

（2）荧光鉴别：与生药一样，炮制品中的某些成分在紫外光下呈现出一定色泽的荧光，从而提供了鉴别特征。常见的荧光有天蓝色、亮黄色、淡紫色、暗褐色等。如秦皮的水溶液显淡蓝色荧光，黄连及酒黄连、姜黄连、萸黄连在紫外光下呈金黄色荧光等。荧光试验可以直接在炮制饮片的切面观察，但多数是将饮片粉碎后，以溶剂提取，滴于滤纸上观察，也有做薄层色谱后在色谱板上观察其荧光性成分，以此鉴别真伪。

（3）升华物鉴别：取炮制品的粉末，按升华法试验，视其有无升华物凝集，并用放大镜或显微镜观察升华物的晶形、色泽。如取酒大黄、醋大黄粉末少量进行微量升华，可见浅黄色菱状针晶或羽状结晶；取牡丹皮粉末进行微量升华，可见长柱形结晶或针状及羽状簇晶，但在牡丹皮炭末中此现象已不复存在。

（4）薄层色谱（薄层层析）：作为对炮制品质量的鉴定，薄层色谱法具有较高的专属性和准确性，因而为人们所重视和关注，也被广泛应用。薄层色谱法多用于做生药的鉴别，同样也可用于炮制品的鉴别。但要注意，在炮制过程中，药物大多经过加热或加辅料处理，势必会导致炮制品中的化学成分发生不同程度的变化，辅料成分也会对色谱行为产生影响。因此，在对炮制品做色谱鉴定时，对吸附剂、展开剂的选择特别重要，不能盲目搬用生药鉴定的方法和条件，对色谱结论的判断也应慎重，最好以标准品、对照品和标准药材同时作阳性对照。

（九）有效成分

测定炮制品中有效成分的含量是评价炮制品质量的最可靠、最准确的方法。对于有效成分明确的中药炮制品，一定要对有效成分的含量有所规定，凡是一药有多种有效成分的亦应建立多个指标，并制定相应的检测方法。

炮制品的含量测定工作一般要比对生药的测定更加复杂和困难，不只是因为炮制品的品种多（一种生药通常可制成多种不同规格的饮片），更重要的是由于辅料的加入或长时间的加热处理，势必对原生药的某些成分产生影响，因而对提取、分离、色谱等定量条件产生了干扰，增加了测定的难度。然而，有效成分的含量测定必然成为炮制品评价中不可缺少的内容，因为这关系到饮片在临床应用的疗效。同时，也是控制药物在炮制过程中有效成分的流失、检查炮制方法与工艺是否合理科学的评判，可为工艺的改进提供准确的实验依据及指标。

（十）有毒成分

有些中药饮片含有有毒成分，有些中药饮片的有毒成分亦是其有效成分。对于饮片的有毒成分，一方面可通过炮制降低其含量，另一方面可通过炮制将其转化为无毒成分。为了保证临床用药安全、有效，对有毒中药饮片建立毒性成分限量指标是必不可少的。有毒成分的限量指标一般应包括毒性和不良反应、成分含量、重金属含量、砷盐含量、农药残留量等。《中华人民共和国药典》（2020年版）规定，采用高效液相色谱法，制川乌含双酯型生物碱以乌头碱（$C_{34}H_{47}NO_{11}$）、次乌头碱（$C_{33}H_{45}NO_{10}$）和新乌头碱（$C_{33}H_{45}NO_{11}$）的总量计，不得过0.040%；马钱子含士的宁（$C_{21}H_{22}N_2O_2$）应为1.20%~2.20%，其炮制品马钱子粉含士的宁（$C_{21}H_{22}N_2O_2$）应为0.78%~0.82%；巴豆炮制品巴豆霜含脂肪油量应为18%~20%；等。

（十一）卫生学检查

鉴于中医临床用药的传统习惯，某些炮制品常被研成粉末，直接供患者冲服（如人参末、三七末、珍珠末等），有些为烊化冲服（如阿胶、鹿角胶、龟板胶等），又有些是泡服（如肉桂末、菊花、胖大海、千层纸等），更多的炮制品被直接粉碎成细末后，制成散剂、丸剂供人们服用。中药饮片，在药物采收、加工、贮运中，往往造成细菌对饮片的严重污染，单位含菌数可高达1万至数万。因此，对直接冲服的炮制品做卫生学检查是必不可少的。应该对饮片中可能含有的致病菌、大肠杆菌、细菌总数、霉菌总数及活螨等做必要的检查，并客观地做限量要求。

（十二）包装的检查

包装的目的是保护药物，便于贮存、运输和装卸。包装可以保护药物的完整性和清洁度，有些包装技术，尤其是目前迅速发展起来的无菌包装技术，还能防止微生物、害虫等的侵蚀及避免外界温度、湿度、有害气体和阳光的影响。因此，检查炮制品的包装是否完好无损，对炮制品在贮存、保管及运输过程中起着保质、保量的重要作用。

目标检测

一、单项选择题

1. 中药饮片的含水量一般应控制在（   ）。

A. 3%以下   B. 4%以下

C. 5%以下   D. 6%以下

E. 7%~13%

2. 《中国药典》规定，制川乌中含双酯型生物碱以乌头碱、次乌头碱及新乌头碱的总量计不得超过（   ）。

A. 0.10%   B. 0.20%

C. 0.50%   D. 0.15%

E. 0.040%

3. 《中国药典》规定，制马钱子中含士的宁的量应为（   ）。

A. 0.12%~0.22%   B. 1.20%~2.20%

C. 0.78%~0.82%   D. 2%~4%

E. 2%~6%

4.《中国药典》规定，马钱子粉中含士的宁的量应为（　　　）。

A. 0.12%~0.22%　　　　　　　　　　　　B. 1.20%~2.20%

C. 0.78%~0.82%　　　　　　　　　　　　D. 2%~4%

E. 2%~6%

5.《中国药典》规定，巴豆霜中含脂肪油的量应为（　　　）。

A. 2%~4%　　　　　　　　　　　　　　　B. 5%~10%

C. 15%~20%　　　　　　　　　　　　　　D. 18%~20%

E. 20%~25%

二、多项选择题

1. 对中药饮片的质量做出具体规定的是（　　　）。

A.《中国药典》　　　　　　　　　　　　B.《全国中药炮制规范》

C.《中药饮片质量标准通则（试行）》　　D.《中药炮制经验集成》

E.《中华人民共和国药品管理法》

2. 下列属于外观质量指标的是（　　　）。

A. 净度　　　　　　　　　　　　　　　　B. 水分

C. 片型　　　　　　　　　　　　　　　　D. 色泽

E. 气味

3. 下列属于内在质量指标的是（　　　）。

A. 灰分　　　　　　　　　　　　　　　　B. 有效成分

C. 浸出物　　　　　　　　　　　　　　　D. 有毒成分

E. 水分

三、问答题

中药饮片的质量要求包括哪些内容？外观质量指标和内在质量指标各有哪些？

任务三　中药饮片的贮藏保管

任务引入

陈嘉谟在《本草蒙筌》中指出："凡药藏贮，宜常提防，倘阴干、曝干、烘干未尽去湿，则蛀蚀、霉垢、朽烂不免为殃。……见雨久着火频烘，遇晴明向日旋曝。粗糙悬架上，细腻贮坛中。"以上可见，历代医家对饮片的贮藏是十分关注的。饮片的贮藏保管是否得当，直接对药物质量产生影响，进而关系到临床用药的安全与有效，研究贮藏保管过程中可能发生的变异现象及其原因，对探讨和制定科学合理的贮藏条件和保管方法有着十分重要的意义。

中药饮片的贮藏保管是中药采集、加工、炮制后的一个重要环节。贮藏保管的核心是保持饮片的固有品质，减少贮藏品的损耗。恰当的贮存条件、科学的保管方法是保证中药饮片质量的重要手段。

一、贮藏中的变异现象

（一）虫蛀

虫蛀是指中药及其炮制品有被蛀蚀的现象。一般易在饮片重叠空隙处或裂痕处以及碎屑中发生。虫蛀的饮片有圆形洞孔，严重的被蛀空而成粉末。花类药被虫蛀后，可使整个花瓣散乱；有些比较细小的药物还会被虫丝缠绕成串状或饼状；动物类药物的皮、肉、内脏可被蛀空。实践证明，被虫蛀的药物虽然残留有被蛀蚀部分，但因已受虫体及其排泄物的污染，且内部组织遭到破坏，重量会减轻；另外，害虫分泌的水分和散发的热量会促使药物发热、发霉、变色、变味，致使药物失去部分或大部分有效成分，严重影响成品的质量。药物中含淀粉、糖、脂肪、蛋白质等成分，是害虫生长繁殖的有利营养来源，最易生虫。

（二）发霉

中药贮藏的最大问题，一是霉变，二是虫蛀，其中以霉变危害最大。我国地处温带，特别是长江以南地区，夏季炎热、潮湿，药材最易发霉。中药材大都是植物的花、果、叶、根、茎，以及兽、虫、鱼等有机体，含有丰富的养料，如脂肪、蛋白质、糖类、维生素、水分等，因此极适合霉菌的繁殖和生长。

发霉是指药物受潮后在适宜温度条件下其表面或内部寄生和繁殖了霉菌。开始时先见到许多白色毛状、线状、网状物或斑点，继而萌发成黄色或绿色的菌丝，这些菌会分泌一种酵素溶蚀药材组织，使很多有机物分解，不仅可使药材腐烂变质，而且有效成分也遭到很大的破坏，以致不堪药用。故药物发霉后，即使经过整理，把霉去掉，也会使药材色泽变黯、气味变淡薄，并带有霉的气味。俗话云"霉药不治病"，足以说明发霉对药物危害的严重性。

（三）泛油

泛油又称"走油"，是指药物中所含挥发油、油脂、糖类等，因受热或受潮在药物表面出现油状物质和返软、发黏、颜色变浑、发出油败气味等现象。药物泛油是一种酸败变质现象，影响疗效，甚至可产生不良反应。

含油脂多的药物，常因受热温度过高而使其内部油脂溢出表面造成走油现象，如杏仁、桃仁、柏子仁、郁李仁、当归、炒苏子、炒莱菔子、炒酸枣仁等。含糖量多的药物，常因受潮造成返软而"走油"，如天冬、麦冬、玉竹、牛膝、黄精、熟地等。

（四）变色

变色是指药物的天然色泽起了变化。各种药物都有固有的色泽，也是检查的主要质量标志之一。保管不善常会使某些药物的颜色由浅变深，如白芷、泽泻、天花粉、山药等；或由白色变为黄色，由深变浅，如黄芪、黄柏等；或由鲜艳变黯淡，如花类的金银花、菊花、红花、蜡梅花等，及一些叶类药大青叶、荷叶、人参叶等。因此，色泽的变化不仅改变了药物的外观，而且也影响了药物内在的质量。

（五）气味散失

气味散失是指药物固有的气味在外界因素的影响下，失去气味或气味变淡薄。药物固有的气味是由各种成分组成的，这些成分大多是治病的主要物质。如芳香性药物薄荷、荆芥、细辛、香薷、白芷、冰

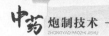

片等，其有效成分会随着气味的散失而不同程度地减少。因此，气味散失也是药物质量受到严重影响的标志。

（六）风化

风化是指某些含结晶水的矿物类药物，因与干燥空气接触，日久脱水而成为粉末状态。风化了的药物因失去结晶水，成分结构发生改变，其质量和药性也随之改变。易风化的药物有芒硝、硼砂等。

（七）潮解溶化

潮解溶化是指固体药物吸收潮湿空气中的水分，并在湿热环境影响下，其外表慢慢溶化成液体状态，如咸秋石、硇砂、青盐、芒硝等。这些药物一旦变异后更难贮存。

（八）粘连

粘连是指某些熔点比较低的固体树脂类药物，受潮后粘连成结块，如乳香、没药、阿魏、芦荟、儿茶、阿胶、鹿角胶、龟板胶等。

（九）挥发

某些含挥发油的药物，因受温度和空气的影响及贮存日久，其挥发油挥散，失去油润，产生干枯或破裂现象，如肉桂、沉香、厚朴等。

（十）腐烂

腐烂是指某些鲜活药物受温度和空气中微生物的影响，引起发热，促使微生物繁殖和活动而导致腐烂，如鲜生地、鲜生姜、鲜芦根、鲜石斛、鲜茅根、鲜菖蒲等。药物一旦腐烂，便不能再入药。

二、变异的自然因素

导致中药炮制品在贮藏过程中发生虫蛀、发霉、泛油、变色变味等变异现象的因素很多，其中主要的因素是日光、空气、温度、湿度、霉菌、虫害等的直接或间接影响，使炮制品产生复杂的物理、化学和生物化学的变化。变化的速度和程度与炮制品本身的性质、质量以及外界自然因素作用的强弱有关。

影响炮制品质量变异的自然因素，主要归纳为以下几个方面。

（一）空气

炮制品在贮藏过程中，总要与空气接触。空气是氮、氧、氢和其他气体（氖、臭氧等）的混合物。空气中还混有少量的水蒸气、二氧化碳、灰尘等。氧和臭氧对药物的变异起着重要作用。臭氧在空气中的含量虽然微少，但作为一种强氧化剂，它可以加速药物中有机物质，特别是脂肪油的变质。因氧气的作用而引起的化学变化是颇为复杂的，比如使某些药物中的挥发油、脂肪油、糖类等成分氧化、酸败、分解，使药物表面呈现浸油状的变质现象（俗称"泛油"）；使花类药物易变色，气味散失；也能氧化矿物药，使灵磁石变为呆磁石。

药物经炮制加工制成饮片，改变了原药材的形状，饮片与空气接触的面积较原药材大，更容易发生泛油、虫蛀、霉变等变异现象。因此，饮片一般不宜久贮，贮存时应包装存放，避免与空气接触。

（二）温度

外界气温的变化。对药物变质的速度有很大的影响。一般来说，药物的成分在常温（15~20℃）条件下比较稳定，随着温度的升高，物理、化学和生物的变化均可加速。温度升高将加速物质分子的运动，促使药材中的水分蒸发，以致含水量降低和重量减轻；同时，还会加速氧化、水解等化学反应，促使化学成分迅速变质。如含油脂多的饮片就会因受热使油脂分解引起泛油；含挥发油多的，受热后促使挥发油挥散，使芳香气味散失；外表油润的炮制品，因受热和空气的影响引起外表失润；动物胶类药和部分树脂类药物，因受热而易发软，粘连成块。但是温度过低，对某些新鲜的药物如鲜石斛、鲜芦根等，或某些含水量较多的药物，也会产生有害的影响。

（三）湿度

空气的湿度是随晴雨、冷暖而改变的，湿度是影响药物质量的一个极重要的因素。它不仅可引起药物的物理变化和化学变化，如含水量、化学成分、外形或体态发生改变，而且能导致微生物的繁殖及害虫的生长。一般炮制品的绝对含水量应控制在7%~13%，炮制品本身能否保持正常的含水量，这和空气湿度有密切关系。如果贮存容器不当、包装不好，让药材吸收了空气中的水分，含水量即会增高。对于淀粉、黏液质、糖类等含量较高的药物，受潮后就容易发生霉变。对于含盐类的矿物药，在潮湿空气影响下易潮解、溶化。对于蜜炙药物，特别容易吸湿、粘连，吸湿后药物表面极易生霉。对于盐炙类的药物，很容易吸收空气中的水分而变潮，继而生霉。对于一些粉末状的炮制品更易吸潮而粘连成块。然而在相对湿度不到60%时，炮制品的含水量又易逐渐降低，对于含结晶水的药物易失去结晶水而风化。所以，要使炮制品在贮存保管中保持质量不变，必须按其不同性质，调节适当的温度、湿度分仓保存。

（四）日光

日光是一种可见的辐射波，长时间的照射必然会引起物体温度升高，所以日光是导致药物变色、气味散失、挥发、风化、泛油的因素之一。日光的直接或间接照射对很多药物炮制品的色素有破坏作用，使药物变色而影响质量。如玫瑰花、月季花、红花、蜜炙款冬花等花类药，若常经日光照射，不仅色泽渐渐变暗，而且会变脆，引起散瓣。又如当归、川芎、薄荷等含挥发性芳香成分的药，若常经日光照射，不仅会使药物变色，而且会使挥发油散失，降低质量。

（五）霉菌

同所有的生命体一样，霉菌的生长繁殖深深地受着环境的影响。在温度20~35℃，相对湿度75%以上的条件下，霉菌极易萌发为菌丝，发育滋长，溶蚀药物组织，使之发霉、腐烂变质而失效。尤以富含营养物质的饮片，如淡豆豉、瓜蒌、肉苁蓉等，极容易感染霉菌而发霉、腐烂变质。

（六）虫害

药物害虫发育和蔓延的速度，取决于环境的温度、空气的相对湿度以及药材的成分和含水量。一般而言，温度在18~35℃，药材含水量达13%以上且空气的相对湿度在70%以上时最适宜害虫的繁殖生长。一般药物炮制品均有一定的含水量，若炮制品的含水量增高到13%以上，尤其是富含蛋白质、淀粉、油脂、糖类的炮制品最易受虫蛀蚀心，如蕲蛇、泽泻、党参、芡实、莲子等。所以炮制品入库贮存，一定要充分干燥后密闭保存或密封保存。

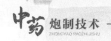

三、贮藏保管方法

中药及其炮制品的贮藏保管是一门综合性科学，是一项比较复杂和技术性相当强的工作。中药材性质复杂、品种繁多，对保管技术要求较高，在贮藏保管方面，我国药学工作者在长期的生产实践中积累了丰富的经验，现介绍如下。

（一）传统的贮藏保管方法

中药贮藏保管的传统技术具有经济、有效、简便易行、防虫治虫等优点，仍是目前中药贮藏保管中害虫综合防治的重要基础措施，有一定的实用价值。其方法大致可分为以下几个方面。

1. 清洁养护法　清洁卫生是一切防治工作的基础。经验证明，重视仓库的清洁卫生工作是防止仓虫侵入最基本和最有效的方法。保持仓库的清洁卫生就是杜绝害虫感染途径，恶化了害虫的生活条件。其内容主要包括保持中药及其炮制品、仓库及其周围环境的清洁，做好库房的消毒工作。

2. 防湿养护法　通过保管技术来改变库房的小气候，或利用自然吸湿物（如生石灰）在密封不严的情况下进行吸湿养护，可起到抑制霉菌和害虫发生的作用。常用的方法有通风、吸湿和防潮。

贮藏中药及炮制品的库房必须配备通风、易密封、防温、防潮、隔热等设备，以便根据外界情况分别采用通风、降温、吸潮、密封等方法，来控制和调节库内的温度和湿度。

利用自然吸湿物，吸收潮湿空气中的水分，可以保持仓库凉爽干燥。传统常用的吸湿物有生石灰、木炭、草木灰等。现发展到采用氯化钙、硅胶等吸潮。

此外，还可以利用太阳光的热，或加热烘干的方法以散发水分，使中药及其炮制品干燥。尤其在入库前或雨季前后均可采用此类方法。

3. 密封贮藏（包括密闭贮藏）法　采用密封或密闭贮藏的目的是使中药及其炮制品与外界的空气、温度、湿度、光线、细菌、害虫等隔离，尽量减少这些因素对药物的影响，保持中药及其炮制品原有的质量，以防虫蛀、霉变。传统采用缸、坛、罐、瓶、箱、柜、铁桶等容器密闭或密封贮藏，或添加木炭、生石灰等吸湿剂后贮藏，两者相结合应用的贮存效果更好。现发展利用密封性能更高的新材料，如塑料薄膜帐、袋，以及密封库、密封小室等密封贮藏，能增强干燥、防霉、防虫的效果。当气温逐渐升高，空气中相对湿度增大，到了各种霉菌、害虫容易繁殖生长的季节，则可采用密封法或密闭法。根据库房规模和贮存中药及其炮制品的品种、数量多少，采用密封库房或容器密封的方法。若库房面积小，炮制品品种单一，而数量多的，可采用仓库密封法或小室密封法。若库房面积大，中药或炮制品品种、数量较多，就可采用薄膜材料包装袋真空密封，分开堆垛的方法。若库房的袋存量小，则可采用缸、坛、罐、玻璃瓶、塑料箱、铁箱（桶）等容器密闭贮存。对于细料、贵重中药或饮片，如人参、鹿茸、冰片、猴枣、熊胆、牛黄等，除可用容器密封贮存外，还可采用复合薄膜材料包装袋真空密封贮存。对含糖量较多的当归、熟地、桂圆肉、党参及蜜炙品之类，均可采用薄膜材料密封贮存，也可置干燥洁净容器内密闭贮存。需要注意的是，在采用密封或密闭法严密贮存前，要检查中药及炮制品是否干燥，含水量不能超过安全标准，并检查有无虫蛀、霉变迹象，否则虽然进行了密封或密闭贮存，但仍不能收到良好的效果，甚至会造成损失。

4. 对抗同贮法　采用两种以上药物同贮，或与一些有特殊气味的物品同贮而起到抑制虫蛀、霉变的作用。如，蕲蛇或白花蛇与花椒或大蒜瓣同贮；蛤蚧与花椒、吴茱萸或荜澄茄同贮；全蝎与花椒或细辛同贮；海马与花椒或细辛同贮；丹皮与泽泻、山药同贮；人参与细辛同贮；冰片与灯心草同贮；硼砂与绿豆同贮；土鳖虫与大蒜同贮等。

5. 采用特殊气味的物品密封同贮　主要是指用白酒和药用乙醇贮存药物。如对动物、昆虫类药及炮制品，像白花蛇、乌梢蛇、地龙、蛤蚧、土鳖虫、九香虫等；含油脂类中药及炮制品，如柏子仁、郁李仁、杏仁、桃仁、核桃仁、枣仁等；对含糖类中药及炮制品，如党参、熟地、枸杞子、龙眼肉、黄精、黄芪、大枣等；对贵重中药及炮制品，如人参、田七、冬虫夏草、鹿茸等；对含挥发油类中药及炮制品，如当归、川芎等，均可采用喷洒少量95%药用乙醇或50°左右的白酒后密封贮存，可达到防蛀、防霉效果。

（二）贮藏保管新技术、新方法的应用

中药品种繁多，性质各异，而且量大质泡，加上目前的包装材料简易，特别容易霉变虫蛀。中药炮制品常因加工炮制方法不一，制成饮片后性状各异，有些饮片还加入了不同辅料共同炮制，这就更增加其复杂性，给贮藏保管带来更多的困难。虽说传统贮藏保管经验和方法能解决一定的问题，但远不能适应目前中药事业发展的需要。近年来，随着现代科学技术的发展，我国药学工作者在这方面做了大量的研究工作。一些物理的、化学的方法不断在中药及炮制品贮藏保管上得到应用，使贮藏手段进一步科学化、合理化。现将国内有关中药及炮制品贮藏保管的新技术、新方法的应用及研究情况概括地介绍如下：

1. 干燥技术　有远红外辐射干燥技术、微波干燥技术等。详见后文"饮片的干燥"项下。

2. 气幕防潮技术　气幕又称气帘或气闸，是装在库房门上，配合门自动开启以防止库内冷空气排出、库外热空气侵入的装置，从而达到防潮的目的。有关试验结果表明，使用气幕后虽在梅雨季节，但库内相对湿度及温度均相当稳定，这表明气幕可以阻止和减轻库外潮湿空气对库内的影响，从而起到防潮作用。

3. 气调贮藏技术　气调贮藏是一种新技术，探索始于20世纪70年代，成功用于80年代初期。它是利用控制影响中药变异的空气中的氧浓度，来进行中药贮藏的一种有效方法。其基本原理是：控制仓虫及微生物等生长所需的氧气，达到抑制有机体的生理代谢活动的目的。微生物和害虫的生长、繁殖依赖水分、温度和气体成分。氧气是微生物及害虫生长繁殖的必需条件。然而，氮气是无臭、无毒，化学性质不活泼的惰性气体；二氧化碳浓度的增高，也不利于微生物及害虫的生长。气调贮藏方法就是采用降氧、充氮，或降氧、充二氧化碳的方法，人为地造成低氧或高浓度二氧化碳的状态，达到杀虫、防虫、防霉的目的。其特点是节约劳动力，减轻劳动强度，不污染环境，保存质量好，容易管理，费用低。试验研究证明，气调贮藏中药材不仅能有效地杀灭害虫，还能防止害虫及霉菌的生长，具有保存药材色泽、皮色、品质等作用，是一种较理想的贮藏方法。尤其在贮藏极易遭受虫害的药材及贵重的、稀有的药材方面，具有实际应用价值和较大的经济意义。

4. 气体灭菌技术　气体灭菌主要是指环氧乙烷防霉技术及混合气体防霉技术。

（1）环氧乙烷防霉：环氧乙烷是一种气体灭菌杀虫剂。其作用机制是环氧乙烷与细菌蛋白分子中的氨基、羟基、酚基或巯基中的活泼氢原子起加成反应生成羟乙基衍生物，使细菌代谢受阻而产生不可逆的杀灭作用。其特点是：有较强的扩散性和穿透力，对各种细菌、霉菌及昆虫、虫卵均有十分理想的杀灭作用。环氧乙烷作为气体灭菌剂已广泛用于医疗材料及某些药物的消毒灭菌。

（2）混合气体防霉：环氧乙烷是一种低沸点（13~14℃）的有机溶剂，存在易燃易爆的危险性。应用环氧乙烷混合气体可克服上述缺点。它是由环氧乙烷与氟里昂按国际通用配方组成，具有效果可靠、安全、操作简便等优点。

5. ^{60}Co-γ 射线辐射技术　是采用 ^{60}Co-γ 射线对中药材、炮制品、中成药进行杀虫灭菌处理的方

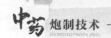

法。研究证明其杀虫效果显著。但因受管理限制、基建投资大、防护措施严、设备复杂、费用高、维护难等限制未能推广应用。

6. 低温冷藏技术　利用蒸汽杀灭中药材及炮制品中所含的霉菌、杂菌及害虫，是一种简单、价廉和可靠的灭菌方法。蒸汽灭菌按灭菌温度分为低高温长时灭菌、亚高温短时灭菌和超高温瞬间灭菌三种方法。目前，我国常用的是低高温长时灭菌法。许多研究者指出，采用超高温瞬间灭菌，无论从节省能源，还是减少对中药成分的破坏上，都要优越得多。超高温瞬间灭菌是将灭菌物迅速加热到150℃，经2~4秒钟后瞬间完成灭菌。其灭菌的基础是：将气力输送技术与蒸汽灭菌技术结合，药物在输送过程中，作为输送动力的过热高温蒸汽一边进行输送，一边便对药物进行灭菌。由于灭菌温度高、灭菌时间短，加热杀灭微生物的速度比药物成分发生反应的速度快，因此药效损失甚微。文献报道，超高温瞬间灭菌具有无残毒、成本低、投资少、成分损失少等优点。

7. 中药挥发油熏蒸防霉技术　利用某些中药挥发油熏蒸中药材或炮制品，达到抑菌和灭菌作用的目的。其特点是能迅速地破坏霉菌结构，使霉菌孢子脱落、分解，起到杀灭霉菌、抑制其繁殖的作用，并对中药表面色泽、气味均无明显改变。多种中药的挥发油具有一定程度的抑菌和灭菌作用，其中以荜澄茄、丁香挥发油的效果最佳。

8. 包装防霉法　包装防霉实质是指无菌包装。先将中药材或炮制品灭菌，再把无菌的中药材或炮制品放进一个霉菌无法生长的环境，由于避免了再次污染，即使在常温条件下，不需任何防腐剂或冷冻设施，在规定时间内也不会发生霉变。当前中药的灭菌方法虽多，若灭菌后保管不善，仍有再次感染的可能，达不到防霉的效果。然而，将灭菌与无菌包装两种方法结合，就可避免二次污染，防霉效果显著，一年内决不会发生霉变。值得注意的是，进行这种包装时，需要三项基本条件：一是包装环境无菌；二是贮存物无菌；三是包装容器无菌。无菌包装过程中，对产品及容器的灭菌是一个重要的问题。包装材料的种类很多，目前对中药材或炮制品的包装大多采用聚乙烯材料。聚乙烯难以用蒸气灭菌，最适宜的方法是用环氧乙烷混合气体灭菌。

无菌包装技术发展极其迅速，它一面世便引起乳业界的技术性大改革，现已成为食品工业最时兴的包装技术。食品进行无菌包装后，防霉效果十分显著。不难看出，若这一技术用在中药材及炮制品的防霉贮存上，定会收到良好效果。

目标检测

一、单项选择题

1. 下列易风化的药物是（　　　）。

A. 咸秋石　　　　　　　　　　　　B. 炉甘石

C. 磁石　　　　　　　　　　　　　D. 青盐

E. 硼砂

2. 蕲蛇与下列哪一种药物可进行对抗同贮（　　　）。

A. 酸枣仁　　　　　　　　　　　　B. 冬瓜子

C. 花椒　　　　　　　　　　　　　D. 槐米

E. 泽泻

3. 饮片发生异色异味，主要由于（　　　）。

A. 干燥贮存不当或软化时伤水引起　　B. 刀具或切制技术引起

C. 由其他药物的影响引起　　　　　　D. 不明原因引起

E. 以上均有可能

4. 在贮藏中容易风化的药物是（　　　　）。

A. 咸秋石　　　　　　　　　　　　　　B. 炉甘石

C. 寒水石　　　　　　　　　　　　　　D. 芒硝

E. 砂

5. 传统贮藏保管中，作为一切防治工作基础的方法是（　　　　）。

A. 清洁养护法　　　　　　　　　　　　B. 防湿养护法

C. 密封贮藏法　　　　　　　　　　　　D. 对抗同贮法

E. 低温冷藏法

6. 当气温逐渐升高，空气中相对湿度增大时，采用的最好贮藏保管中药的方法是（　　　　）。

A. 清洁养护法　　　　　　　　　　　　B. 防湿养护法

C. 密封贮藏法　　　　　　　　　　　　D. 对抗同贮法

E. 蒸汽加热后贮藏法

7. 气调贮藏技术的原理是（　　　　）。

A. 降低空气中的氧浓度　　　　　　　　B. 降低空气中的二氧化碳浓度

C. 降低空气中氮的浓度　　　　　　　　D. 一种气体灭菌杀虫剂

E. 利用蒸汽穿透作用

二、多项选择题

1. 下列药物贮藏不当易"走油"的有（　　　　）。

A. 杏仁　　　　　　　　　　　　　　　B. 天冬

C. 熟地　　　　　　　　　　　　　　　D. 元胡

E. 牛膝

2. 过强的日光照射可导致药物发生的变异现象有（　　　　）。

A. 变色　　　　　　　　　　　　　　　B. 风化

C. 泛油　　　　　　　　　　　　　　　D. 腐烂

E. 挥发

3. 一般来说，药材在以下条件下最适宜害虫的繁殖生长（　　　　）。

A. 温度 18~35℃　　　　　　　　　　　B. 含水量 8% 以上

C. 含水量 13% 以上　　　　　　　　　　D. 相对湿度 70% 以上

E. 相对湿度 50%

4. 下列药材同贮能抑制虫蛀、霉变的有（　　　　）。

A. 白花蛇与大蒜瓣　　　　　　　　　　B. 丹皮与山药

C. 人参与细辛　　　　　　　　　　　　D. 冰片与灯心草

E. 蛤蚧与砂仁

5. 气调贮藏法是指（　　　　）。

A. 降氧、充氮气　　　　　　　　　　　B. 降氧、充二氧化碳

C. 升氧、充氮气　　　　　　　　　　　D. 升氧、充二氧化碳气

E. 升氧、充氢气

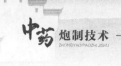

三、问答题

炮制品在贮藏保管中导致药材变异的常见因素有哪些?

项目小结

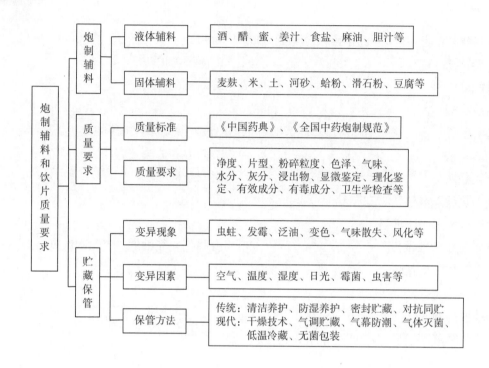

项目三 中药饮片生产法规及饮片厂的设计

学习目标

知识要求：

1. 掌握中药饮片生产的有关法规；中药饮片 GMP 飞行检查。
2. 熟悉中药饮片 GMP 管理；中药饮片厂安全生产知识。
3. 了解中药饮片厂的设计思路和要求；废水处理方法和过程。

技能要求：

知道中药饮片 GMP 飞行检查的项目指标，能运用中药饮片生产法规指导生产。

任务一 中药饮片生产法规和安全管理

任务引入

中药饮片是国家基本药物目录品种，其质量优劣直接关系到中医临床用药的有效性，影响着公众的身体健康。依法生产和安全生产是对中药饮片生产企业的基本要求，也是保证中药饮片质量的基本条件。

一、有关中药饮片生产的法规

（一）《中华人民共和国药品管理法》及实施条例

《中华人民共和国药品管理法》（2019 年修订），简称《药品管理法》，是目前品生产、使用、检验药品的基本法律。其中确定了药品的定义"指用于预防、治疗、诊断人的疾病，有目的地调节人的生理机能并规定有适应症或者功能主治、用法和用量的物质，包括中药、化学药和生物制品等"，明确了中药材、中药饮片属于药品管理的范畴。

《药品管理法》对中药饮片的生产许可、认证和质量标准进行了法律规定。其第三章"药品上市许可持有人"第三十九条要求"中药饮片生产企业履行药品上市许可持有人的相关义务，对中药饮片生产、销售实行全过程管理，建立中药饮片追溯体系，保证中药饮片安全、有效、可追溯"。第四章"药品生产"第四十一条规定："从事药品生产活动，应当经所在地省、自治区、直辖市人民政府药品监督管理部门批准，取得药品生产许可证。无药品生产许可证的，不得生产药品。药品生产许可证应当标明有效期和生产范围，到期重新审查发证。"第四十四条明确规定："中药饮片应当按照国家药品标准炮制；国家药品标准没有规定的，应当按照省、自治区、直辖市人民政府药品监督管理部门制定的炮制规范炮制。省、自治区、直辖市人民政府药品监督管理部门制定的炮制规范应当报国务院药品监督管理部门备案。不符合国家药品标准或者不按照省、自治区、直辖市人民政府药品监督管理部门制定的炮制规范炮制的，不得出厂、销售。"

《中华人民共和国药品管理法实施条例》（2016 年修订）第四十四条规定："生产中药饮片，应当选

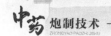

用与药品性质相适应的包装材料和容器；包装不符合规定的中药饮片，不得销售。中药饮片包装必须印有或者贴有标签。中药饮片的标签必须注明品名、规格、产地、生产企业、产品批号、生产日期，实施批准文号管理的中药饮片还必须注明药品批准文号。"第六十六条规定："生产没有国家药品标准的中药饮片，不符合省、自治区、直辖市人民政府药品监督管理部门制定的炮制规范的；医疗机构不按照省、自治区、直辖市人民政府药品监督管理部门批准的标准配制制剂的，依照《药品管理法》第七十五条的规定给予处罚。"

（二）《药品生产质量管理规范》

《药品生产质量管理规范》（简称 GMP），是药品生产和质量管理的基本准则。1999 年，国家药品监督管理局颁布《药品生产质量管理规范》（1998 年修订）和药品 GMP 认证管理的相关文件后，从 2004年 7 月 1 日起我国中、西药品制剂和化学原料药实现了在 GMP 条件下生产，实施药品 GMP 工作取得了历史性成果。现行的《药品生产质量管理规范》（2010 年修订）自 2011 年 3 月 1 日起施行，共 14 章、313 条，内容包括人员、厂房、设备、物料与产品、文件管理、生产管理、确认与验证、质量管理、质量控制与质量保证、产品发运与召回、自检等方面的要求，并有无菌药品、原料药、生物制品、血液制品、中药制剂 5 个附录。在硬件方面要有符合要求的环境、厂房、设备；在软件方面要有可靠的生产工艺、严格的制度、完善的验证管理。GMP 的基本原则是：要保证生产药品符合法定质量标准，保证药品质量的均一性；防止生产中药品的混批、混杂，防止污染和交叉污染，防止人为差错。

为了保证中药饮片的生产质量，2003 年国家食品药品监督管理局颁发《中药饮片 GMP 补充规定》，作为《药品生产质量管理规范》的附录执行，两者成为中药饮片全面实施 GMP 的规范。2004 年 10 月26 日，印发《关于推进中药饮片等类别药品监督实施 GMP 工作的通知》，规定自 2008 年 1 月 1 日起，所有中药饮片生产企业必须在符合 GMP 条件下生产，并补充制订了《中药饮片 GMP 认证检查项目》。该检查项目共 111 项，其中关键项目 18 项，符合要求的才能通过认证，取得 GMP 证书。2014 年 6 月国家食品药品监督管理总局印发《关于发布〈药品生产质量管理规范（2010 年修订）〉中药饮片等 3 个附录的公告》，作为新版《药品生产质量管理规范（2010 年修订）》的配套文件，自 2014 年 7 月 1 日起施行。

《中药饮片 GMP 补充规定》、《中药饮片 GMP 认证检查项目》、GMP（2010 年）中药饮片附录等文件根据中药饮片的特点对药品生产和质量管理进行了具体规定。如在人员方面，规定"从事药材炮制操作人员应具有中药炮制专业知识和实际操作技能"；厂房设施方面，要求"厂房与设施应按生产工艺流程合理布局，并设置与其生产规模相适应的净制、切制、炮炙等操作间"；突出对于毒性药材的生产管理，规定"毒性药材等有特殊要求的饮片生产应符合国家有关规定，并有专用设备及生产线"，"毒性药材等有特殊要求的药材生产操作应有防止交叉染的特殊措施"；贮存方面，要求"中药材与中药饮片应分别设库，毒性药材等有特殊要求的药材应设置专库或专柜"；生产方面，规定"生产用水的质量标准应不低于饮用水标准。中药材的浸润应做到药透水尽。炮制后的中药饮片不得露天干燥"等。

通过实施 GMP 工作，中药饮片生产企业加大了对硬件设施的投入，促进了企业生产技术水平的提高。GMP 管理的最大特点是重视对药品生产全过程管理，同时管理强调标准化和规范化，是保证药品质量，实现中药现代化的重要措施之一。

（三）其他有关规章

2003 年 12 月，国家食品药品监督管理局印发《关于加强中药饮片包装监督管理的通知》，规定"中药饮片的包装必须印有或者贴有标签。中药饮片的标签注明品名、规格、产地、生产企业、产品批号、生产日期。实施批准文号管理的中药饮片还必须注明批准文号"，"中药饮片在发运过程中必须要有包装。每件包装上必须注明品名、产地、日期、调出单位等，并附有质量合格的标志"。

2011年，国家食品药品监督管理局印发《关于加强中药饮片监督管理的通知》，规定"生产中药饮片必须持有《药品生产许可证》、《药品GMP证书》；必须以中药材为起始原料，使用符合药用标准的中药材，并应尽量固定药材产地；必须严格执行国家药品标准和地方中药饮片炮制规范、工艺规程；必须在符合药品GMP条件下组织生产，出厂的中药饮片应检验合格，并随货附纸质或电子版的检验报告书。批发零售中药饮片必须持有《药品经营许可证》、《药品GSP证书》，必须从持有《药品GMP证书》的生产企业或持有《药品GSP证书》的经营企业采购"。

2001年7月，国家药品监督管理局印发《中药配方颗粒管理暂行规定》，要求"中药配方颗粒将从2001年12月1日起纳入中药饮片管理范畴，实行批准文号管理。在未启动实施批准文号管理前仍属科学研究阶段，该阶段采取选择试点企业研究、生产，试点临床医院使用"。2002年3月，国家计划委员会、国家经济贸易委员会和对外贸易经济合作部第21号令《外商投资产业指导目录》规定，"传统中药饮片炮制技术的应用及中成药秘方产品的生产"属于禁止外商投资的产业。

《中华人民共和国中医药法》自2017年7月1日起施行。第二十四条明确规定："采集、贮存中药材以及对中药材进行初加工，应当符合国家有关技术规范、标准和管理规定。"第二十七条规定："国家保护中药饮片传统炮制技术和工艺，支持应用传统工艺炮制中药饮片，鼓励运用现代科学技术开展中药饮片炮制技术研究。"第二十八条规定："对市场上没有供应的中药饮片，医疗机构可以根据本医疗机构医师处方的需要，在本医疗机内炮制、使用。医疗机构应当遵守中药饮片炮制的有关规定，对其炮制的中药饮片的质量负责，保证药品安全。医疗机构炮制中药饮片，应当向所在地设区的市级人民政府药品监督管理部门备案。根据临床用药需要，医疗机构可以凭本医疗机构医师的处方对中药饮片进行再加工。"

二、中药饮片 GMP 飞行检查

《中华人民共和国药品管理法》（2019年修订）取消药品生产GMP认证程序，实行动态GMP飞行检查（"飞检"）。在动态"飞检"时代，药品监管部门建立专职检查员队伍，对企业进行日常跟踪检查。目前，"飞检"已成为常态化。

（一）检查项目

《中药饮片GMP认证检查项目》共有111项，其中一般项目93项、关键项目18项，包括机构与人员、厂房与设施、设备、卫生、物料、验证、文件、生产管理、质量管理、产品销售与收回、投诉与不良反应报告、自检等内容。在此主要介绍其中关键条款内容，具体如下：

1. 机构与人员

（1）中药饮片生产企业是否建立与质量保证体系相适应的组织机构，明确各级机构和人员的职责。

（2）生产管理和质量管理部门负责人是否互相兼任。

2. 设备及生产线

毒性药材（含按麻醉药品管理的药材）等有特殊要求的中药饮片生产是否符合国家有关规定，毒性药材生产应有专用设备及生产线。

3. 物料

（1）物料是否符合药品标准、包装材料标准和其他有关标准，不得对中药质量产生不良影响。

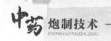

（2）进口药材是否有国家药品监督管理部门批准的证明文件。

（3）不合格的物料是否专区存放，是否有易于识别的明显标志，并按有关规定及时处理。

（4）毒性中药材（含按麻醉药材管理的中药材）等有特殊要求的药材是否按规定验收、储存、保管，是否设置专库或专柜。

（5）毒性药材（含按麻醉药材管理的中药材）、易燃易爆等药材外包装上是否有明显的规定标志。

4.验证

生产过程中关键工序是否进行设备验证和工艺验证。

5.生产管理

（1）是否有生产工艺规程、岗位操作法或标准操作规程，是否任意更改，如需要更改时是否按有关规定程序执行。

（2）中药饮片应按照国家药品标准炮制。国家药品标准没有规定的，是否按照省、自治区、直辖市人民政府药品监督管理部门制定的炮制规范炮制。

（3）中药饮片批号是否以同一批中药材在同一连续生产周期生产一定数量的相对均质的中药饮片为一批。

（4）生产用水的质量标准是否低于饮用水标准。

6.质量管理

（1）质量管理文件中是否有中药材、辅料、包装材料、中间产品、中药饮片的质量标准及其检验操作规程。

（2）质量管理部门是否履行决定物料和中间产品使用的职责。

（3）中药饮片放行前是否由质量管理部门对有关记录进行审核，并由审核人员签字。审核内容是否包括：配料、称重过程中的复核情况；各生产工序检查记录；清场记录；中间产品质量检验结果；偏差处理；成品检验结果等。

（4）质量管理部门是否履行不合格品处理程序的职责。

（5）质量管理部门是否履行对物料、中间产品和成品进行取样、检验、留样，并出具检验报告的职责。

（二）结果评定

依照《中药饮片 GMP 认证检查项目》条款进行文件检查和现场检查等，给出评定结果。

项目		结果
严重缺陷	一般缺陷	
0	≤ 18	通过 GMP 认证
0	19~37	限期 6 个月整改后追踪检查
≤ 3	≤ 18	
≤ 3	>18	不通过 GMP 认证
>3		

三、中药饮片的安全生产知识

（一）安全生产的意义

安全是人类生产和生活的基本需要，是人类生存与发展的永恒主题。随着工业化生产规模的扩大，生产工艺自动化程度的提高，要谋求最佳的经济效益和社会效益，不仅要采纳先进合理的生产方式和安全装备，还必须实行严格的、科学的现代安全管理。同时，作为一名合格的劳动者，必须掌握一定的安全生产知识，以避免事故的发生。

安全生产是指为了使生产过程在符合安全要求的条件和工作秩序下进行，防止发生人身伤亡和财产损失等生产事故，消除或控制危险和有害因素，保障人身安全与健康，设备设施免遭破坏，形成良好劳动环境与工作秩序而采取的一系列措施和活动。《中华人民共和国安全生产法》明确规定，"安全生产应当以人为本"，"坚持安全第一、预防为主、综合治理的方针"，在各类生产经营和社会活动中，要把安全放在第一位；在各项安全措施的落实上，要把预防放在第一位；在各种安全检查的监督下，要把治理隐患放在第一位；在安全生产抢险救灾中，要把人民的生命安全放在第一位。安全生产实施标本兼治，重在治本。

与安全相对的是事故。事故是指在生产和行进过程中，突然发生的与人们的愿望和意志相反的情况，使生产进程停止或受到干扰的事件。一般来讲，各种事故的发生都与人（作业者及其他人员）、物（机械设备等）和环境（自然环境和工作环境）这三个因素有关。事故就是人、物、环境三个方面的危险因素重合的结果。人的因素主要有：人员缺乏安全知识，疏忽大意或采取不安全的操作动作等引起事故。在生产中人员最容易出现的问题，一是违章操作，二是违反劳动纪律。物的因素主要是机械设备工具等有缺陷和故障而引起事故。如设备缺乏经常性的维护、保养和检修，或设备出现异常仍带故障运行。从安全生产管理的角度来讲，人的因素是根本因素，因为在物和环境不安全因素的背后，实质上还是人的因素。因此，劳动者的素质高低，决定了事故发生的概率的多少。

每一个事故的教训都是惨痛的，每一个事故的发生都有其必然性和偶然性。安全生产工作有一个著名法则叫海恩法则。海恩法则是德国人帕布斯·海恩提出的，他指出每一起严重事故的背后，必然有29次轻微事故和300次未遂先兆，以及1000个事故隐患。要想消除一起严重事故，就必须把这1000个事故隐患控制住。海恩法则强调两点：一是事故的发生是量积累的结果；二是再好的技术、再完美的规章，在实际操作层面，也无法取代人自身的素质和责任心。

（二）安全生产管理的要求

2021年9月1日施行的《中华人民共和国安全生产法》中规定，"从业人员在作过程中，应当严格落实岗位安全责任，遵守本单位的安全生产规章制度和操作规程，服从管理，正确佩戴和使用劳动防护用品"，"从业人员应当接受安全生产教育和培训，掌握本职工作所需的安全生产知识，提高安全生产技能，增强事故预防和应急处理能力"，"从业人员发现事故隐患或者其他不安全因素，应当立即向现场安全生产管理人员或者本单位负责人报告；接到报告的人员应当及时予以处理"。中药饮片企业有切药机、粉碎机、蒸煮、烘干等多种生产设备，包含电器、高温、易燃等危险因素，这些设备在运转过程中，必须加强安全生产管理，否则容易发生事故。总结众多生产企业的经验和教训，保证安全生产的基本要求有以下几个方面。

1. 严格遵守操作规程

安全操作规程是工人操作机械设备和调整仪器仪表，以及从事其他作业时必须遵守的程序。它是企业安全生产规章制度的重要内容，也是有关安全技术规定在各个岗位的具体体现。很多事故的发生源于操作者的违章作业和不安全行为。这些规章的制定，是为了避免同类事故的再次发生，保护那些仍在从事这些工作的人们的健康和安全，以免重蹈覆辙。

安全操作规程是生产客观规律的反映，是生产工人安全操作的行为准则。安全操作规程一经颁布，必须认真贯彻执行，不得违反。应做到"五必须"：必须遵守厂纪厂规，必经安全生产培训考核合格后

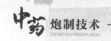

持证上岗作业，必须了解本岗位的危险危害因素，必须正确佩戴和使用劳动防护用品，必须严格遵守危险性作业的安全要求。

2. 做好操作前的准备工作

在进行操作前要做的准备工作，归纳起来可以用六个字表示，即"一想、二查、三严"。一想：当天生产中有哪些不安全因素，以及如何处置，要把安全放在首位。二查：查工作场所、机械设备、工具材料是否符合安全要求，有无隐患。如果发现有松动、变形、裂缝、泄漏等现象或不正常的声音，应立即通知有关人员进行检修，确认各种机械设备、电气装置在安全状态下方可使用。此外，还要检查自己的操作是否会影响周围人的安全以及防范措施是否严密。三严：严格遵守制度，严格执行操作规程，严格遵守劳动纪律。

除了要做好以上几项工作外，在工作场所还有一些基本的安全要求，可以归纳为"五止"：禁止在禁火区域吸烟、动火；禁止在上岗前和工作时间饮酒；禁止擅自移动或拆除安全装置和安全标志；禁止擅自触摸与己无关的设备、设施；禁止在工作时间串岗、离岗睡觉或嬉戏打闹。

提高安全意识和责任心，消除安全隐患要认识到安全生产的重要性，以及安全事故带来的巨大危害性。拒绝违章指挥，制止他人违章作业。根据生产程序的可能性，列出每一个程序可能发生的事故，以及发生事故的先兆，培养对事故先兆的敏感性。在任何程序上一旦发现生产安全事故的隐患，要及时报告，及时排除。即使有一些小事故发生，可能是避免不了或者经常发生，也应引起足够的重视，要及时排除。当事人即使不能排除，也应该向安全负责人报告，以便找出这些小事故的隐患，及时排除，避免安全事故的发生。

总之，保证安全生产要培养生产人员的安全意识，加强安全教育，严格遵守安全生产规章制度和操作规程，做到安全生产人人有责，把安全隐患和事故苗头消灭在萌芽状态。

目标检测

一、单项选择题

1. 中药炮制的法律依据是（　　）。

A.《中华人民共和国药典》　　　　　　B.《中华人民共和国药品管理法》

C.《全国中药炮制规范》　　　　　　　D.《中药饮片质量标准通则》

E. 地方药品标准

2. 下列关于饮片厂的生产管理说法不正确的是（　　）。

A. 饮片生产企业可以外购中药饮片中间产品或成品进行分包装

B. 饮片生产企业不得外购中药饮片成品改换包装标签

C. 净制后的中药材和中药饮片不得直接接触地面

D. 洗涤中药材的水不得用于洗涤其他中药材

E. 毒性中药材和中药饮片的生产操作，应对炮制全过程进行有效监控

二、多项选择题

1. 有关中药炮制的法规标准是（　　）。

A.《中华人民共和国药典》　　　　　　B.《全国中药炮制规范》

C.《中药饮片质量标准通则》　　　　　D.《中华人民共和国药品管理法》

E. 各省、自治区、直辖市的中药炮制规范

三、问答题

简述中药饮片 GMP 质量管理的要求。

任务二　中药饮片厂的设计

任务引入

中药饮片生产企业应由具有医药工程设计资格的单位进行设计，厂房的选址、设计、布局、建造、改造和维护必须符合药品生产要求，应能最大限度避免交叉污染、混淆和差错，便于清洁、操作和维护。

一、中药饮片厂建设的基本要求

中药饮片厂是生产药材的场所。饮片厂的环境和卫生条件与饮片质量密切相关，因此，饮片厂的建设要以保证饮片质量为前提，尽量符合下列基本要求：

1. 自然条件比较好，周围无污染源。选择环境安静，空气洁净，无明显异味，无空气、土壤和水污染源，无污物堆放和生活垃圾堆放，非害虫或害兽集中区等处建厂，不宜在繁华市区或交通要道附近、车多人杂、尘土飞扬处建厂，否则难以保持环境的清洁。

2. 有发展的余地，并尽量少占耕地。厂区的面积、形状和其他条件应能适合工艺流程合理布置的需要，厂区一侧宜留有发展余地。

3. 适合于合理安排。各生产车间的安排合理，既有利于连续生产，又利于单独管理。

4. 交通、通信便利，有良好的水、电供给。厂址的自然地形有利于厂房和管线的布置、交通联系和厂地排水。

5. 应避开地震多发区、洪涝区、石矿区、机场、电台区、名胜文物区等区域。

二、厂房设备及技术力量的设计

（一）厂房车间设计

厂房与设施应严格按照工艺要求和标准操作规程进行。

（1）生产区与生活区、行政区分开：药品生产企业必须有整洁的生产环境；生产区的地面、路面及运输等不应对药品的生产造成污染；生产、行政、生活和辅助区的总体布局应合理，不得相互妨碍。

（2）厂房建筑面积、结构要适当：根据生产规模确定建筑面积，根据房屋用途选用相适应的结构和位置，以便管理、操作、清洗和维修保养设备。

（3）厂区布局及工序衔接合理：厂房应按生产工艺流程及所要求的洁净级别进行合理布局。同一厂房和邻近厂房进行的各项生产操作不得相互妨碍。洁净级别不同的厂房之间应有缓冲设施，人员及物料应分别向适应的缓冲通道进入。

（4）厂房建筑：厂房高度应适中，过高造成浪费，过低又影响采光和通风等，一般以 4.5~5 米为宜。厂房的表面（天花板、墙壁及地面）应平整光滑、无缝隙、不脱落、散发或吸附尘粒，便于清洗并能耐受清洗和消毒。厂房的墙壁与天花板、地面的交界处宜成弧形。厂房应能防止昆虫、鸟类、鼠类等动物进入。厂房内的输送管道及水电、工艺管线应暗装；照明设备应避免形成积尘和不易清洁的部位。

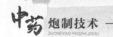

（5）仓储应与生产要求相适应：仓储区应有足够的空间，并设有外包装清洁场所及取样室；其照明、通风等设施及温度、湿度应与饮片生产要求相适应。

（二）设备的设计

设备设计的原则：应按照 GMP 要求，根据中药材、中药饮片的不同特性及炮制工艺的需要，选用能满足炮制工艺参数要求的自动化、机械化的先进生产设备。

具体要求：与中药材、中药饮片直接接触的设备、工具、容器应表面清洁，易清洗消毒，不易产生脱落物；不与中药材、中药饮片发生化学反应，不吸附中药材、中药饮片。如采用优质不锈钢设备等。

（三）技术力量设计

广泛采用先进科学技术将使企业获得最佳的经济效益和社会效益。

技术力量的设计就是对科学技术的计划使用、协调、控制的统筹规划。中药饮片生产中技术力量的设计同样要按照 GMP 的有关要求进行。

中药饮片生产企业首先应建立与质量保证体系相适应的组织机构。除了合理的机构设置以外，各级各类人员的设置和设计也应符合饮片生产的要求。一般来说，生产管理负责人应至少具有药学或相关专业本科学历（或中级专业技术职称或执业药师资格），具有至少三年从事药品生产的时间经验和至少一年的药品生产管理工作经验，接受过与生产产品相关的专业知识培训。质量管理负责人应至少具有药学或相关专业本科学历（或中级专业技术职称或执业药师资格），具有至少五年的药品生产质量管理实践经验和至少一年的药品质量管理工作经验，接受过与所生产产品相关的专业知识培训。质量受权人应至少具有药学或相关专业本科学历（或中级专业技术职称或执业药师资格），至少具有五年药品生产和治疗管理的实践经验，从事过药品生产过程控制和质量检验工作。

饮片生产企业通过建立健全饮片生产企业技术管理体系和网络，正确处理技术与人的关系，充分发挥各级各类技术与生产人员的能动作用，并进行产品、工艺改造，合理利用资源，采取智力开发、全员培训等措施等，充分调动饮片生产的技术力量，可以获得最佳的经济效益和社会效益。

三、饮片生产车间设计

饮片生产车间应合理布局，并设置与生产规模相适应的净制、切制、炮炙等生产车间。厂房的地面、墙壁、天棚等内表面应平整，易于清洁，不易产生脱落物，不易滋生霉菌；净制、切制、炮炙等生产车间应有相应的通风、除尘、除烟、排湿、降温等净化系统，使生产车间达到一定数量级的净化标准。

1.净制　净制应设拣选工作台，工作台表面应平整，不易产生脱落物，并要采用先进的净制设备，如筛选机、风选机、磁选机、洗药机等；洗药时可采用高压水喷淋的办法，在动态下洗净原药材，使药材达到洁净标准。

2.切制　使用多功能润药机对净药材进行减压、冷浸、加热等技术处理，使药材在最短时间内"药透水尽"，从而最大限度地保留药材的有效成分；为满足不同工艺参数要求，应配置不同品种和规格的切制设备，如往复式切药机、旋转式切药机、多功能切制机等。

3.炮炙　应满足不同炮制方法的需求，配置包括适宜于炒制、加液体辅料炙制、蒸煮制、煅制等要求的炮制机械设备，如自动控温电热炒药机、智能环保型炒药机、蒸煮罐等。

4.毒性药材　毒性药材等有特殊要求的饮片生产应符合国家有关规定，并有专用设备及生产线。生产操作应有防止交叉污染的特殊措施。

5. 仓储 中药材与中药饮片应分别设库，毒性药材等有特殊要求的药材应设置专库或专柜。

6. 消毒 应设置符合卫生要求的更衣及消毒设施，进入生产区的人员应按规定更衣、洗手。从事对人体有毒、有害操作的人员应按规定着装防护。其专用工作服与其他操作人员的工作服应分别洗涤、整理，并避免交叉污染。

7. "三废"处理 应设置专门的"三废"排放设备，生产过程中产生的废气、废水、粉尘等应经处理后排放，符合国家环保要求。

由于中药饮片大多是植物、动物类药，是微生物、昆虫等生长、繁殖的物质基础，同时，在梅雨和高温季节，还会导致饮片的发霉和变质，因此，要充分考虑车间厂房的大小、结构和所处位置，采取防范措施，确保饮片的质量。

目标检测

一、单项选择题

1. 下列对毒性药材和饮片的规定说法不正确的是（ ）。

A. 毒性中药材与其他中药材在同一操作间内加工炮制时，应有隔离措施

B. 毒性中药材加工炮制区应与其他饮片生产区严格分开

C. 毒性中药材加工炮制应使用专用设施和设备

D. 毒性中药材加工炮制产生的废弃物应经过处理并符合要求

E. 毒性中药材和中药饮片应设专库存放

二、多项选择题

1. 下列说法正确的是（ ）。

A. 实施批准文号管理的中药饮片包装上必须注明药品批准文号

B. 毒性中药材加工炮制区，应与其他饮片生产区严格分开

C. 毒性中药材加工炮制应使用专用设施和设备

D. 饮片生产企业不得外购中药饮片中间产品或成品进行分包装

E. 饮片厂仓储区内的中药材与中药饮片应分库存放

三、问答题

中药饮片厂厂房设计的基本要求有哪些？

任务三　饮片厂的废水处理

任务引入

工业生产中会产生较大量的生产污水和生活污水，其中有大量的有机物、细微的悬浮物、化学有毒物、油类等，必须经过处理才能排放，否则会毁坏农作物、危害渔业生产、污染环境，使区域生态系统失去平衡。

废水处理通常是利用微生物转化废水中的有机物、有毒的有机物和无机物等，以达到排放标准。常用的有活性污泥法和生物膜法。

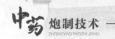

一、废水的预处理

在医药工业生产中，有相当部分生产废水含有微细的悬浮物、难以生物降解的有机物和化学有毒物，需要进行预处理。有时生产中排出的废水的水质、水量变化很大，为了减少冲击负荷对生化处理设施的不利影响，需要采用均和调节池对废水的水量水质加以调节。对于比重小于1的油脂及某些化合物需要采用特殊处理。为了避免酸碱腐蚀，可用中和法处理。还可以利用化学、物理方法除去固体悬浮物。

二、活性污泥法

（一）污水的净化过程与机理

污泥表面积很大且表面具有多糖类黏质层，当污水与活性污泥接触后，污水中的悬浮物和胶体物即被活性污泥絮凝和吸附除去，在很短时间内（5~15分钟）就能达到很高的有机物去除率。由于污水的类型以及污水接触活性污泥的性能不同，去除率亦有差异。若污水中呈悬浮状的有机物和胶体状的有机物多，则初期去除率大；反之，若污水中溶解性有机物多，则初期去除率就小。

通过生物降解，污水中的有机物一部分氧化分解成二氧化碳和水，另一部分合成细胞质成菌体。如果不把形成菌体的有机物从污水中分离出去，净化就不算完成。现在大多使用重力沉淀法将菌体从水中分离出来。如对菌胶团属、假单孢菌属、芽孢杆菌属、小球菌属、黄杆菌属、杆菌属等易于形成絮凝体的细菌，在一定条件下可凝聚除去。

（二）活性污泥法的运行方式

（1）传统活性污泥法：污水和回流污泥从池首端流入，呈推流式至池末端流出。污水净化的第一阶段吸附和第二阶段微生物代谢是在同一个曝气池中连续进行的，进口处的有机物浓度高，沿池长逐渐降低，需氧率也沿池长降低。在这个过程中，活性污泥几乎经历了一个生长周期，处理效率高，特别适用于处理要求高且水质较稳定的污水。其缺点是：进水浓度尤其是含抑制物质的浓度不能高，不适应冲击负荷。

（2）完全混合法：完全混合法是目前采用较多的新型活性污泥法，它与传统法的主要区别在于：混合液在池内充分混合循环流动，因而污水与回流污泥进入曝气池内便立即与原有混合液充分混合，进行吸附和代谢活动。因此，进入曝气池的污水能得稀释，使波动的进水水质得到均化；能够处理高浓度有机污水而不需要稀释，仅随浓度的高低程度在一定污泥负荷率范围内适当延长曝气时间即可；池内各点水质均匀一致，各部分工作情况几乎完全一致。

三、生物膜法

生物膜法与活性污泥法是处理废水好氧生物的主要方法，活性污泥法作为废水的二级处理，已在制药工业中被广泛采用，但该法还存在耐冲击负荷能力低、会发生污泥膨胀、剩余污泥较多等缺点。生物膜法克服了污泥法的这些缺点，但也存在滤床易发生阻塞等问题。

（一）生物膜及生物膜法的特征

生物膜是微生物均匀附着，生长在固体介质表面的膜体。它同样存在着生长、衰老等阶段，衰老后的膜从介质表面脱落，是一种具生命活力的膜。废水通过生物膜时被生化降解而得到净化，因此，生物膜法也称为生物过滤法。生物膜的性能与膜的厚薄、膜上微生物的种类、水流速度、营养物数量等因素有关。生物膜太薄，生物总量少，相应容积负荷也低；生物膜过厚，容易发生厌氧，影响出水质量。因此，生物膜表面积大小、生物总量、生物生长情况对处理装置的容积负荷和处理效果等有着极重要的影响。

生物膜法的最大特征是由固体介质和生物膜构成生物滤床，外形结构有池、槽、塔等多种。

（二）生物膜法的净化原理

1. 生物膜的形成

生物膜是一种由微生物群体所形成的生物粘状物，附着在固体介质表面。当废水中有足够的营养物质和氧气时，这些微生物就能在固体介质表面上栖息，繁殖生长。经过初生、增殖、加厚、产生厌氧层、达到平衡、脱落几个阶段，完成"繁殖—生长—衰亡"的代谢过程。到了后期，水流的机械摩擦力加速了衰老膜的剥落，在脱落处，又露出新的介质表面，生物膜又开始重新生长。

2. 生物膜上的构成生物

生物膜上的生物相与活性污泥生物相有相同之处，但也有其自身的特点。

① 细菌、真菌：细菌是对污染有机物起降解作用的主要生物，常以菌胶团形式出现，同时还有球衣菌、硫丝菌等丝状菌。上层生物膜均匀而稠密，以异养菌为主；下层生物膜厚度小，多为自养菌。

真菌在活性污泥中很少见，但在生物膜中却很普遍，主要有刀霉属、地霉属、分枝孢属等。

② 藻类：藻类生长需要阳光，因此只限于在滤池表面生长，它在净化过程中的作用很小。

③ 微型生物：生物膜上的原生微生物与活性污泥中的相同。生物滤塔处理生活污水时，上层原生微生物多为草履虫、肾形虫、豆形虫；下层多为固着型纤毛虫，如钟虫、盖纤虫等。后生微生物主要为线虫和轮虫。在生物转盘和接触氧化塔中常见的是线虫，在滤池和生物滤塔中则多出现轮虫。线虫及其幼虫能使生物膜软化，促使生物膜脱落更新，让生物膜保持良好的生物活性和净化能力。

3. 生物膜的净化机理

生物膜法的构型虽有多种，但生物膜与污水之间的关系大体可分为浸没式（如接触氧化塔、生物床等）、湿润式（如生物滤池、生物滤塔等）和介于二者之间的半浸式（如生物转盘），它们的净化机理均依赖于生物膜与污水的接触。污水中含有丰富的营养物质，在充氧的情况下逐渐生长成为成熟的生物膜，污水中绝大部分有机物是在生物膜表层约 0.2mm 的好气性生物膜内降解，使附着水层得到净化；流动水层与附着水层相接触，在传质作用下，流动水层中的有机物传递到附着水层再被净化，从而使废水在流动过程中得到净化；好气微生物的代谢物，如水、二氧化碳等又通过附着水层传递给流动水层，再排出构型物外，以完成生物降解的物质（能量）交换过程。

在净化过程中，微生物仍不断增殖，生物膜继续增厚，在超过好气层的厚度后，其深部变为厌氧状态，开始形成厌氧层，厌氧菌的代谢产物硫化氢、氨气通过递质排出膜外。

生物膜的成长初期代谢旺盛，净化功能最好，而微生物的代谢速度与有机物和溶解氧的浓度有关。同时，废水的净化速度与生物膜的表面积及生物总量有关。

（三）生物接触氧化法

生物接触氧化法是利用生物膜进行废水净化的一种处理方法，其耐冲击负荷能力强、容积有机负荷高、占地省，较宜用于制药废水处理。

🧪 **目标检测**

一、单项选择题

1.微生物在膜上的代谢过程包括下述三个阶段（　　　）。

A. 初生—增殖—加厚　　　　　　　　　B. 繁殖—生长—衰亡

C. 繁殖—平衡—衰亡　　　　　　　　　D. 初生—平衡—衰亡

2.粉碎室一般要求按 20 次 /h 换气次数考虑采用（　　　）过滤。

A. 一级高效　　　　　　　　　　　　　B. 二级高效

C. 二级中效　　　　　　　　　　　　　D. 三级中效

E. 四级中效

二、多项选择题

1.中药饮片厂废水处理的常用方法为（　　　）。

A. 明矾沉降法　　　　　　　　　　　　B. 活性泥污法

C. 活性炭吸附法　　　　　　　　　　　D. 氢氧化铝法

E. 生物膜法

2.生物膜法有如下类型（　　　）。

A. 生物固定床法　　　　　　　　　　　B. 生物移动床法

C. 生物转动床　　　　　　　　　　　　D. 生物流动床

E. 生物滤过床

3.生物膜上的构成生物主要有（　　　）。

A. 细菌　　　　　　　　　　　　　　　B. 真菌

C. 藻类　　　　　　　　　　　　　　　D. 纤毛虫

E. 草履虫

4.生物膜与污水之间的关系大致有几种（　　　）。

A. 浸没式　　　　　　　　　　　　　　B. 湿润式

C. 半浸式　　　　　　　　　　　　　　D. 隔离式

E. 旋转式

三、问答题

简述污水预处理的方法。

📖 项目小结

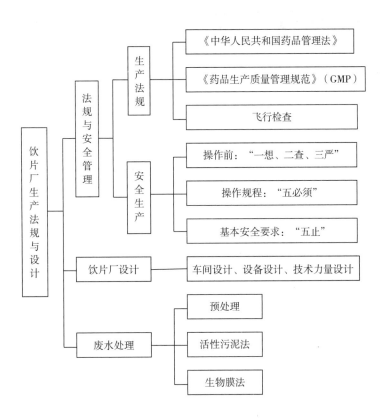

项目四　净选与加工

知识要求：

1. 掌握净选加工的方法；净制设备的性能和工作原理；净药材的质量要求。

2. 熟悉净选加工的目的。

3. 了解某些药物净制的炮制研究。

技能要求：

能按照净药材的质量要求，对中药材或饮片进行净选加工。

中药材在切制、炮炙或调配、制剂前，均应选取规定的药用部位，除去非药用部位、杂质及霉变品、虫蛀品、灰屑等，使其达到药用的净度标准，称净选。经过净选后的中药材称"净药材"，中药材都要通过净选加工，方可用于临床。汉代医药学家张仲景在医疗实践中很重视药用部位、品质和修治，在其著作《金匮玉函经》中指出，药物"或须皮去肉，或去皮须肉，或须根去茎，又须花须实，依方拣采、治削，极令净洁"。

净选加工的目的：

1. 分开药用部位，如麻黄去根、草果去皮、莲子去心、扁豆去皮，使作用不同的部位区分开来，使之更好地发挥疗效。

2. 进行分档，在水处理和加热过程中分别处理，使其均匀一致。如半夏、白术、川芎、川乌、附子等。

3. 除去非药用部位，使调配时剂量准确或减少服用时的副作用。如去粗皮、去瓤、去心、去芦等。

4. 除去泥砂杂质及虫蛀霉变品，主要是产地采集、加工、贮运过程中混入的泥沙杂质、虫蛀及霉变品。

净选加工的操作可分为清除杂质、分离和除去非药用部位，在实际操作中往往是相互联系、相互渗透的，有的药物在清除杂质的同时也除去非药用部位。

任务一 清除杂质

任务引入

清除杂质是净制处理的一个过程，目的是使药材达到净度要求。根据《中国药典》（2020 年版）四部"炮制通则"规定，分别使用挑选、筛选、风选、水选等方法清除杂质。

一、挑选

挑选是清除混在药物中的杂质及霉变品等，或将药物按大小、粗细等进行分档，以便达到洁净或进一步加工处理的目的。如莱菔子、桑螵蛸、蛇床子、石膏等含有木屑、砂石等杂质；苏叶、藿香、淡竹叶、香薷等常夹有枯枝、腐叶及杂草等；枸杞子、百合、薤白等亦常有霉变品混入，这些均须挑选除去。又如天南星、半夏、白芍、白附子、白术、大黄、木通等药物，均需按大小、粗细分开，以便分别浸润或煮制，这样在软化浸润时便于控制其湿润的程度或火候，确保中药饮片的质量，使其充分发挥疗效。此外，挑选往往配筛簸交替进行。

二、筛选

筛选是根据药物和杂质的体积大小不同，选用不同规格的筛和罗，以筛去药物中的砂石、杂质，使其达到洁净。有些药物形体大小不等，须用不同孔径的筛子进行筛选分开，如延胡索、浙贝母、半夏等，以便分别浸、漂和煮制。另外如穿山甲、鸡内金、鱼鳔胶及其他大小不等的药物，均须分开，分别进行炮制，以使受热均匀，质量一致。或筛去药物在炮制中的辅料，如麦麸、河砂、滑石粉、蛤粉、米、土粉等。

筛选的方法，传统均使用竹筛、铁丝筛、铜筛等进行筛选。

常用药筛的规格：

1. 菊花筛　孔眼内径为 16~20mm，如筛菊花、桑叶等用。

2. 元胡筛　孔眼内径为 10mm，如筛延胡索、浙贝母等用。

3. 中眼筛　孔眼内径为 5mm，如筛香附、半夏等用。

4. 紧眼筛　孔眼内径为 3mm，如筛牵牛子、薏苡仁等用。

5. 小紧眼　筛孔眼内径为 2mm，如筛莱菔子、王不留行等用。

6. 1 号罗　孔眼内径为 1mm，如罗葶苈子等用。

7. 2 号罗　孔眼内径为 0.5mm，如筛罗勒子等用。

目前，许多地区采用机器筛选，如震荡式筛药机等。

筛选现多以机械操作。如震荡式筛药机，操作时只要将待筛选的药物放入筛子内，启动机器，即可达到筛净。不同体积的药物，可更换不同孔径的筛子。这种机械操作简便，效率高且噪声小。

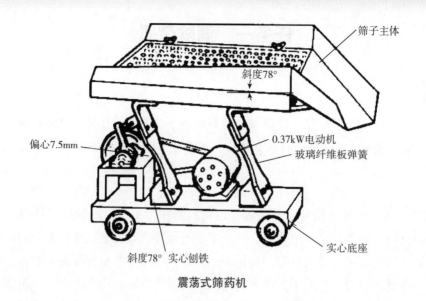

震荡式筛药机

三、风选

风选是利用药物和杂质的质量不同，借风力将杂质除去。一般可利用簸箕或风车通过扬簸或扇风，使杂质和药用部分分离，以达到洁净的目的。如苏子、车前子、吴茱萸、青葙子、莱菔子、葶苈子等。有些药物通过风选可将果柄、花梗、干瘪之物等非药用部位除去。

四、水选

水选是将药物通过水洗或漂除去杂质的方法。有些药物常附着泥砂、盐分或不洁之物，用筛选或风选不易除去，故用水选或漂的方法，以使药物洁净。如乌梅、山茱萸、大枣、川贝母、海藻、昆布等，均需洗或漂去附着的泥砂、盐分。质地较轻的药物，如蝉蜕、蛇蜕、地鳖虫等，操作时，将药物置水中搅拌，使药物中的杂质漂浮于水面或沉于水中而除去。洗漂应掌握时间，勿使药物在水中浸漂过久，以免损失药效，并注意及时干燥，防止霉变。

🧪 目标检测

一、单项选择题

1. 牵牛子、薏苡仁等药材进行筛选，可以用（　　）。

A. 菊花筛　　　　　　　　　　　　　　　B. 紧眼筛

C. 中眼筛　　　　　　　　　　　　　　　D. 2 号筛

E. 水漂

2. 水选主要适用于下列哪一组药物（　　）。

A. 天南星、大黄、木通　　　　　　　　　B. 苏子、车前子、葶苈子

C. 穿山甲、鸡内金、鱼鳔胶　　　　　　　D. 蝉蜕、昆布、山茱萸

E. 延胡索、川贝母、莱菔子

3. 风选法的主要用途是（　　）。

A. 分档　　　　　　　　　　　　　　　　B. 除去非药用部位

C. 除去轻飘的杂质　　　　　　　　　　　D. 分离不同药用部位

E. 除去药物表面附着的杂质

4. 水选法的主要用途是（　　　）。

A. 分档
B. 除去非药用部位

C. 除去药物表面附着的杂质
D. 除去轻飘的杂质

E. 分离不同药用部位

5. 丹参中若含有少量杂草等杂质，除去的方法宜用（　　　）。

A. 挑选法
B. 筛选法

C. 风选法
D. 洗法

E. 漂法

6. 白术软化前，分档的方法宜采用（　　　）。

A. 筛选法
B. 挑选法

C. 洗法
D. 风选法

E. 漂法

二、多项选择题

1. 净选加工的目的主要有（　　　）。

A. 分开药用部位
B. 进行大小分档

C. 除去非药用部位
D. 除去泥砂杂质

E. 去除霉变品及虫蛀品

2. 下列药物与杂质的分离，宜用水选法的是（　　　）。

A. 杂质黏附于药物表面上
B. 药物与杂质在水中的悬浮性不同

C. 药物与杂质大小不同
D. 药物与杂质的轻重不同

E. 药物中所含的盐分

3. 下列药物的分档，宜用筛选法的是（　　　）。

A. 半夏
B. 香附

C. 延胡索
D. 浙贝母

E. 大黄

三、问答题

1. 简述净选加工的目的。

2. 菟丝子中含有泥土等杂质，宜用何法除去？为什么？

任务二　分离和清除非药用部位

任务引入

分离和去除非药用部位是根据《中国药典》（2020 年版）四部"炮制通则"的各项要求，按药材质地、药性和炮制目的的不同，及不同非药用部位的特点和存在部位，采用相应的方法予以去除。

一、去根或茎

1. 去残根是指药用茎或根茎部分的药物一般须除去主根、支根、须根等非药用部位。如石斛、荆芥、薄荷、黄连、芦根、藕节、马齿苋、马鞭草、泽兰、益母草、瞿麦等。另如麻黄茎和根均能入药，但两者作用不同，茎能发汗解表，根能止汗，故须分离，分别药用。

2. 去残茎是指药用根部的药物往往须除去残茎，如龙胆、白薇、丹参、威灵仙、续断、防风、秦艽、广豆根等，均除去残茎，使药物纯净。

二、去皮壳

去皮壳的操作方法，早在汉代就有记载，如《金匮玉函经》中明确指出："大黄皆去黑皮。"梁代《本草经集注》亦指出一些皮类药物，如肉桂、厚朴、杜仲、秦皮等，"皆去削上虚软甲错，取里有味者称之"。清代《修事指南》谓"去皮者免损气"。这些方法无疑对中药质量的保障和疗效的提高。因为有些药物的表皮（栓皮）、果皮及种皮属非药用部位，或有效成分含量甚微，或果皮与种子两者作用不同，如苦杏仁、白扁豆等，故须除去或分离，以便纯净药物或分离不同的药用部位。

有些药物的外皮辛燥耗气，尤其是体弱的病人，如果过多服用生姜皮、橘皮等辛散皮类药物会有耗气之虑。传统所谓"去皮者免损气"，可能是指这些特殊情况。有些皮有毒，如苦楝根皮、雷公藤皮，如果剥除其红黄色外皮不完全会引起中毒，大伤元气。又如白首乌中含有毒金属元素高达 946.11mg/kg，去皮白首乌饮片的有毒金属元素含量为 36.50mg/kg，含量大为降低，所以必须去皮。

去皮壳的药物大体有三类：

1. 树皮类，如杜仲、厚朴、黄柏、肉桂等。可用刀刮去栓皮、苔藓及其他不洁之物。栓皮内含有效成分甚微，如不除去，调配时仍作药物数量称取就会影响药用剂量的准确性。

2. 根和根茎类，如知母、桔梗、北沙参、明党参等，应除去根皮。有些药物多在产地趁鲜去皮，如知母、桔梗等，若不趁鲜及时去皮，干后不易除去。传统要求桔梗去"浮皮"后入药。据报道，经小白鼠和家兔的溶血、毒性和祛痰实验，其结果证明带皮桔梗与去皮桔梗的溶血指数相同，均无明显毒性反应，带皮桔梗具有显著的祛痰作用，与去皮桔梗相似或略强。临床应用带皮桔梗未见不良反应，故认为桔梗入药不需去皮。

3. 果实种子类，如草果、益智、使君子、鸦胆子、大风子、榧子、白果、石莲子、桃仁、苦杏仁等，应去果壳或果皮。可砸破皮壳，去壳取仁，如巴豆、白果、使君子等。种子类药物，如苦杏仁、桃仁等，可用燀法去皮。大量生产用去皮机去皮，小量生产用手搓去皮。

三、去毛

有些药物表面或内部常着生许多绒毛，服后能刺激咽喉引起咳嗽或其他有害作用，故须除去，消除其副作用。如唐代《新修本草》载："枇杷叶凡用须火炙，以布拭去毛，不尔射人肺，令咳不已。"宋代《证类本草》云："石韦，用之去黄毛，毛射人肺，令人咳，不可疗。"从文献记载看，去毛主要是为了避免毛绒机械性刺激咽喉而引起咳嗽。

根据不同的药物，可分别采取下列方法：

1. 刮去毛。如鹿茸的茸毛，先用刃器（瓷片或玻片）将茸毛基本刮净，再置酒精灯上稍燎一下，用布擦净毛屑。注意不可将鹿茸燎焦，以免切片时破碎。

2. 刷去毛。如枇杷叶、石韦等在叶的背面密生许多绒毛，历代文献记载均须刷去。刷毛的方法，少量者用毛刷刷除，大量者可用去毛机刷去。

3. 烫去毛。如骨碎补、狗脊、马钱子等，表面生有黄棕色绒毛，可用砂炒法将毛烫焦，取出稍凉后再撞去毛绒即可。

4. 挖去毛。用如金樱子，在果实内部生有淡黄色绒毛，本品常在产地纵剖两瓣，挖去毛核，但往往还有去不尽的毛或完整的果实，须再进行加工处理。其方法为，将金樱子用温水稍浸后润软（完整的须切开），挖净毛和核，洗净后晒干。

5. 撞去毛。用如香附，表面生有黄棕色的毛，将香附和瓷片放进竹笼中来回撞去毛，产品称香附米。

四、去心

"心"，一般指根类药物的木质部或种子的胚芽。早在汉代《伤寒论》中就有麦冬、天冬去心的记载。南齐增加了远志去心，梁代增加了丹皮去心，宋代增加了巴戟天、贝母去心，明代增加了莲子去心，近代有地骨皮、五加皮、白鲜皮、连翘等药材去心。梁代陶弘景曰："凡使麦门冬，须用肥大者，汤浸，抽去心，不尔，令人烦。"清代《修事指南》谓"去心者免烦"。但在长期实践中发现，有些带木质心的药物服后并不使人感觉烦闷，如麦冬，近代多不去心用于临床。现在去心有两个方面的作用，一是除去非药用部位，如牡丹皮、地骨皮、白鲜皮、五加皮、巴戟天的木质心不入药用，在产地趁鲜将心除去，以保证调剂用量准确。二是分离药用部位，如莲子心（胚芽）和肉的作用不同，莲子心能清心热，而莲子肉能补脾涩精，故须分别入药。去心的方法为，将莲子趁鲜在产地加工时，用竹签插出莲子心，晒或烘干，莲子肉仍保持整粒出售。

但是有些情况值得注意，如明代《寿世保元》曾有"莲子食不去心，恐成卒暴霍乱"的记载。现代亦有由于炮制不妥，带心服用，导致腹泻复发的临床报道。临床上还观察到，连翘不去心往往造成小儿遗尿症。此类现象虽非普遍的规律，但药材去心的传统操作，仍不容轻易否定。

去心的方法因药而异。如远志去心，可将远志根稍润至软时，放在木墩上用木槌捶捣，其木质部与皮部即脱离，抽去木心。

五、去芦

"芦"又称"芦头"。一般指药物的根茎、叶茎等部位。通常认为，需要去芦的药物有人参、党参、桔梗、续断、牛膝、草乌、茜草、地榆、玄参等。因为历代医药学家认为"芦"是非药用部位，故应除去。《雷公炮炙论》在甘草条下载有："凡使，须去头尾尖处，其头尾吐人。"《修事指南》谓："去芦头者免吐。"前人将人参与参芦分别入药，把参芦作为涌吐剂，用于虚弱患者的催吐。现代有服用参芦15~30g中毒的报道。多数古代医籍记载认为参芦有催吐作用，具有实践病案。现代研究认为，参芦中所含的三醇型苷较人参高，有明显的溶血作用，不宜和人参同用或代替人参作注射剂，对此应进一步深入研究才能得出正确的结论。

六、去核

有些果实类药物，常需用果肉而不用核或种子，其中有的核（或种子）属于非药用部位。去核是一项传统操作。汉代有花椒去目，南北朝有山茱萸去核，近代有乌梅、诃子、北山楂等药材去核的要求。在《雷公炮炙论》中有"使山茱萸需去内核，……核能滑精"的记载。《修事指南》谓："去核者免滑。"根据某些药物果肉和果核的作用不同或临床需要，对下列药物分别进行去核。

乌梅，按医疗要求有用肉者，且核的分量较重，并无治疗作用，故须除去。梁代陶弘景云："乌梅用当去核微熬之。"去核方法，质地柔软者可砸破，剥取果肉去核；质地坚韧者可用温水洗净润软，再取肉去核。

山楂（北山楂），为了增强果肉的疗效，多将核除去。切成饮片后干燥，筛去饮片中脱落的瓢核。

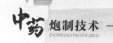

南山楂以个入药，多不去核用于临床。

山茱萸，果核分量较重，无治疗作用，且古人认为核能滑精，故须除去。今有山茱萸去核未净而引起不良反应的报道，婴儿或老人服后病情加重，出现阴虚欲脱之危象，故认为"滑精"是指"精气滑脱"之意。目前市售山茱萸肉中夹杂大量果核，多在15%~85%。山茱萸中含有熊果酸，有降低血清转氨酶的作用，并有镇静、降温、抗菌、消炎作用，是山茱萸的主要成分之一。果核中的熊果酸含量约为果肉的1/6，因此，山茱萸不去核必然会影响药物的质量。本品多在产地去核，如仍有未去核者，可洗净润软或蒸后将核剥去，晒干。

七、去瓤

有些果实类药物，须去瓤用于临床。《本草蒙筌》中有"剜去瓤免胀"的记述，《修事指南》载"去瓤者免胀"。如枳壳，通常用果肉而不用瓤，瓤无治疗作用。据研究，枳壳瓤中不含挥发油等成分，故枳壳瓤作为非药用部分除去是有一定道理的。其方法是，原药用小刀挖去瓤，洗净泥砂，捞起，润过夜，用铁锚压扁，再上木架压3~5天，压扁后，使对合成扁半圆形，切成0.2cm的凤眼片，晒干。

八、去枝梗

去枝梗是指除去某些果实、花、叶类药物非药用部位的枝梗，以使其纯净，用量准确，如五味子、花椒、连翘、夏枯草、辛夷、密蒙花、桑叶、侧柏叶、钩藤、桑寄生、桑螵蛸等。一般采用挑选、切除等方法去除枝梗。

九、去头尾足翅

部分动物类或昆虫类药物，有些需要去头尾或足翅，其目的是除去有毒部分或非药用部分。汉代《金匮玉函经》指出："虻虫熬去翅足。"晋代《肘后方》在斑蝥项下有"去足翅炙"的记载。宋代《证类本草》谓"蛤蚧合药去头足，洗去鳞鬣内不净"，"毒在眼……"。《本草衍义》在蕲蛇项下有"用之去头尾"的记述。在中药的加工处理中，对一些动物、昆虫药的头尾足翅，均须除去，如乌梢蛇、金钱白花蛇、蕲蛇等均去头尾；斑蝥、红娘子、青娘子均去头足翅；蛤蚧须除去鳞片头爪；蜈蚣须除去头足。

十、去残肉

某些动物类药物，均须除去残肉筋膜，纯洁药材。如龟甲、鳖甲、豹骨、猫骨等。

另外，有些动物类药材需要去毛丝、角塞和皮膜，如僵蚕、穿山甲、象皮、羚羊角、熊胆、紫河车、麝香等。

目标检测

一、单项选择题

1.龙胆、白薇、丹参等药物炮制时，一般可采用以下哪一种净选加工的方法（　　）。

A.去残根　　　　　　　　　　　　B.去皮壳

C.撞去毛　　　　　　　　　　　　D.去芦头

E.去残茎

2.骨碎补、狗脊、马钱子等药材可采用（　　　）。

A.刮去毛 　　　　　　　　　　　　　B.刷去毛

C.烫去毛 　　　　　　　　　　　　　D.挖去毛

E.撞去毛

3.下列哪一组药物一般多在产地趁鲜去皮（　　　）。

A.厚朴、杜仲、肉桂 　　　　　　　　B.枳实、草果、使君子

C.杏仁、桃仁、白扁豆 　　　　　　　D.知母、桔梗、明党参

E.生姜、远志、牡丹皮

4.净选时需要去心的药物是（　　　）。

A.人参、桔梗 　　　　　　　　　　　B.厚朴、五加皮

C.黄柏、远志 　　　　　　　　　　　D.莲子、连翘

E.巴戟天、地骨皮

5.净选时需要去栓皮的药物是（　　　）。

A.肉桂、明党参 　　　　　　　　　　B.黄柏、知母

C.厚朴、桔梗 　　　　　　　　　　　D.杜仲、肉桂

E.北沙参、牡丹皮

6.茎与根作用不同，需分开分别药用的是（　　　）。

A.麻黄茎与根 　　　　　　　　　　　B.党参茎与根

C.桔梗茎与根 　　　　　　　　　　　D.草乌茎与块根

E.川牛膝茎与根

二、多项选择题

1.可以采用碾碎或捣碎的药物，大致有（　　　）。

A.矿物类 　　　　　　　　　　　　　B.树皮类

C.甲壳类 　　　　　　　　　　　　　D.果实种子类

E.根和根茎类

2.用"刷去毛"的方法去毛的药物是（　　　）。

A.狗脊 　　　　　　　　　　　　　　B.枇杷叶

C.鹿茸 　　　　　　　　　　　　　　D.骨碎补

E.石韦

3.有的药物须去"心"，原因包括（　　　）。

A.心属非药用部位 　　　　　　　　　B.心有致心烦的副作用

C.心和肉的作用不同 　　　　　　　　D.心有致吐的副作用

E.心有致咳的副作用

三、问答题

1.去皮壳的药物主要有哪几类？请举例说明。

2.枳壳是否应除去瓤核，为什么？

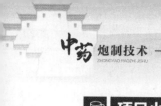

项目小结

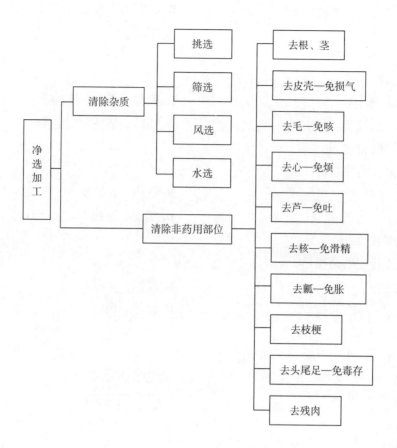

项目五 饮片切制

学习目标

知识要求：

1. 掌握药材切制前的软化方法；常见 8 种饮片类型及规格；手工切制方法；机械切制设备的原理或标准操作规程；饮片的干燥方法；饮片切制过程的质量标准。

2. 熟悉饮片切制的目的；影响饮片质量的因素。

3. 了解饮片包装要点。

技能要求：

能根据药物的性质选择适宜的软化方法；会运用切制工具进行饮片的切制操作；会使用洗药机、切药机和干燥机。

饮片切制是中药炮制的工序之一。将净选后的药物进行软化，切成一定规格的片、丝、块、段等的炮制工艺，称为饮片切制。

凡是直接供中医临床调配处方用的所有中药，统称为饮片。

饮片切制历史悠久，它是由"咬咀"发展而来的。早在汉以前的《五十二病方》中，就载有"细切"、"削"、"剉"等早期饮片切制用语。历经汉、唐发展到南宋时期制药事业日臻完善，如南宋末年的周密在《武林旧事》中曾记载，杭州已有制售"熟药圆散，生药饮片"的作坊了。但直到清代吴仪洛在《本草从新》一书中的柴胡项下，才明确提出"药肆中俱切为饮片"。从此，更多的医药书籍中均有引用，并沿用至今。

传统上切制饮片是用手工方式，目前大都用机器切制，并出现了具有一定机械化、自动化程度的中药饮片厂。饮片切制的科研工作已经开展起来，在操作工艺和质量控制等方面都取得了一定进展。

饮片切制的目的：

1. 便于有效成分煎出　饮片切制的厚薄直接影响临床疗效，一般按药材的质地不同采取"质坚宜薄"、"质松宜厚"的切制原则，以利于煎出药物的有效成分。

2. 提高煎药质量　饮片与溶媒的接触面增大，提高了药效的煎出率，并可避免药材细粉在煎煮过程中糊化、粘锅等现象，显示出饮片"细而不粉"的特色。

3. 利于炮制　药材切制成饮片后，便于在炮炙时控制火候，使药物受热均匀，还有利于各种辅料的均匀接触和吸收，提高炮炙效果。

4. 利于调配和贮存药材　切成饮片后，体积适中，洁净度提高，含水量下降，既方便配方，又减少了霉变、虫蛀等因素的影响，利于贮存。

5. 便于鉴别　对性状相似的药材，防止混淆。

6. 利于制剂　在制备液体剂型时，药材切制后能增加浸出效果。制备固体剂型时，由于切制品便于粉碎，从而使处方中的药物比例相对稳定。

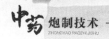

任务一　切制前的水处理

任务引入

干燥的药材切成饮片前必须经水处理，目的是使药材吸收一定量的水分，使质地由硬变软，便于切制。根据《中国药典》（2020年版）四部"炮制通则"要求，按照药材的性质和切制要求，对药材进行软化处理，以满足切制成饮片的需求。操作中应注意药材的质地、切制的不同要求，采用不同的水量、温度和时间。

凡以水处理的药材，须先经过净制程序，洗净泥沙，再根据药材的质地、种类和季节等情况，灵活选用水处理方法，并要严格控制水量、温度和时间，采取适当的方法使其软化适中。

水处理的目的：①洁净药物，除去泥砂杂质；②调整或缓和药性，降低毒性；③软化药材，便于切制饮片。

一、常用水处理方法

常用的水处理方法，有淋法、洗法、泡法、漂法、润法等。

（一）淋法（喷淋法）

淋法即用清水喷淋或浇淋药材。操作时，将药材整齐堆放，用清水均匀喷淋，喷淋的次数根据药材质地而异，一般为2~3次，均须稍润，以适合切制。本法多适应于气味芳香、质地疏松的全草类、叶类、果皮类和有效成分易随水流失的药材，如薄荷、荆芥、佩兰、香薷、枇杷叶、陈皮、甘草等。淋法处理时应注意防止返热烂叶，每次软化药材量以当日切完为度，切后应及时干燥。若用淋法处理后仍不能软化的部分，可选用其他方法再进行处理。

近年来，有些药材已在产地加工，如藿香、益母草、青蒿等，均采用趁鲜切制。

（二）淘洗法

淘洗法是用清水洗涤或快速洗涤药物的方法。操作时，将药材投入清水中，经淘洗后，或快速洗涤后及时取出，稍润，即可切制。由于药材与水接触时间短，故又称"抢水洗"。适用于质地松软，水分易渗入及有效成分易溶于水的药材，如五加皮、瓜蒌皮、白鲜皮、合欢皮、南沙参、石斛、瞿麦、陈皮、防风、龙胆等。大多数药材洗一次即可，但有些药材附着多量泥砂或其他杂质，则须用水洗数遍，以洁净为度，每次用水量不宜太多，如蒲公英、紫菀、地丁等。

淘洗法要在保证药材洁净和易于切制的前提下，尽量采取"抢水洗"，操作力求迅速，缩短药材与水接触的时间，防止药材"伤水"和有效成分的流失。目前，大生产中多采用洗药机洗涤药材。

洗药机工作原理：将待洗药物从滚筒口送入后，启动机器，打开开关放水。在滚筒转动时，喷水不断冲洗药物，冲洗水再经水泵打起做第二次冲洗。洗净后，打开滚筒尾部放出药物，停车。

此种洗药机的特点是：①利用导轮的作用，噪声及振动很小；②应用水泵作用，使水反复冲洗，可以节约用水。

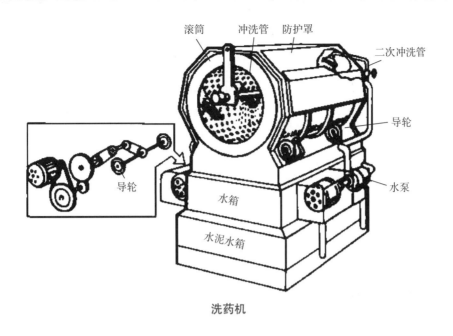

洗药机

（三）泡法

泡法是将药材用清水泡一定时间，使其吸入适量水分的方法。操作时，先将药材洗净，再注入清水至淹没药材，放置一定时间，视药材的质地、大小和季节、水温等灵活掌握，中间不换水，一般浸泡至一定程度，捞起，润软，再切制。适用于质地坚硬，水分较难渗入的药材，如萆薢、天花粉、木香、乌药、土茯苓、泽泻、姜黄、三棱等。泡法操作时受药材体积、质地、季节等因素的影响。一般体积粗大、质地坚实者，泡的时间宜长些；体积细小，质轻者，泡的时间宜短些。有些质轻遇水漂浮的药材，如枳壳、青皮，在浸泡时要压一重物，使其泡入水中。

春、冬季节气温较低，浸泡的时间宜长些；夏、秋季节气温较高，浸泡的时间宜短些，总之，药材在浸泡过程中，注意泡的时间不宜过长，防止药材"伤水"和有效成分的流失而降低药效。本着"少泡多润"的原则，使之软硬适度便于切制为准，保证药物的质量。

动物类药物采取不换水法进行，即将药材置缸内，放水淹过药面，加盖泡之，由于微生物繁殖，造成筋膜腐烂，以除去附着的筋、肉、膜、皮等，而留下需要的骨质，再洗净，干燥。如龟甲、鳖甲、鹿角等。

（四）漂法

漂法是将药材用多量水多次漂洗的方法。操作时，将药材放入大量的清水中，每日换水 2~3 次。漂去有毒成分、盐分及腥臭异味。古代常用长流水漂。本法适用于毒性药材、用盐腌制过的药物及具腥臭异常气味的药材，如川乌、草乌、天南星、半夏、附子、肉苁蓉、昆布、海藻、紫河车、五谷虫、人中白等。

漂的时间，可根据药材的质地、季节、水温而灵活掌握。

漂的标准：有毒的药物，取药材切开，放于舌上，以半分钟以内不刺舌为准；有盐分的药物，以药物无咸味为准；有腥臭味的药物，如紫河车，以漂去瘀血为度，五谷虫、人中白以漂去臭味为度。漂后切制，干燥即得。

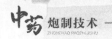

（五）润法

润法是把泡、洗、淋过的药材用适当的容器盛装，或堆积于润药台上，以湿物遮盖，或继续喷洒适量的清水，保持湿润状态，使药材外部的水分徐徐渗透到药物的组织内部，达到内外湿度一致，利于切制。

润的方法有浸润、伏润、露润等法。

1. 浸润　以定量水或其他溶液浸润药材，经常翻动，使水分缓缓渗入内部，以"水尽药透"为准，如酒浸黄连、木香；水浸郁金、枳壳、枳实等。

2. 伏润（闷润）　经过水洗、泡或以其他辅料处理的药材，用缸（坛）等在基本密闭条件下闷润，使药材内外软硬一致，利于切制，如郁金、川芎、白术、白芍、山药、三棱、槟榔等。

3. 露润（吸湿回润）　将药材摊放于湿润而垫有篾席的土地上，使其自然吸潮回润，如当归、玄参、牛膝等。

润药操作过程中应注意的事项：

（1）润法时间长短应视药物质地而定，如质地坚硬的需浸润3~4天或10天以上；质地较软的1~2天即可。但润药的时间又因季节气温高低而异，如夏、秋宜短，冬、春宜长。

（2）有些药物，如大黄、何首乌、泽泻、槟榔等质地特别坚硬，不易一次润透，需反复闷润才能软化。方法是，第一次闷润后，摊开晾晒至表面略干，然后再堆积起来遮盖闷润，如此反复操作至软化为度。晾晒时，如药物表面过干，可适当喷洒清水，再堆积闷润。

（3）夏季润药，由于环境温度高，要防止药物霉变，对含淀粉多的药物应特别注意，如山药、天花粉等，很容易出现发黏、变红、变味现象。对这些药物进行闷润时应勤加检查，防止发生霉变。如出现发黏情况，应立即以清水快速洗涤，然后摊开晾晒，再适当闷润，应避免变红、变味的现象出现。

润药得当，既保证质量，又可减少有效成分损耗，有"七分润工，三分切工"之说法。润药是关键。

润法的优点，一是有效成分损失少，二是饮片颜色鲜艳，三是使水分均匀，饮片平坦整齐，很少有炸心、翘片、掉边、碎片等现象。

有些药材不适宜用上述方法软化处理，需要采取蒸、煮等法使之软化。如木瓜用蒸法蒸透后趁热切片，呈棕红色，既可保证质量，又便于切片。鹿茸先刮去茸毛，加酒稍闷，置高压锅脐上喷气趁热切片，边蒸边切，这样利于切制和保证质量。黄芩要清蒸后趁热切片，使其断面呈鲜黄色，若用冷水浸润后切片，断面变绿色，这样发生了质变，从而降低了疗效。还有一些药材，如川乌、盐附子、天南星、熟地等，均采用酒蒸或加辅料煮后进行切片。

二、药材软化程度的检查方法

药材在水处理过程中，要检查其软化程度是否符合切制要求，习惯称"看水性"、"看水头"。现将常用检查法简介如下：

1. 弯曲法　长条状药材软化至握于手中，大拇指向外推，其余四指向内缩，药材略弯曲，而不易折断，即为合格，如白芍、山药、木通、木香等。

2. 指掐法　团块状药材软化至手指甲能掐入表面为宜，如白术、白芷、天花粉、泽泻等。

3. 穿刺法　粗大块状药材软化至以铁钎能刺穿而无硬心感为宜，如大黄、虎杖等。

4. 手捏法　不规则的根与根茎类的药材软化至用手捏粗的一端，感觉其较柔软为宜，如当归、独活等。部分块根、果实、菌类药材，如延胡索、枳实、雷丸等，润至手握无吱吱响声或无坚硬感时为宜。

为了缩短切制工艺生产周期，提高饮片质量，国内有关单位采用了"真空加温润药法"和"减压冷浸法"，收到较好的效果。

（1）真空加温润药法

装置：用四只（或三只）大铁筒（每只可装药材150~200kg）作真空筒，安装成"田"字形（或"品"字形），中有一根转轴。通过动力转动，几支圆柱形筒可交替使用。

操作方法：药物经洗药机洗净后，自动投入圆柱形筒内，待水沥干后，密封上下两端筒盖，然后打开真空泵，使筒内真空度上升到83.7kPa（即不到一个大气压），约4分钟后，开始放入蒸汽，这时筒内真空度逐步下降，温度逐步上升到规定的范围（可自行调节），此时真空泵自动关闭，保温15~20分钟后，关闭蒸气（时间可根据药物性能调整），然后由输送带将药物运到切药机上切片，每筒药物15分钟即可切完。

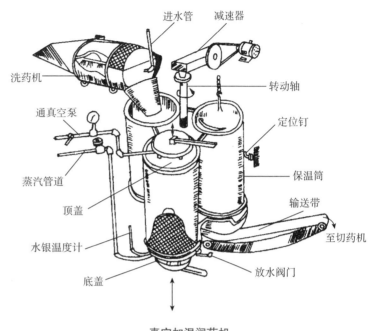

真空加温润药机

（2）减压冷浸法

减压冷浸法的原理是利用减压抽真空的方法，抽出药材组织间隙的气体，使之接近真空，维持原真空度不变，将水注入罐内至浸没药材，再恢复常压，使水迅速进入药材组织内部，达到与传统浸润方法相似的吃水量，将药材润至可切，以此提高软化效率。

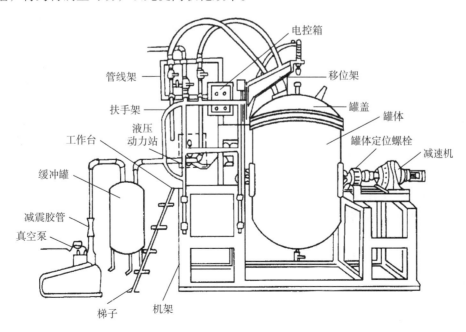

减压冷浸机

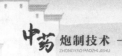

一、单项选择题

1. "抢水洗"是指（　　　）。

A. 用清水喷淋或浇淋药材 　　　　　　　　B. 用清水浸泡药材一段时间

C. 用多量的水，多次漂洗药材 　　　　　　D. 用清水洗涤或快速洗涤药材

E. 将上述四种方法处理过的药材堆闷在一起，再用水喷洒。

2. 大黄、何首乌、泽泻等药材质地特别坚硬，一般需要采用以下哪一种方法软化（　　　）。

A. 长时间闷润 　　　　　　　　　　　　　B. 反复闷润

C. 吸湿闷润 　　　　　　　　　　　　　　D. 蒸煮

E. 泡洗

3. 延胡索、枳实、雷丸等药材，检查软化程度可用（　　　）。

A. 弯曲法 　　　　　　　　　　　　　　　B. 指掐法

C. 穿刺法 　　　　　　　　　　　　　　　D. 手捏法

E. 以上方法均可用

4. 质地疏松的全草类药材软化常用的方法是（　　　）。

A. 淋法 　　　　　　　　　　　　　　　　B. 洗法

C. 泡法 　　　　　　　　　　　　　　　　D. 漂法

E. 润法

5. 冷浸软化中，最佳的软化方法应该是（　　　）。

A. 淋法 　　　　　　　　　　　　　　　　B. 洗法

C. 漂法 　　　　　　　　　　　　　　　　D. 泡法

E. 润法

6. 可以用指掐法检查软化度的药物是（　　　）。

A. 白芍、山药 　　　　　　　　　　　　　B. 泽泻、天花粉

C. 雷丸、延胡索 　　　　　　　　　　　　D. 大黄、虎杖

E. 枇杷叶、川芎

7. 药材未完全软化，"水性"不及或刀具不锋利可影响饮片的质量，会出现哪一种情况（　　　）。

A. 发霉 　　　　　　　　　　　　　　　　B. 变色和走味

C. 皱纹片 　　　　　　　　　　　　　　　D. 掉皮

E. 翘片

二、多项选择题

1. 饮片切制的目的主要有（　　　）。

A. 便于有效成分煎出，提高煎药质量 　　　B. 有利于进一步进行炮炙

C. 利于调配和贮存 　　　　　　　　　　　D. 便于对药材进行鉴别

E. 利于进一步进行制剂

2. 润法操作过程中应该注意（　　　）。

A. 润药的时间视药物的质地、气温的高低而定　　B. 特别坚硬的药材需反复闷润

C. 不用润法软化的药物可采用蒸、煮法软化　　　D. 对含淀粉多的药材闷润时勤检查，以防霉变

E. 润后发粘、变红、变味，可摊开晒晾，以清水快速洗涤

3. 水处理的漂法，对不同类型的药材的漂制标准有（　　　）。

A. 有毒的药物，浸漂至不麻舌为度

B. 有盐分的药物，浸漂至无咸分为度

C. 腥臭味的药物以漂去臭味、瘀血为度

D. 有颜色的药物以漂至无色为度

E. 果实、种子类药物以漂去果壳、种皮为度

三、问答题

1. 试述"少泡多润"的操作方法和意义。

2. 药材软化程度的检查方法主要有哪几种？

任务二　饮片类型及切制方法

任务引入

按照《中国药典》（2020年版）四部"炮制通则"规定，根据药材的特性，设计合理的切制工艺，对药材进行相应切制，以满足临床用药需求。操作中应注意药材的质地、形状、软硬程度等，切制成不同的片型及采用不同的切制方法。

一、饮片类型及选择原则

（一）常见的饮片类型及规格

饮片的形态，取决于药材的特点、质地、形态和各种不同的需要，如炮制、鉴别、用药要求的不同等。由于全国各地区用药习惯有所不同，各地饮片差异较大。药材的自然状况，对于决定饮片类型具有重要意义，因为它直接关系到饮片切制的操作和临床疗效，而机器切片多为横片、段、丝等。现以《中华人民共和国药典》和各省市炮制规范指出的饮片类型为准，将常见的饮片类型分述如下：

1. 极薄片　厚度为0.5mm以下，对于木质类及动物骨、角质类药材，根据需要，入药时可分别制成极薄片。如羚羊角、鹿角、松节、苏木、降香等。

2. 薄片　厚度为1~2mm，适宜质地致密坚实、切薄片不易破碎的药材。如白芍、乌药、槟榔、当归、木通、天麻、三棱等。

3. 厚片　厚度为2~4mm，适宜质地松泡、黏性大、切薄片易破碎的药材，如茯苓、山药、天花粉、泽泻、丹参、升麻、南沙参等。

4. 斜片　厚度为2~4mm，适宜长条形且纤维性强的药材。倾斜度小的称瓜子片（如桂枝、桑枝），倾斜度稍大而体粗者称马蹄片（如大黄），倾斜度更大而药材较细者称柳叶片（如甘草、黄芪、川牛膝、银柴胡、漏芦、苏梗、鸡血藤、木香等）。

5. 直片（顺片）　厚度为2~4mm，适宜形状肥大、组织致密、色泽鲜艳和需突出其鉴别特征的药材。如大黄、天花粉、白术、附子、何首乌、防己、升麻等。

6. *丝*（包括细丝和宽丝）　细丝2~3mm，宽丝5~10mm。适宜皮类、叶类和较薄果皮类药材。如黄柏、厚朴、桑白皮、秦皮、合欢皮、陈皮等均切细丝；荷叶、枇杷叶、淫羊藿、冬瓜皮、瓜蒌皮等均切宽丝。

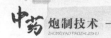
7.段（咀、节） 长为 10~15mm，长段称"节"，短段称"咀"。适宜全草类和形态细长、内含成分易于煎出的药材。如薄荷、荆芥、香薷、益母草、党参、青蒿、佩兰、瞿麦、怀牛膝、北沙参、白茅根、藿香、木贼、石斛、芦根、麻黄、忍冬藤、谷精草、大蓟、小蓟等。

8.块 体积为 8~12mm³ 的立方块。有些药材煎熬时易糊化，需切成不等的块状，如阿胶丁等。

（二）饮片类型的选择原则

1.质地致密、坚实者，宜切薄片。如乌药、槟榔、当归、白芍、木通等。

2.质地松泡、粉性大者，宜切厚片。如山药、天花粉、茯苓、甘草、黄芪、南沙参等。

3.为了突出鉴别特征，或为了饮片外形的美观，或为了方便切制操作，视不同情况，选择直片、斜片等。如大黄、何首乌、山药、黄芪、桂枝、桑枝等。

4.为了对药材进行炮炙（如酒蒸），切制时可选择一定规格的块或片。如大黄、何首乌等。

5.凡药材形态细长，内含成分有易煎出的，可切制一定长度的段。如木贼、荆芥、薄荷、麻黄、益母草等。

6.皮类药材和宽大的叶类药材，可切制成一定宽度的丝。如陈皮、黄柏、荷叶、枇杷叶等。

二、饮片的切制方法

在不影响药效，便于调配、制剂的前提下，饮片切制基本采用机械化生产，并逐步向联动化生产过渡。目前，由于机器切制还不能满足所有饮片类型的切制要求，故在某些环节中仍在使用手工切制。

（一）机器切制

目前，全国各地生产的切药机种类较多，功率不等，基本特点是生产能力大、速度快、节约时间、减轻劳动强度、提高生产效率。但目前看来，更新、改进现有的切药机器，使之能生产多种饮片类型是机器切制亟待解决的问题。

操作时，将软化好的药材整齐地置输送带上或药斗中，压紧，随着机器的转动，药材被送至刀口，运动的刀片将其切制成一定规格的饮片。

现将两种主要的切药机简介如下：

1.剁刀式切药机

这种切药机结构简单，适应性强，功率高。一般根、根茎、全草类药材均可切制。操作时，将被切药材堆放于机器台面上，启动机器，药材经输送带（带为无声链条组成）进入刀床切片。片的厚薄由偏心调节部进行调节。一般不适宜颗粒状药材的切制。

2.旋转式切药机

这种机器分为动力、推进、切片、调节四部分。其特点是，可以进行颗粒类药物的切制。操作时，将待切制的颗粒状药物（如半夏、槟榔、延胡索等）装入固定器内，铺平，压紧，以保持推进速度一致、切片均匀。装置完毕，启动机器切片。全草类药物则不宜切制。

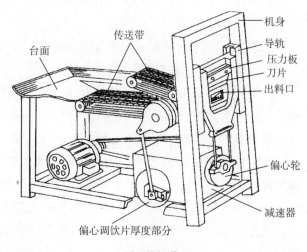

剁刀式切药机

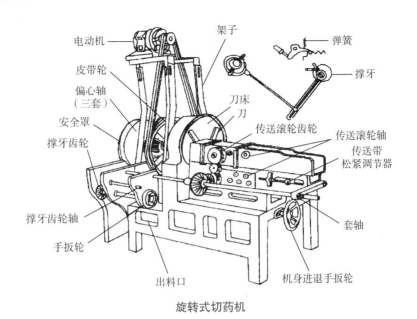

电动机　架子　弹簧
皮带轮　撑牙
偏心轴（三套）　刀床刀
安全罩　传送滚轮齿轮　传送滚轮轴
撑牙齿轮　传送带松紧调节器
撑牙齿轮轴　套轴
手扳轮
出料口　机身进退手扳轮

旋转式切药机

3. 多功能切药机

这种切药机主要适用于根茎、块状及果实类药材，可切圆片、直片，以及多种规格的斜形饮片。

结构特点：①体积小、重量轻、效率高、噪声低，操作维修方便；②药物切制过程无机械输送；③根据药物形状、直径选择不同的进药口，以保证饮片质量。

使用与调整：

（1）使用前应检查刀片是否锁紧，转动刀盘是否有受堵现象。

（2）刀片修磨时后角应在 23°~25° 之间。

（3）刀片与挡板的距离可根据不同的饮片规格要求进行调整，一般为 3~6mm；刀片锁紧后，应把镶块与刀片抵紧，以免刀片受力时后退。

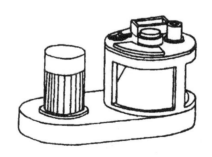

多功能切药机

（二）手工切制

手工切制使用的切药刀，全国各地不甚相同，但切制方法相似。

操作时，将软化好的药物整理成把（称"把活"）或单个（称"个活"）置于刀床上，用手或一特别的压板向刀口推进，然后按下刀片，即切成饮片。饮片的厚薄长短，以推进距离控制。有些"个活"，如槟榔，可用"蟹爪钳"加紧向前推进。

刀磨得好坏直接影响饮片的质量。磨刀应注意以下几点：磨刀姿势斜向站，铡刀只磨右面铁，贴石磨板斜磨口，片刀平板背落空，远近左右力不同，出口剔角用力功，粗石薄口釉起锋，起锋后去翻口

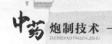

铁。这样磨出的刀切制饮片既省力省时，又可提高饮片质量，增加其疗效。

手工切制生产量小、劳动强度大，但切出的饮片平整、平滑，类型和规格齐全，外形美观，弥补了机器切制的不足。

手工切药刀简介如下：

1. 切药刀（铡刀）　主要由刀片、刀床（刀桥）、装药斗、控药棍等部件组成。操作时，人坐在刀凳上，左手握住药材向刀口推送，同时右手拿刀柄向下按压，即可切出饮片。但手工切制只宜少量生产。

2. 片刀（类似菜刀）　多用于切厚片、直片、斜片等，如浙贝母、白术、甘草、黄芪、苍术等。

（三）其他切制

对于木质及动物骨、角类药物，用上述工具切制较难，应根据不同情况选择适宜工具，以利于操作。

1. 镑　镑片所用的工具是镑刀。镑刀是在木质的柄上，平行镶嵌很多锋利的刀片，操作时，将软化的药材用钳子夹住，另一只手持镑刀一端。来回镑成极薄的饮片。此法适用于切制动物角类药物，如羚羊角、水牛角等。近年来，一些地区已使用镑片机，该机的装药盒上加压力轮，将药物向下挤压，利用镑刀往返运动，将药物镑成极薄片。无论用手工镑片还是机器镑片，均需将药物用水处理后再进行操作。

2. 刨　木质类药材，如檀香、松节、苏木等，适用于本法切制。操作时，将药材固定，用刨刀刨成薄片即可。若利用机械刨刀，药材则需预先进行水处理。

3. 锉　有些药材，习惯上用其粉末。但由于用量小，一般不事先准备，而是随处方加工，如水牛角、羚羊角等。调配时，用钢锉将其锉为末，或再加工继续研细即可。

4. 劈　本法是利用斧类工具将动物骨骼类或木质类药材劈成块或厚片。如降香、松节等。

🧪 目标检测

一、单项选择题

1. 厚片与斜片的切制厚度，一般是（　　）。

A. 两者均为 2~4mm

B. 厚片较斜片厚 1mm

C. 斜片较厚片厚 1mm

D. 厚片较斜片薄 2mm

E. 斜片较厚片薄 2mm

2. 可以进行颗粒类药材如半夏、槟榔等切制的机械，称为（　　）。

A. 剁刀式切药机

B. 旋转式切药机

C. 多功能切药机

D. 滚动式切药机

E. 递进式切药机

3. 质地松泡、粉性大的药材如山药、天花粉、茯苓等一般宜切成（　　）。

A. 斜片

B. 直片

C. 段

D. 厚片

E. 宽丝

4. 干燥后的饮片含水量，一般应控制在（　　）。

A. 5%~8%

B. 10%~15%

C. 8%~12%

D. 5%~15%

E. 15%~20%

5. 党参、怀牛膝、北沙参等药材宜切成（　　　）。

A. 短段　　　　　　　　　　　　　B. 细丝

C. 厚片　　　　　　　　　　　　　D. 薄片

E. 长段

6. 质地致密、坚实的药材，切制时宜切成（　　　）。

A. 薄片　　　　　　　　　　　　　B. 厚片

C. 宽丝　　　　　　　　　　　　　D. 极薄片

E. 块

7. 皮类药材及宽大的叶类药材，切制时宜切成（　　　）。

A. 薄片　　　　　　　　　　　　　B. 厚片

C. 丝　　　　　　　　　　　　　　D. 段

E. 块

8. 动物角质类药材切制时宜用（　　　）。

A. 片刀　　　　　　　　　　　　　B. 铡刀

C. 镑刀　　　　　　　　　　　　　D. 刨刀

E. 斧子

二、多项选择题

1. 常用加热法软化的药材是（　　　）。

A. 黄芩　　　　　　　　　　　　　B. 红参

C. 木瓜　　　　　　　　　　　　　D. 天麻

E. 阿胶

2. 黄芩的软化方法宜用（　　　）。

A. 淋法　　　　　　　　　　　　　B. 洗法

C. 泡法　　　　　　　　　　　　　D. 蒸法

E. 煮法

3. 可切制成直片的药材是（　　　）。

A. 白术　　　　　　　　　　　　　B. 附子

C. 川芎　　　　　　　　　　　　　D. 大黄

E. 川牛膝

三、问答题

1. 饮片类型的选择原则是什么？

2. 简述剁刀式切药机的工作原理。

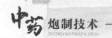
任务三　饮片的干燥

任务引入

药物切成饮片后，为保存药效，便于贮存，必须及时干燥，否则影响质量。按照《中国药典》（2020年版）四部"炮制通则"规定，根据药材的特性，设计合理的干燥工艺，将药材进行相应干燥，以满足符合中药饮片的质量要求。操作中应注意药材的特性，采用不同的温度、时间以及干燥设备。

一、自然干燥

自然干燥是指把切制好的饮片置日光下晒干或置阴凉通风处阴干。《神农本草经》序录中就有"阴干曝干，采造时月生熟，土地所出真伪新陈，并有各法"。晒干法和阴干法都不需要特殊设备，如水泥地面、药匾、席子、竹晒垫等均可应用，具有经济方便、成本低的优点。但本法占地面积较大，易受气候的影响，饮片亦不太卫生。一般饮片均用晒干法。对于气味芳香、含挥发性成分较多、色泽鲜艳和受日光照射易变色、走油等类药物，不宜曝晒，通常采用阴干法。一般药物的饮片干燥要求保持形、色、气、味俱全，充分发挥其疗效。现将不同性质的药物及干燥方法，归纳为5个类型分述如下：

1. 黏性类　黏性类药物如天冬、玉竹等含有黏性糖质的药材，潮片容易发黏，如用小火烘焙，原汁不断外渗，会降低质量，故宜用明火烘焙，促使外皮迅速硬结，使内部原汁不向外渗。烘焙时颜色会随着时间演变，过久过干会使颜色变枯黄，原汁走失，影响质量，故一般烘焙至九成即可。掌握干燥的程度，只需以手摸之感觉烫不粘手为度。上烘焙笼前摊晒防霉，旺火操作要注意勤翻，防止焦枯，如有烈日可晒至九成干即可。

2. 芳香类　芳香类药物如荆芥、薄荷、香薷、木香等，保持香味极为重要，因为香味与质量有密切的关系，香味浓就是质量好。为了不使香味走散，切后宜薄摊于阴凉通风干燥处。如太阳光不太强烈也可晒干，但不宜烈日曝晒，否则温度过高会挥发香气，颜色也随之变黑。如遇阴雨连绵天气，药材快要发霉，也只能用微火烘焙，绝不能用猛火高温干燥，导致香散色变，降低药物的效能。

3. 粉质类　粉质类就是含有淀粉质较多的药物，如山药、浙贝母等。这些药材潮片极易发滑、发黏、发霉、发馊、发臭而变质，必须随切随晒，薄摊晒干。由于其质甚脆，容易破碎，潮片更甚，故在日晒操作中要轻翻防碎。如天气不好，要用微火烘焙，保持切片不受损失，但火力不宜过大，以免烘至药物外色焦黄。

4. 油质类　油质类药材如当归、怀牛膝、川芎等，这类药物极易起油，如烘焙油脂就会溢出表面，色也随之变黄，火力过旺，更会失油后干枯影响质量，故宜日晒。如遇阴雨不能日晒，也只能用微火烘焙，但要以防焦黑。

5. 色泽类　色泽类药材如桔梗、浙贝母、泽泻、黄芪等，这类药材的色泽很重要，含水量不宜过多，否则不易干燥。白色类的桔梗、浙贝母宜用日晒，越晒越白。黄色类的泽泻、黄芪，如日晒则会毁色，故宜用小火烘焙，且可保持黄色，增加香味，但不能用旺火，以防焦黄。

二、人工干燥

人工干燥是指利用一定的干燥设备对饮片进行干燥。本法的优点是不受气候影响，比自然干燥卫生，并能缩短干燥时间。近年来，全国各地在生产实践中，设计并制造出各种干燥设备，如直火热风式、蒸气式、电热式、远红外线式、微波式，使干燥能力和效果均有了较大的提高，这些干燥设备适宜大量生产，正在推广使用和不断完善。

人工干燥的温度应根据药物性质而灵活掌握。一般药物以不超过80℃为宜，含挥发性芳香成分的药材以不超过60℃为宜。干燥后的饮片需放凉后再贮存，否则余热能使饮片回潮，易于发生霉变。干燥后的饮片含水量应控制在7%~13%为宜。

1. 翻板式干燥机

工作原理：将切制好的饮片经上料输送带送入干燥室内。室内为若干翻板构成的帘式输送带，共四层，由链轮传动。药物平铺于翻板上，自前端传至末端，即翻于下层，呈四次往复传动。干燥饮片沿出料口经振动输送带进入立式送料器，上输入出料漏斗，下承袋装药。

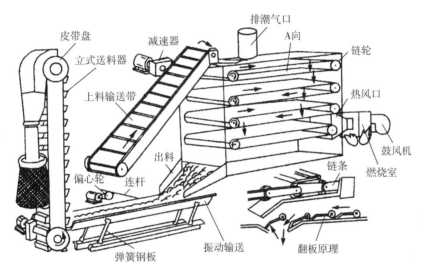

翻板式干燥机

2. 热风式干燥机

工作原理：燃烧室内以煤作热源，热风从热风管输入室内。由于鼓风机作用，使热风对流，达到温度均匀。余热从热风管出口排出。

操作时，待干燥药物以筛、匾盛装，分层置于铁架中，由轨道送入。饮片干燥后，停止鼓风，敞开铁门，将铁架拉出，收集干燥饮片。温度一般在80~120℃，干燥饮片控制在80℃左右，并视药物质地和性质而定。此种干燥设备结构简单，易于安置，适合大量生产。

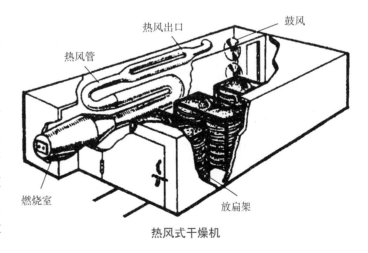

热风式干燥机

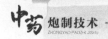

3. 远红外线辐射干燥技术

远红外线辐射干燥技术是20世纪70年代发展起来的一项先进技术。其干燥原理是：电能转变为远红外线辐射能，被干燥物体的分子吸收后产生共振，引起分子、原子的振动和转动，导致物体变热，将大量水分变成气态而扩散，最终达到干燥无菌的目的。其特点是干燥速度快，药物质量好，具有较高的杀菌、杀虫及灭卵能力，节省能源，造价低，便于自动化生产，减轻劳动强度。近年来，远红外干燥在原药、饮片等脱水干燥及消毒中都有广泛应用。还可用于中药粉末及芳香性药物的干燥灭菌，并能较好地保留中药挥发油。

4. 微波加热干燥技术

微波加热干燥技术是20世纪60年代迅速发展起来的一项技术。微波干燥系指由微波能转变为热能使湿物料干燥的方法。其原理为：中药及炮制品中的极性水分子和脂肪能不同程度地吸收微波能量，在交流电场中，因电场时间的变化，使极性分子发生旋转振动，致使分子间互相摩擦而生热，从而达到干燥灭菌的目的。其特点是：具有速度快，时间短，加热均匀，产品质量好，热效率高等优点。微波干燥不受燃料废气污染的影响，且能杀灭微生物及霉菌，具有消毒作用，可以防止发霉和生虫。适用于中药原药材、炮制品及中成药（如水丸、浓缩丸、散剂、小颗粒等）的干燥灭菌。由于微波能深入物料的内部，干燥时间是常规热空气加热的1/100~1/10，所以中药中所含的挥发性物质及芳香性成分损失较少。微波灭菌的效果与被灭菌物的性质及含水量有密切关系，因水能强烈地吸收微波，所以含水量越多，灭菌效果越好。

5. 太阳能及热器干燥技术

太阳能是一种清洁的可再生的低密度能源，适用于低温烘干。其特点是：节约能源，减少环境污染，烘干质量好，避免尘土和昆虫传菌污染及自然干燥后药物出现的杂色和阴面发黑的现象，提高了外观质量。

目标检测

一、单项选择题

1. 一般性的饮片，干燥温度应不超过（　　　）。

A. 50℃　　　　　　　　　　　　　　　　　B. 60℃

C. 70℃　　　　　　　　　　　　　　　　　D. 80℃

E. 100℃

2. 含挥发性芳香成分的饮片，干燥温度应不超过（　　　）。

A. 40℃　　　　　　　　　　　　　　　　　B. 50℃

C. 60℃　　　　　　　　　　　　　　　　　D. 70℃

E. 80℃

3. 饮片干燥后的含水量一般为（　　　）。

A. 1%　　　　　　　　　　　　　　　　　　B. 2%

C. 5%　　　　　　　　　　　　　　　　　　D. 7%~13%

E. 不应含水

二、多项选择题

1. 药材因贮存不当而发霉，主要原因是（　　　）。

A. 药材未干燥透　　　　　　　　　　　　　B. 干燥后未放凉即贮存

C.贮存处空气湿度较大   D.药材含淀粉较多

E.药材含糖分及脂肪油的含量太高

三、问答题

1.简述干燥饮片的质量要求。

2.简述翻板式干燥机的工作原理。

任务四 饮片的包装

任务引入

　　饮片的包装系指对饮片盛放、包扎并加以必要说明的过程。按照《中国药典》（2020年版）四部"炮制通则"规定，根据药材的特性，设计合理的包装工艺，将中药饮片进行相应小剂量包装，以满足临床用药需求。操作中应注意根据饮片的特性采用不同的包装材料和包装规格。

　　中药材的产地较为复杂，各产区适用的中药材包装也不相同。目前，多数饮片厂生产出的饮片无统一的包装标准。包装材料多采用麻袋、化纤袋、蒲包、竹筐、木箱等，混乱不一，致使饮片污染严重，易沾上麻袋纤维和灰尘，含糖类和淀粉类的药材易虫蛀和霉变。由于中药饮片品种繁多，包装不善而带来的饮片混淆和发错药的现象时有发生。饮片的包装不善严重影响饮片的保管、贮存、运输和销售。

　　饮片包装的作用：①方便饮片的存取、运输、销售；②有利于饮片的经营和防止再污染；③有利于饮片的美观、清洁、卫生和定期监督检查；④有利于促进饮片生产的现代化、标准化。

　　饮片包装的具体方法如下：

　　（1）对于根、根茎类，种子、果实类，花类，动物类药材的饮片，全部用小包装加大包装的方法。小包装用无毒聚乙烯塑料透明袋，根据饮片的质地固定装量，一般分为0.5kg、1.5kg、2kg等。放入饮片检验合格证后封口，装入大包装（可用大铁盒或硬纸箱）中。在小包装里面和大包装外面都注明饮片品名、规格、数量、生产批号、厂名。必须注意的是：对于水制、火制和水火共制的饮片必须待凉透后方可包装，否则会出现结露和霉变现象。

　　（2）对于全草类和叶类药材的饮片，可用无毒聚丙烯塑料编织袋包装，固定装量为10~15kg一件。封口时同样要放入检验合格证，并在外面印上饮片的品名、数量、规格、生产批号和厂名。

　　（3）对于矿物类和外形带钩刺药材的饮片，宜用双层或多层无毒聚丙烯塑料编织袋装，以防泄漏。

　　（4）对于贵重、剧毒药材的饮片宜用小玻璃瓶、小纸盒分装到一日量或一次量的最小包装，并贴上完整的使用说明标签。

　　合理的包装可以保证饮片质量，使其达到预期的临床效果。中药饮片作为一种特殊的商品，产品包装设计也是相当重要的。好的外观包装设计既要体现产品的价值、造型的美观，又要经济、实用、方便，体现中药饮片这种商品的特殊性。

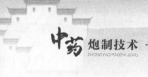

🧪 目标检测

一、单项选择题

1. 下列对中药饮片包装说法不正确的是（　　　　）。

A.饮片包装必须印有或者贴有标签　　　　B.必须注明品名、规格、产地

C.必须注明生产企业、产品批号　　　　D.必须注明生产日期、执行标准

E.必须注明药品批准文号

二、问答题

饮片包装的主要作用有哪些?

🎩 项目小结

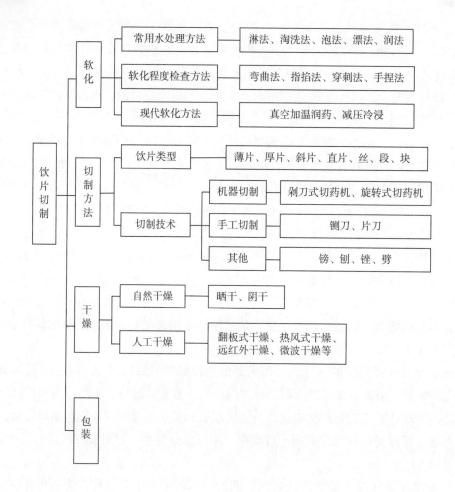

项目六　清炒法

知识要求：

1. 掌握清炒法的操作技术；机械炒药机的原理和标准操作规程；常用代表性中药的炮制方法。

2. 熟悉常用代表性中药的成品性状、炮制作用；某些药物的炮制原理。

3. 了解某些药物的炮制研究。

技能要求：

能运用不同火力完成各种清炒法操作；会使用滚筒式炒药机和平锅式炒药机；能正确判定药物炒后的成品质量。

一、炒法概述

将净选或切制后的药物置预热容器内，用不同火力连续加热，并不断搅拌或翻动至一定程度的炮制方法称为炒法。

炒法历史悠久，对不同药物提出了不同火候要求，有微炒、炒出汗、炒香、炒黄、炒熟、炒焦、炒黑之分。加辅料炒法则在宋代以后得到广泛的应用。

根据医疗要求，结合药物性质，炒法可分为清炒法和加辅料（固体辅料）炒法两大类。每类又包括数种操作方法。清炒法包括炒黄、炒焦、炒炭，加辅料炒法包括麸炒、米炒、土炒、砂炒、蛤粉炒和滑石粉炒。

炒的目的是增强药效，缓和或改变药性，降低毒性或减少刺激作用，矫臭矫味，利于贮存和制剂等。

由于各种炒法的火候要求不同，所需火力也有区别。火力，是指火的大小（强弱）或温度的高低。它是炒法中的重要因素，在操作时必须严格掌握。一般说来，炒黄多用文火（小火），炒焦多用中火（中等火力），炒炭多用武火（强火）。加辅料炒多用中火或武火。

操作时还要掌握好加热时间。加热时间及火力都与火候有密切的关系，而火候又是影响炮制品质量的要素。火候，是指药物炮制的时间和程度。可以根据药物内外特征的变化和附加的判别方法进行判断。加热时间应根据炒法的种类和药物性质而定。

目前，炒法分手工炒和机器炒两种。手工炒多将锅倾斜30°~45°置于灶上（灶面的倾斜度与锅的倾斜度相同），便于搅拌和翻动。此法设备简单，适合小量生产。操作时，根据炒法的类别及药物性质和辅料不同，掌握翻动的速度和方法，使之受热均匀，色泽一致，以达到临床用药所需的质量要求。操作程序一般可分为四个步骤。

1. 预热　先将空锅于火上加热，锅烧热或烧烫后使用。其目的是便于掌握温度，使药物迅速获得热能，缩短药物在锅内停留的时间，以提高质量和功效，防止某些种子类药物炒成"僵子"（俗称"炒哑"）。传统用手掌来判断和预试锅温，方法为：将手掌平悬于炒药锅之上，距热锅底8cm处，根据热锅底烤炙手掌皮肤的热度来推断锅温是否适中。另外，也可用少量药物试炒的方法来预试锅温：取少量药物置热锅内，根据不同药物受热后的状态，判断锅温是否适中，如麸下烟起等。

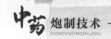

2.投药　待锅烧至所要求的温度后，即可迅速投入药物。投药的多少根据锅的大小和药材品种而定，原则是少量分锅炒，投药太多受热不易均匀。加辅料炒者，一般先处理辅料，后投入药物拌炒。

3.翻炒　投入药物后即选用适宜工具迅速搅拌或翻炒，翻炒要快要勤，使药物均匀受热。翻动要有规律，一般药物可向一边依次翻动，翻完后再向相反的方向依次翻动，如此反复操作，直至达到所需要的程度为止。容易滚动的种子类药物，可从锅底分别向两边翻动，锅两边的药物即自动滑入锅中心，使其均匀受热。翻动时，要求每次下铲都要露锅底，俗称"亮锅底"，目的是避免少量药物停留锅底而致枯焦。

4.出锅　当药物炒至所需要的程度时，立即将其取出，俗称"出锅"。出锅要迅速，避免药物"过火"，并应摊开晾凉。用辅料炒的药物，出锅后应筛去辅料，再摊开晾凉。

机器炒常用平锅式炒药机和滚筒式炒药机等，利用机器旋转翻动药物，此法适合大量生产。滚筒式炒药机有多种类型，但结构和原理大同小异，各有优缺点。

近年新研制的中药微机程控炒制机性能良好，可自动与手动操作，能保证炒制品质量均一与稳定。特别是采用烘烤与锅底"双给热"方式炒制，良好的温长更保证了饮片上下受热的均一性，并可缩短炒制时间，用于炒制批量较大的药物，更具优越性。

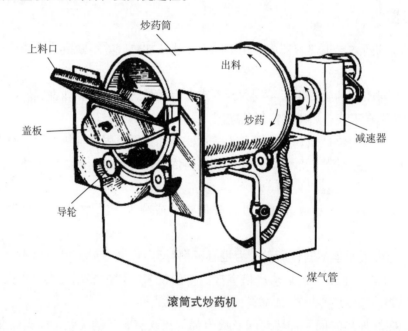

滚筒式炒药机

二、清炒法

不加辅料的炒法称为清炒法，包括炒黄、炒焦、炒炭三种不同的火候要求。

（一）清炒法的目的

1.强疗效　通过加热，使种子或果实类药物爆裂，易于煎出有效成分，如紫苏子、芥子、决明子等。有的药物炒后利于保存有效成分，如槐米、杏仁等。另一些药物炒后产生焦香气，可增强健脾消食作用，如谷芽、麦芽、山楂等。

2.减轻或消除副作用　如牵牛子炒后可降低毒性，缓和峻泻作用。莱菔子、瓜蒌仁等，生品有闷臭气，易致恶心或呕吐，炒后气香，可纠此弊。

3.缓和或改变药性　有些药物作用峻烈，炒后药性缓和，免伤正气，如葶苈子、郁李仁、川楝子等。有些药物炒后药性会发生一定的变化，以适应临床的需要，如干姜偏燥，长于温中散寒，回阳通脉；炒成炮姜后则温而不燥，长于温中散寒，温经止血，且作用较持久。

4.增强或产生止血作用　某些药物炒炭后的止血作用比生品强，如鸡冠花、槐花、地榆、白茅根等。有些药物本无止血作用，炒炭后则具有止血的作用，如荆芥、丹皮等。

5.利于贮存　药物经炒制后，水分含量降低不易霉变，或杀死虫卵不易虫蛀。

（二）注意事项

（1）炒前应将药物大小分档，分次炒制，使炒制的程度均匀一致。

（2）炒制时应选用适当的火力和掌握加热时间，以免炒黄的药物焦化、炒焦的药物炭化、炒炭的药物灰化。

（3）炒药前应先将容器预热，不宜冷锅下药，否则，有的药物可粘锅，如蒲黄；有的种子类药物容易炒成"僵子"，如王不留行、水红花子。

（4）翻炒至均匀，出锅要迅速。

（5）炒后要除净碎屑，以免影响成品质量。

任务一　炒黄法

任务引入

将待炮制品置于温度适宜的炒制容器内，用文火或中火炒至表面呈黄色或色泽加深，鼓起爆裂，并透出香气的方法，称为炒黄法。

炒黄法多适用于果实种子类药物。传统有"逢子必炒"之说。果实种子类药物经炒黄处理后，种皮或果皮爆裂，质地酥脆易碎，易于煎出有效成分。

一、炮制目的

1.增强疗效　果实种子类药物炒黄后种皮或果皮鼓裂，有利于有效成分的煎出，而增强疗效。有的药物如麦芽、谷芽等，炒后产生香气，增强消食健脾胃作用。

2.缓和或改变药性　如牛蒡子、冬瓜子、决明子、茺蔚子等，炒后缓和寒滑之性；紫苏子、芥子、蔓荆子等，炒后缓和辛散之性；莱菔子等，炒后改变药性。

3.降低毒性或消除副作用　如牵牛子、苍耳子、火麻仁、白果等，炒黄后可降低毒性；瓜蒌子等炒黄后能消除滑肠、致呕的副作用。

4.保存药效　如槐米、芥子等，炒黄后能破坏酶，利于苷类成分的保存。

5.矫味矫臭　如九香虫等动物类药物有异臭，炒黄后能产生香气，矫其腥臭气味。

二、成品质量

1.炒黄品呈黄色或色泽加深，微带焦斑，形体鼓起甚至爆裂，质地松脆或手捻易碎，内部基本不变色，具香气或药物的固有气味。炒爆品应大部分爆成白花。

2.成品含生片、糊片不得超过2%，含药屑、杂质不得超过1%。

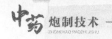

炒黄程度的经验判断方法

炒黄虽然简单，但许多药物色泽较深，炒制程度较难判定，可从以下几方面来判断：

（1）听爆声：大多种子类药物炒时有爆鸣声，当爆鸣声从无到强到减弱时，即达到炒制程度。若爆鸣声消失再出锅则程度太过。

（2）对比看：炒制前留少量生品，边炒边与生品对比，至鼓起、手捻易碎、颜色加深时，即达到炒制程度。

（3）闻气味：炒制过程中闻到较浓的香气或药物的固有气味时，即达到炒制程度。

（4）观断面：两手掰断药物，断面基本不变色或呈淡黄色，即为程度适中。

三、注意事项

1. 炒前要对药物分档，使炒制的程度均匀一致。

2. 火力和加热时间要适宜，以免程度不及或太过。

3. 翻搅要均匀，出锅要迅速。

4. 炒后要除净碎屑，以免影响成品质量。

牛蒡子

【**处方用名**】牛蒡子、大力子、炒牛蒡子、炒大力子。

【**来源**】本品为菊科植物牛蒡子的干燥成熟果实。

【**炮制方法**】

1. 牛蒡子：取原药材，筛去灰屑及杂质。用时捣碎。

2. 炒牛蒡子：取净牛蒡子，置于炒制容器内，用文火加热，炒至微鼓起，有爆裂声，略有香气逸出时，取出晾凉。用时捣碎。

【**成品性状**】

牛蒡子呈长倒卵形，略扁，微弯曲。表面灰褐色，带紫黑色斑点，有数条纵棱。果皮较硬，富油性。味苦微辛而稍麻舌。

炒牛蒡子微鼓起，深灰色，微有光泽，略具香气。

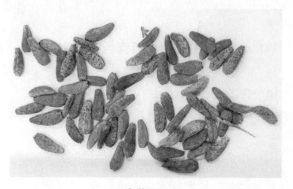

牛蒡子

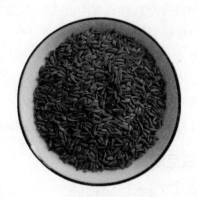

炒牛蒡子

【炮制作用】

炮制品种	功效影响	临床应用
牛蒡子	长于疏散风热，解毒散结。	常用于风温起初，痄腮肿痛，痈毒疮疡。
炒牛蒡子	炒后能缓和寒滑之性，以免伤中，并且气香，宣散作用更佳，长于解毒透疹，利咽散结，化痰止咳。同时果皮破裂，酶受到破坏，易于煎出药效，利于苷类成分的保存。	用于麻疹不透，咽喉肿痛，风热咳喘。

紫苏子

【来源】本品为唇形科植物紫苏的干燥成熟果实。

【处方用名】紫苏子、苏子、炒紫苏子、炒苏子、蜜苏子、苏子霜。

【炮制方法】

1. 紫苏子：取药材，除去杂质，洗净，干燥。用时捣碎。

2. 炒紫苏子：取净紫苏子放入已经预热的炒制容器中，使用文火加热，炒至有爆裂声，色泽加深，有香气透出时，取出，放凉，筛去碎屑。

【成品规格】

紫苏子呈卵圆形或类球形，表面灰棕色至暗棕色或黄棕色，有隆起的网状花纹，较尖的一端有明显的果柄痕迹，果皮薄，硬而脆，易压碎，种仁黄白色，富油脂，压碎后有清香气，味微辛。

炒紫苏子表面灰褐色，有细裂口，具焦香气。

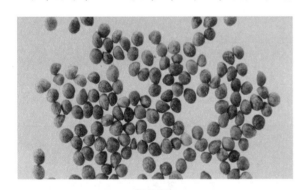

紫苏子

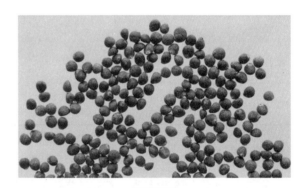

炒紫苏子

【炮制作用】

炮制品种	功效影响	临床应用
紫苏子	味辛，性温。归肺经。具有降气消痰，平喘，润肠的作用。	生品润燥滑肠作用强，多用于肠燥便秘，尤其适于喘咳而兼便秘的患者。
炒紫苏子	炒后缓和辛散之性，温肺降气作用较强，且质脆易碎，易于煎出有效成分。	可用于多种原因引起的喘逆，咳嗽。

莱菔子

【来源】本品为十字花科植物萝卜的干燥成熟种子。

【处方用名】莱菔子、萝卜子、炒莱菔子。

【炮制方法】

1. 莱菔子：取原药材，去杂质，洗净，干燥。用时捣碎。

2.炒莱菔子：取净莱菔子放入已经预热的炒制容器中，使用文火加热，炒至有爆裂声，微膨胀鼓起，色泽加深，有香气透出，手捻易碎成片而不粉时，取出，放凉，筛去碎屑。

【成品规格】

莱菔子呈类卵圆形或椭圆形，稍扁，表面黄棕色、红棕色或灰棕色，一端有深棕色圆形种脐，一侧有数条纵沟，种皮薄而脆，气微，味淡、微苦辛。

炒莱菔子鼓起，色泽加深，质脆，有香气。

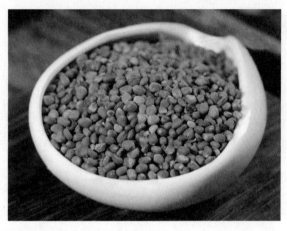
莱菔子

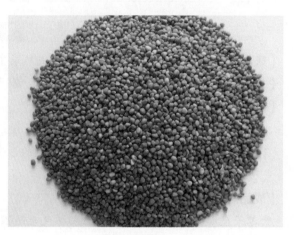
炒莱菔子

【炮制作用】

炮制品种	功效影响	临床应用
莱菔子	味辛、甘，性平。归肺、脾、胃经。具有消食除胀，降气化痰的作用。生品能升能散，长于涌吐风痰。	用于痰壅喘咳。
炒莱菔子	炒后药性缓和，药性主降，易于粉碎和煎出有效成分，产生香气，避免患者服后恶心的副作用，并长于消食除胀，降气化痰。	多用于饮食停滞，积滞泻痢，脘腹胀痛，咳嗽喘逆等。

知识拓展

炒莱菔子的火候很重要，不及则其作用与生品无明显差异，且煎液浑浊；而传统经验要求炒莱菔子的煎液不"浑汤"，即要求煎液澄明，只有火候适中才能达到此要求；火候过老则损耗大，且影响疗效。其火候标准以莱菔子鼓起，断面呈黄色，用手指能捻成碎片而不成粉末为宜。

火麻仁

【来源】本品为桑科植物大麻的干燥成熟果实。

【处方用名】火麻仁、麻仁、大麻仁、麻子仁、炒火麻仁、炒麻仁。

【炮制方法】

1.火麻仁：取原药材，除去杂质，筛去灰屑。用时捣碎。

2.炒火麻仁：取净火麻仁放入已经预热的炒制容器中，使用文火加热，炒至表面微黄色，逸出固有香气时，取出，放凉，筛去碎屑。

【成品规格】

火麻仁呈扁卵圆形，表面灰褐色或灰绿色，有细微的白色或棕色网纹，顶端略尖，基部有圆形的果柄痕，两侧有棱，果皮薄而脆，易破碎。种仁乳白色，富油性，气微，味淡。

炒火麻仁表面淡黄色，微具焦香气，味淡。

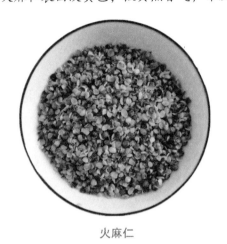
火麻仁

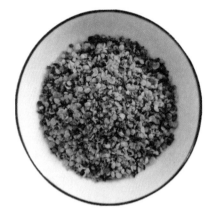
炒火麻仁

【炮制作用】

炮制品种	功效影响	临床应用
火麻仁	味甘，性平。归脾、胃、大肠经。具有润肠通便的作用。	用于血虚津亏，肠燥便秘。
炒火麻仁	功效与生品作用一致。炒后能提高煎出效果，能增强润肠燥、滋阴血的作用。	

葶苈子

【来源】本品为十字花科植物独行菜或播娘蒿的干燥成熟种子，前者称"北葶苈子"，后者称"南葶苈子"。

【处方用名】葶苈子、丁历、炒葶苈子。

【炮制方法】

1.葶苈子：取原药材，去杂质，筛去灰屑。不可水洗，以免发黏，有灰尘可用布蘸少量酒搓擦，晒干。

2.炒葶苈子：取净葶苈子放入已经预热的炒制容器中，使用文火加热，炒至有爆裂声，微膨胀鼓起，色泽加深，有香气透出时，取出，放凉，筛去碎屑。

【成品规格】

葶苈子呈扁卵形或长圆形略扁，表面黄棕色或红棕色，微有光泽，具多数细微颗粒状突起，并可见两条纵列的浅槽，其中一条较明显，一端钝圆，另一端渐尖而微凹，种脐位于凹下处，但不明显。无臭，味微苦辛，具黏性。

炒葶苈子微鼓起，呈棕黄色，具油香气，不带黏性。

【炮制作用】

炮制品种	功效影响	临床应用
葶苈子	味辛、苦，性寒。生品力猛，具有泻肺降气，祛痰平喘，利水消肿作用。	常用于胸水积滞和全身水肿。
炒葶苈子	炒后缓和药性，免伤肺气，可用于实中挟虚者，炒后保存芥子苷，增强止咳作用。	多用于咳嗽喘逆，腹水胀满。

蒺藜（刺蒺藜）

【来源】本品为蒺藜科植物蒺藜的干燥成熟果实。

【处方用名】蒺藜、白蒺藜、刺蒺藜、炒蒺藜。

【炮制方法】

1.蒺藜：取原药材，除去杂质。用时捣碎。

2.炒蒺藜：取净蒺藜放入已经预热的炒制容器中，使用文火加热，炒至表面微黄色并逸出香气时，取出，放凉，筛去刺屑。

【成品规格】

蒺藜果实由5个分果瓣组成，呈放射状排列。分果瓣呈斧状，背部黄绿色，隆起，有纵棱及多数小刺，并有对称的长刺和短刺各一对，两侧面粗糙，有网纹，灰白色。质坚硬。气微，味苦、辛。

炒蒺藜多为单一的分果瓣，分果瓣呈斧状，背部棕黄色，隆起，有纵棱，两侧面粗糙，有网纹。气微香，味苦、辛。

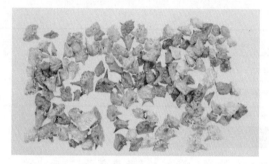

蒺藜

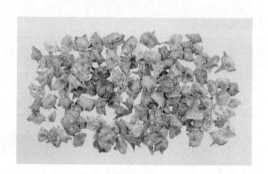

炒蒺藜

【炮制作用】

炮制品种	功效影响	临床应用
蒺藜	味辛、苦，性微温；有小毒。归肝经。具有平肝解郁，活血祛风，明目，止痒的作用。生品味辛，其性开散，能散肝经风邪。	常用于风热目赤，风疹瘙痒，白癜风等。
炒蒺藜	炒后缓和其辛散之性，长于平肝潜阳，开郁散结。	常用于肝阳上亢之头痛，眩晕，胸肋疼痛，乳汁不通等。

蔓荆子

【来源】本品为马鞭草科植物单叶蔓荆或蔓荆的干燥成熟果实。

【处方用名】蔓荆子、炒蔓荆子。

【炮制方法】

1.蔓荆子：取原药材，除去杂质。用时捣碎。

2.炒蔓荆子：取净蔓荆子放入已经预热的炒制容器中，使用中火加热，炒至白膜（宿萼）呈焦黄色，并有香气逸出时，取出，放凉，搓去白膜，筛净灰屑。

【成品规格】

蔓荆子呈球形，基部有灰白色宿萼及短小果梗。表面灰黑色或黑褐色，被灰白色粉霜状茸毛。体轻，质坚韧，不易破碎。气特异而芳香，味淡，微辛。

炒蔓荆子形如蔓荆子，表面黑色或黑褐色，基部有的可见残存部分宿萼及短果梗，气香特异，味淡，微辛。

【炮制作用】

炮制品种	功效影响	临床应用
蔓荆子	味辛、苦，性微寒。归膀胱、肝、胃经。具有疏散风热，清利头目的作用。生品微寒而辛散，长于疏散风热。	用于风热头痛，头昏，目赤肿痛。
炒蔓荆子	炒后缓和其辛散和寒性，长于升清阳之气和祛湿止痛，且质酥易碎，易于煎出有效成分，便于除去宿萼及果梗，提高其净度。	常用于耳目失聪，风湿痹痛等。

白　果

【来源】本品为银杏科植物银杏的干燥成熟种子。

【处方用名】白果、白果仁、炒白果、炒白果仁。

【炮制方法】

1.白果仁：取原药材，除去杂质及硬壳。用时捣碎。

2.炒白果仁：取净白果仁放入已经预热的炒制容器中，使用文火加热，炒至表面深黄色，带斑点，并逸出固有香气时，取出，放凉，筛去碎屑。

【成品规格】

白果仁呈宽卵球形或椭圆形，一端淡棕色，另一端金黄色。横断面外层黄色，胶质样，内层淡黄色或淡绿色，粉性，中间有空隙。气微，味甘、微苦。

炒白果仁表面黄色，横断面胶质样，外层黄色，内层淡黄色，粉性，中间有空隙。有香气，味甘、微苦。

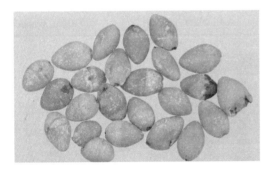

白果仁

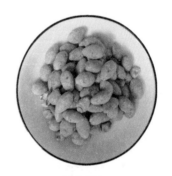

炒白果仁

【炮制作用】

炮制品种	功效影响	临床应用
白果仁	味甘、苦、涩，性平；有毒。归肺经。具有敛肺定喘，止带浊，缩小便的作用。生品能降浊痰，消毒杀虫。	用于癣疮，酒渣鼻，蛀牙等证。因白果有毒，内服量宜小。
炒白果仁	炒后能降低毒性，增强敛涩作用，具有平喘，止带，缩尿的作用。	用于喘咳或久嗽，肾虚尿频等。

九香虫

【来源】本品为蝽科昆虫九香虫的干燥体。

【处方用名】九香虫、炒九香虫。

【炮制方法】

1.九香虫：取原药材，除去杂质，筛净灰屑。

2.炒九香虫：取净九香虫放入已经预热的炒制容器中，使用文火加热，炒至色泽加深，逸出香气时，取出，放凉，筛去碎屑。

【成品规格】

九香虫呈六角状扁椭圆形。表面棕褐色或棕黑色，略有光泽。头部小，与胸部略呈三角形，背部有翅 2 对，胸部有足 3 对，多已脱落。腹部棕红色至棕黑色。质脆，有特殊臭气，味微咸。

炒九香虫形如九香虫。表面棕黑色至黑色，显油润光泽。气微腥，略带焦香气，味微咸。

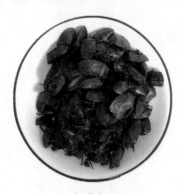

九香虫

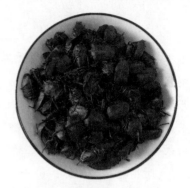

炒九香虫

【炮制作用】

炮制品种	功效影响	临床应用
九香虫	味咸，性温。归肝、脾、肾经。具有理气止痛，温中助阳的作用。	虽有"九香"之名，但因具有特异的腥臭气味，临床通常不用生品。
炒九香虫	炒后能矫其腥臭气味，便于服用，增强其行气温阳的作用。	常用于胃寒胀痛，肝胃气痛，肾虚阳痿，腰膝酸痛。

牵牛子

【处方用名】牵牛子、二丑、黑白丑、炒牵牛子。

【来源】本品为旋花科植物裂叶牵牛或圆叶牵牛的干燥成熟种子。

【炮制方法】

1.牵牛子：取原药材，除去杂质，洗净，干燥。用时捣碎。

2.炒牵牛子：取净牵牛子，置炒制容器内，用文火加热，炒至有爆裂声，鼓起，颜色加深，取出晾凉。用时捣碎。

【成品性状】

牵牛子呈三棱形，形似橘瓣状。表面灰黑色（黑牵牛子）或淡黄白色（白牵牛子）。种皮坚韧，背面有一纵沟。味辛苦，有麻舌感。

炒牵牛子表面黑褐色或黄棕色，稍鼓起或有裂隙，微具香气。

【炮制作用】

炮制品种	功效影响	临床应用
牵牛子	生品长于逐水消肿，杀虫。	用于水肿胀满，二便闭涩，虫积腹痛。
炒牵牛子	炒后可降低毒性，药性缓和，免伤正气，以涤痰饮、消积滞见长，且炒后气香，消积之中略带健脾作用。同时外壳破裂，酶受破坏，易于煎出药效，且利于苷类成分保存。	可用于痰喘咳逆，饮食积滞。如治气逆痰壅，咳嗽喘息。小儿因正气未充，脾胃薄弱，故治食积、虫积亦以炒用为宜。

芥　子

【处方用名】芥子、白芥子、炒芥子、炒白芥子。

【来源】本品为十字花科植物白芥或芥的干燥成熟种子。前者习称"白芥子"，后者习称"黄芥子"。

【炮制方法】

1.芥子：取原药材，洗净，干燥。用时捣碎。

2.炒芥子：取净芥子，置炒制容器内，用文火加热，炒至淡黄色至深黄色（炒白芥子）或深黄色至棕褐色（炒黄芥子），有爆裂声，并散出香辣气时，取出晾凉。用时捣碎。

【成品性状】

芥子为圆球形，表面呈灰白色至淡黄色（白芥子）或黄色至棕黄色（黄芥子），味辛辣。

炒芥子表面淡黄色至深黄色（炒白芥子）或深黄色至棕褐色（炒黄芥子），偶有焦斑，有香辣气。

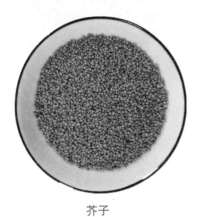

芥子　　　　　　　　　　　　　　　　炒芥子

【炮制作用】

炮制品种	功效影响	临床应用
芥子	生品力猛，辛散作用强，善于通络止痛。	多用于胸闷胁痛，关节疼痛，痈肿疮毒。用白芥子末醋调敷，可治肿毒初起。
炒芥子	炒后可缓和辛散走串之性，以免耗气伤阴，并善于顺气祛痰。同时外壳破裂，芥子酶受到破坏，易于煎出药效，利于苷类成分的保存。	常用于痰多喘咳，特别是寒痰咳嗽，更为适合。

知识拓展

炒芥子的苷类物质含量高于生品。用远红外烘烤白芥子的优点是，色泽均匀，烘烤时间短，含苷量高，损耗低，方法简便，易于操作。炒芥子煎液中只含芥子苷，生芥子煎液中则含芥子苷和芥子油。起药效作用的是芥子油。外用以生品研末为宜，以免用炒品酶失去活性不能水解而难以奏效。

决 明 子

【处方用名】决明子、草决明、炒决明子。

【来源】本品为豆科植物决明子或小决明的干燥成熟种子。

【炮制方法】

1.决明子：取原药材，除去杂质，洗净，干燥。用时捣碎。

2.炒决明子：取净决明子，置炒制容器内，用文火加热，炒至微有爆裂声，并逸出香气时，取出晾凉。用时捣碎。

【成品性状】

决明子两端平行倾斜，形似马蹄。表面绿色或暗棕色，平滑有光泽，背腹两侧各有一条突起的线形凸纹，质坚硬，味微苦。小决明子为短圆柱形，两端平行倾斜。

炒决明子形如决明子，微鼓起，表面绿褐色或暗棕色，偶见焦斑，微有香气。

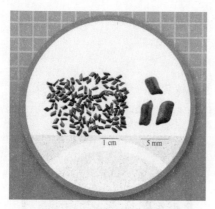

决明子

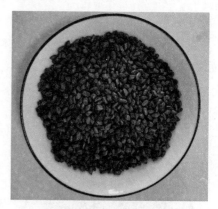

炒决明子

【炮制作用】

炮制品种	功效影响	临床应用
决明子	生品长于清肝热，润肠燥。	用于目赤肿痛，大便秘结。治肠燥便秘或热结便秘，可用生品大剂量打碎，煎水服或与火麻仁或瓜蒌仁合用。
炒决明子	寒滑之性缓和，甘质脆，易于粉碎和煎出药效，有平肝养肾的功效。	可用于头痛、头晕、青盲内障。

知识拓展

炮制对决明子中蒽醌类成分的含量、煎出效果、水浸出物含量都有一定的影响。其中炒至微有爆裂声，并有香气逸出的炮制品总蒽醌含量较高，烘制品含量最低；炒至外微焦，内部老黄色的炮制品水浸出物含量最高，生品最低，烘制品亦较低。

苍耳子

【处方用名】苍耳子、苍耳、炒苍耳子。

【来源】本品为菊科植物苍耳的干燥成熟带总苞的果实。

【炮制方法】

1. 苍耳子：取原药材，除去杂质。用时捣碎。

2. 炒苍耳子：取苍耳子，置炒制容器内，用文火加热，炒制表面深黄色刺焦时取出，晾凉，碾去刺，筛净。用时捣碎。

【成品性状】

苍耳子呈纺锤形或卵圆形。表面黄棕色或黄绿色，全体有钩刺。体轻质坚。破开后内有双仁，有油性，气微味微苦。

炒苍耳子表面黄褐色，有刺痕，微有香气。去刺后碾碎（或捣碎）呈碎粒或饼状。

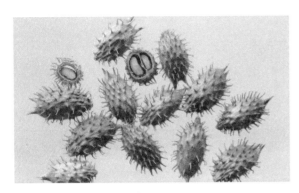

苍耳子

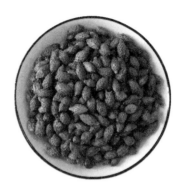

炒苍耳子

【炮制作用】

炮制品种	功效影响	临床应用
苍耳子	生品以消风止痒力强。	常用于皮肤痒疹、疥癣及其他皮肤病。
炒苍耳子	炒后可降低毒性，长于通鼻窍，去湿止痛。	多用于鼻渊头痛，风湿痹痛。

知识拓展

　　苍耳过量容易中毒，多数学者认为与所含毒性蛋白质有关，部分学者认为毒性物质为苍耳苷和生物碱。毒蛋白是一种细胞原浆毒，其毒性可影响到机体的各个系统，常损害肝、心、肾等内脏实质细胞，出现黄疸、心律不齐、蛋白尿。尤以损害肝脏为甚，能引起肝昏迷而迅速死亡，即使治愈，也易留下肝脾肿大的后遗症。通过加热，能破坏其毒性。

王不留行

【处方用名】王不留行、王不留、留行子、炒王不留、炒王不留行。

【来源】本品为石竹科植物麦蓝菜的干燥成熟种子。

【炮制方法】

1. 王不留行：取原药材，除去杂质，洗净，干燥。

2. 炒王不留行：取净王不留行，置炒制容器内，用中火加热，炒至大部爆成白花，取出晾凉。

　　炒制王不留行温度要适中，过低易炒成"僵子"，过高又易炒焦。每次炒制的量不宜过多，否则受热不匀，爆花率很低。炒制过程中，已爆成花者要及时出锅，否则易焦；未爆花者继续炒至爆花。

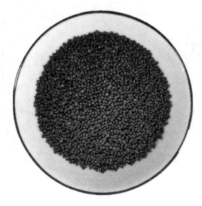

王不留行

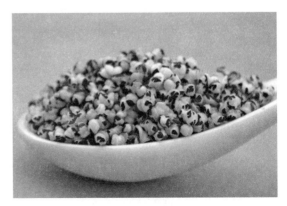

炒王不留行

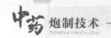
【成品性状】

王不留行成小圆球形。表面乌黑色或红黑色，微有光泽，有一条半圆形的线沟和一白点。种仁白色，粉性，质坚硬，味淡。

炒王不留行大部分呈类球形爆花状，表面白色，质松脆。

【炮制作用】

炮制品种	功效影响	临床应用
王不留行	生品长于消痈肿。	用于乳痈或其他疮痈肿痛。
炒王不留行	炒后质松脆，易于煎出有效成分，且走散力较强，长于活血通经，下乳，通淋。	常用于产后乳汁不下，经闭，通经，石淋，小便不利。

知 识 拓 展

在全国多数地区，王不留行均以炒用为主，炒制的目的是提高煎出效果。炒制的质量要求是多数爆花，爆花率越高，浸出物含量也越高。根据爆花率与水浸出物含量的关系及实际生产中的可能性，炒爆的标准以完全爆花者占80%以上为宜。远红外线烘箱烤制法所得成品的爆花率比传统清炒法高得多，爆花率可达98%，水提取物含量亦远远高于传统炒制品。

酸枣仁

【处方用名】枣仁、酸枣仁、炒枣仁。

【来源】本品为鼠李科植物酸枣的干燥成熟种子。

【炮制方法】

1. 酸枣仁：取原药材，除去杂质及硬壳，洗净，干燥。用时捣碎。

2. 炒枣仁：取净枣仁，置炒制容器内，用文火加热，炒至微鼓起，有爆裂声，有香气逸出时，色微变深，取出晾凉。用时捣碎。

本品不宜久炒，否则油枯失效。

【成品性状】

酸枣仁为扁圆形或椭圆形。表面紫红色或紫褐色，平滑有光泽，有时显纵纹。种皮较脆，种仁浅黄色，富油性。味淡。

炒枣仁微鼓起，微具焦斑。略有焦香气，味淡。

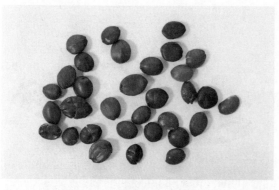

酸枣仁

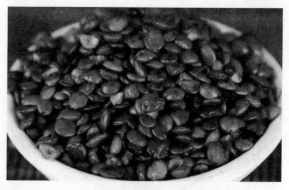

炒酸枣仁

【炮制作用】

炮制品种	功效影响	临床应用
生枣仁	与炒枣仁作用基本相同，均有安神作用。生品性平，宜入清剂中，具有养心安神、益肝肾的作用。	用于心阴不足和肝肾亏损的惊悸，健忘，眩晕，耳鸣和胆热不眠。
炒枣仁	性偏温补，宜入温剂，长于养心敛汗。酸枣仁炒后质酥脆，有利于煎出有效成分，提高疗效。	用于心血不足或心气不足的惊悸，健忘，盗汗，自汗及胆虚不眠。

知 识 拓 展

　　酸枣仁为中医宁心安神的要药。在炮制方面，从古至今，对生用与炒用的作用众说不一。从现代资料看，生、炒枣仁的化学成分到目前为止尚未发现明显不同。通过生、炒枣仁水煎剂药理作用的比较表明，生、炒枣仁对中枢神经系统均呈现镇静、安眠、抗惊作用，二者之间无差别。炒枣仁微炒即可，微炒后种皮易裂，便于煎煮。火候稍过，则安神效果明显降低。

薏苡仁

【处方用名】 薏苡仁、苡仁、苡米、炒苡仁、炒苡米、麸苡仁。

【来源】 本品为禾本科植物薏苡的干燥成熟种仁。

【炮制方法】

　　1.薏苡仁：取原药材，除去皮壳及杂质，筛去灰屑。

　　2.炒薏苡仁：取净薏苡仁，置炒制容器内，用文火加热，炒至表面微黄色，略鼓起，取出晾凉。

　　3.麸炒薏苡仁：取麸皮撒于热锅内，用中火加热至冒烟时，倒入净薏苡仁，炒至表面黄色，微鼓起，取出，筛去麸皮，晾凉。薏苡仁每100kg，用麸皮10kg。

【成品性状】

　　薏苡仁呈宽卵形或椭圆形，一端钝圆，另一端较宽而微凹，背面圆凸，腹面有一条明显的纵沟。表面乳白色或黄白色，光滑，偶有残存的淡棕色种皮。质坚硬，断面白色，粉性。味微甜。

　　炒薏苡仁微鼓起，表面淡黄色，略有焦斑。

　　麸炒薏苡仁微鼓起，表面微黄色，略有香气。

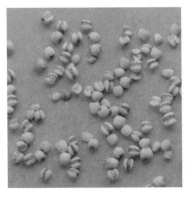
薏苡仁

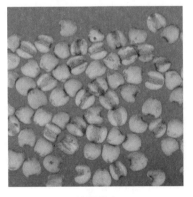
炒薏苡仁

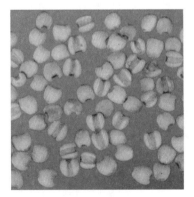
麸炒薏苡仁

【炮制作用】

炮制品种	功效影响	临床应用
薏苡仁	生品性偏寒凉，长于利水渗湿，清热排脓，除痹止痛。	常用于小便不利。水肿，肺痈，肠痈，风湿痹痛，筋脉挛急及湿温病在气分。
炒薏苡仁、麸炒薏苡仁	寒性偏于平和，二者功用相似，长于健脾止泻，只是炒薏苡仁除湿作用稍强，麸炒薏苡仁健脾作用略胜。	常用于脾虚泄泻，纳少脘腹作胀。

【备注】个别地区有用土炒苡仁的，以止泻作用见长，渗湿作用较弱。

槐　花

【处方用名】槐花、槐米、炒槐花、炒槐米、槐花炭、槐米炭。

【来源】本品为豆科植物槐的干燥花及花蕾。前者习称"槐花"，后者习称"槐米"。

【炮制方法】

1. 槐花：取原药材，除去杂质及梗，筛去灰屑。

2. 炒槐花：取净槐花，置炒制容器内，用文火加热，炒至深黄色，取出晾凉。

3. 槐花炭：取净槐花，置炒制容器内，用中火加热，炒至焦褐色，喷洒少许清水，灭尽火星，炒干，取出凉透。

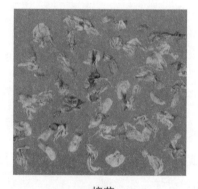
槐花

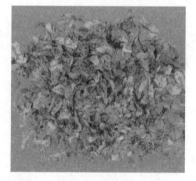
炒槐

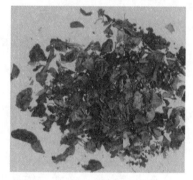
槐花炭

【成品性状】

槐花皱缩而卷曲，花瓣多散落，完整者花萼钟状，黄绿色，花瓣白或黄白色。体轻。味微苦。花蕾（槐米）卵形或椭圆形。花萼黄绿色，上方为未开放的黄白色花瓣，内呈黄褐色。质轻。味微苦涩。

炒槐花外表深黄色。

槐花炭外表焦褐色。

【炮制作用】

炮制品种	功效影响	临床应用
槐花	生品以清肝泻火，清热凉血见长。	多用于血热妄行，肝热目赤，头痛眩晕，疮毒肿痛。
炒槐花	苦寒之性缓和，并因破坏了酶，利于保存有效成分。其清热凉血作用弱于生品，止血作用逊于槐花炭而强于生品。	用于脾胃虚弱的出血患者。古方治出血症多用炒槐花。
槐花炭	清热凉血作用极弱，具涩性，以止血力胜。	用于咯血、衄血、便血、痔血、崩漏下血等多种出血症。

目标检测

一、单项选择题

1. 炒牛蒡子的作用是（　　　）。

A. 降低毒性 　　　　　　　　　　　　B. 转变药性

C. 缓和寒滑之性 　　　　　　　　　　D. 除去不良气味

E. 缓和苦燥之性

2. 王不留行炒爆的作用是（　　　）。

A. 矫臭矫味 　　　　　　　　　　　　B. 缓和药性

C. 增强疗效 　　　　　　　　　　　　D. 利于贮藏

E. 降低毒性

3. 炒酸枣仁的作用是（　　　）。

A. 缓和药性 　　　　　　　　　　　　B. 转变药性

C. 利于贮藏 　　　　　　　　　　　　D. 增强疗效

E. 矫臭矫味

4. 槐花炒黄的作用原理是（　　　）。

A. 保存芦丁 　　　　　　　　　　　　B. 保存槲皮素

C. 保护鞣质 　　　　　　　　　　　　D. 破坏芦丁

E. 破坏鞣质

5. 牵牛子炒黄的目的是（　　　）。

A. 增强疗效 　　　　　　　　　　　　B. 利于粉碎

C. 矫臭矫味 　　　　　　　　　　　　D. 缓和药性

E. 改变药性

6. 苍耳子炒黄能（　　　）。

A. 增强疗效 　　　　　　　　　　　　B. 缓和药性

C. 降低毒性 　　　　　　　　　　　　D. 转变药性

E. 利于贮藏

二、多项选择题

1. 影响炒药质量的主要因素是（　　　）。

A. 加热的温度 　　　　　　　　　　　B. 加热的时间

C. 机器的设备型号 　　　　　　　　　D. 搅拌和翻炒

E. 出锅的速度

2. 炒黄达到药物鼓起，有爆裂声的药物是（　　　）。

A. 牛蒡子 　　　　　　　　　　　　　B. 酸枣仁

C. 槐花 　　　　　　　　　　　　　　D. 葶苈子

E. 九香虫

3. 成品的色泽呈黄色至深黄色的药物是（　　　）。

A. 炒牵牛子 　　　　　　　　　　　　B. 炒槐花

C. 炒芥子 　　　　　　　　　　　　　D. 炒牛蒡子

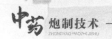

E.炒白果仁

三、问答题

1.中药炮制所用的火力有哪几种?

2.药物炒黄的注意事项是什么?

任务二 炒焦法

任务引入

将待炮制品置于温度适宜的炒制容器内,用中火炒至药物表面呈焦黄色或焦褐色,内部色泽加深,并透出焦香气味的方法,称炒焦法。

炒焦法多适用健脾胃、消食类的药物。传统有"焦香可以醒脾胃"之说。

一、炮制目的

1.增强疗效 如六神曲、麦芽、山楂等,炒焦后产生焦香气味,增强消食健脾胃作用。

2.缓和药性 如山楂炒焦后,缓和酸性;川楝子、栀子等,炒焦后缓和苦寒之性;槟榔炒焦后缓和峻烈之性。

3.降低毒性 如生川楝子有小毒,炒焦后毒性降低。

二、成品质量

1.炒焦品外部呈焦黄色或焦褐色,有焦斑,内部色泽加深,具焦香气味。

2.成品含生片、糊片不得超过3%,含药屑、杂质不得超过2%。

三、注意事项

1.大小不等的药物要分档。

2.药物焦化程度较重者,需喷水降温,防止程度"太过"。

3.出锅后要散尽余热和湿气再收贮。

山 楂

【处方用名】山楂、炒山楂、焦山楂、焦楂、山楂炭。

【来源】本品为蔷薇科植物山里红或山楂的干燥成熟果实。

【炮制方法】

1.山楂:取原药材,除去杂质及脱落的核及果柄,筛去碎屑。

2.炒山楂:取净山楂,置炒制容器内,用文火加热,炒至颜色加深,取出晾凉,筛去碎屑。

3.焦山楂:取净山楂,置炒制容器内,用中火加热,炒至表面焦褐色,内部黄褐色,取出晾凉,筛去碎屑。

4.山楂炭:取净山楂,置炒制容器内,用武火加热,炒至表面焦黑色,内部焦褐色,取出晾凉,筛去碎屑。

【成品性状】

山楂为圆片状，皱缩不平。外皮红色。断面黄白色，中间有浅黄色果核，多脱落。气微清香，味酸微甜。

炒山楂果肉黄褐色，偶见焦斑。气清香，味酸、微甜。

焦山楂表面焦褐色，内部黄褐色，味微酸。

山楂炭表面焦黑色，内部焦褐色，味涩。

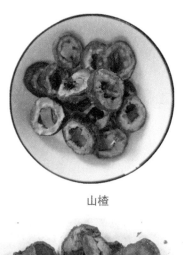

山楂

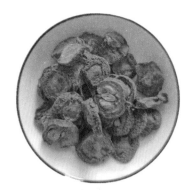

炒山楂

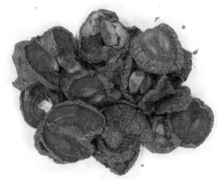

焦山楂

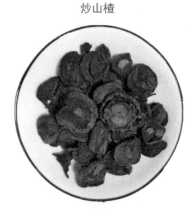

山楂炭

【炮制作用】

炮制品种	功效影响	临床应用
生山楂	长于活血化瘀。	常用于血瘀经闭，产后瘀阻，心腹刺痛，疝气疼痛，以及高脂血症、高血压病、冠心病。
炒山楂	酸味减弱，可缓和对胃的刺激性，善于消食化积。	用于脾虚食滞，食欲不振，神倦乏力。
焦山楂	不仅酸味减弱，且增加苦味，长于消食止泻。	用于食积兼脾虚和治疗痢疾。
山楂炭	其性收涩，具有止血、止泻的功效。	可用于胃肠出血或脾虚腹泻兼食滞者。

 知识拓展

　　山楂中的总黄酮和总有机酸主要分布于果肉中，核中含量甚微，而核又占整个药材重量的40%左右，故山楂去核入药是合理的（去除的核可另作药用）。炒山楂对黄酮类成分无明显影响，有机酸稍有减量，焦山楂黄酮类成分只保留了25.8%，总有机酸仅保留了32.8%。加热时间越长，温度越高，两类成分被破坏就越多。初步认为，山楂入消食药以生品或炒品为好。

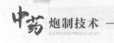

【备注】野山楂的果实亦做药用，习称"南山楂"。果实较小，肉薄核大，酸味较弱，含有黄酮类成分，具有活血化瘀功效，但消食作用逊于"北山楂"。炮制方法同北山楂。

川楝子

【处方用名】川楝子、金铃子、炒川楝子。

【来源】本品为楝科植物川楝的干燥成熟果实。

【炮制方法】

1. 川楝子：取原药材，除去杂质。用时捣碎。

2. 焦川楝子：取净川楝子，切片或砸成小块，置炒制容器内，用中火加热，炒至表面焦黄色或焦褐色，取出晾凉，筛去灰屑。

3. 盐川楝子：取净川楝子片或碎块，用盐水拌匀，稍焖，待盐水被吸尽后，置炒制容器内，用文火加热，炒至深黄色，取出晾凉，筛去碎屑。川楝子片或破块每100kg，用食盐2kg。

【成品性状】

川楝子为类球形。表面金黄色或棕黄色，微有光泽，具深棕色小点，顶端有花柱残痕，基部凹陷。外果皮革质，果肉松软，淡黄色，遇水湿润有黏性。果核球形或卵圆形，质坚硬。气特异，味酸苦。

焦川楝子为厚片或不规则碎块，表面焦黄色，发泡，有焦香气，味苦涩。

盐川楝子为厚片或不规则碎块，表面深黄色，味微咸。

【炮制作用】

炮制品种	功效影响	临床应用
川楝子	生品有毒，长于杀虫、疗癣，兼能止痛。	用于虫积腹痛，头癣。治头癣以本品焙干为末，用猪油或麻油调成油膏，涂患处（涂药前，先用5%~10%明矾水洗患处）。
焦川楝子	炒焦后可缓和苦寒之性，降低毒性，减少滑肠之弊，以疏肝理气止痛力胜。	用于胁肋疼痛及胃脘疼痛。如治肝郁化热，心腹胁肋诸痛和肝肾阴亏而又肝气横逆所致胸脘胁肋疼痛、吞酸吐苦。
盐川楝子	能引药下行，作用专于下焦，长于疗疝止痛。	常用于疝气疼痛，睾丸坠痛。

栀　子

【处方用名】栀子、山栀、黄栀子、炒栀子、焦栀子、栀子炭。

【来源】本品为茜草科植物栀子的干燥成熟果实。

【炮制方法】

1. 栀子：取原药材，除去杂质，碾碎。

2. 炒栀子：取栀子碎块，置炒制容器内，用文火加热，炒至深黄色，取出晾凉。

3. 焦栀子：取栀子碎块，置炒制容器内，用中火加热，炒至表面焦褐色或焦黑色，果皮内表面和种子表面为黄棕色或棕褐色，取出晾凉。

4. 栀子炭：取栀子碎块，置炒制容器内，用武火加热，炒至表面黑褐色，喷淋少许清水熄灭火星，取出晾干。

【成品性状】

栀子为不规则碎块状。表面红黄色，或棕红色。果皮薄而脆，略有光泽。种子扁卵圆形，红黄色。味微酸而苦。

炒栀子表面深黄色或黄褐色。

焦栀子表面焦褐色或焦黑色。果皮内表面棕色，种子表面为黄棕色或棕褐色。

栀子炭表面黑褐色或焦黑色。

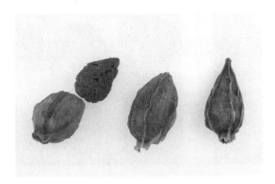

栀子

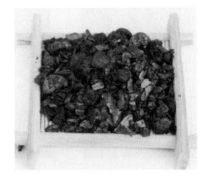

焦栀子

【炮制作用】

炮制品种	功效影响	临床应用
栀子	生品长于泻火利湿，凉血解毒。	常用于温病高热，湿热黄疸，湿热淋症，疮疡肿毒；外治扭伤跌损。治跌打损伤，青肿疼痛，可用生品研末与面粉、黄酒调敷。
炒栀子、焦栀子	生栀子苦寒之性甚强，易伤中气，且对胃有刺激性，脾胃较弱者服后易吐，炒后可除此弊。炒栀子与焦栀子功用相似，炒栀子比焦栀子苦寒之性略强，一般热较甚者可用炒栀子，脾胃较虚弱者可用焦栀子。二者均有清热除烦的功用。	常用于热郁心烦，肝热目赤。如用治热病心烦，胬肉攀睛，羞涩难开。
栀子炭	善于凉血止血。	多用于吐血、咯血、咳血、衄血、尿血、崩漏下血等。

知识拓展

　　栀子中的京尼平苷主要集中在栀子仁中，栀子壳中的含量相当低；炒栀子和焦栀子中的京尼平苷含量均有所下降，焦栀子比炒栀子更明显。焦栀子对痢疾杆菌的作用较生栀子略强，这一点和中医对大便溏薄者用焦栀子是一致的。

【备注】少数地区还有用姜汁拌炒的，该炮制品长于清热止呕，可用于烦热呕吐或胃热疼痛呕吐。

槟 榔

【处方用名】槟榔、大白、焦槟榔、槟榔炭。

【来源】本品为棕榈科植物槟榔的干燥成熟种子。

【炮制方法】

1. 槟榔：取原药材，除去杂质，用水浸泡3~5天，捞出，置容器内，经常淋水，润透，切薄片，干燥，筛去碎屑。

2. 炒槟榔：取槟榔片，置炒制容器内，用文火加热，炒至微黄色，取出晾凉，筛去碎屑。

3. 焦槟榔：取槟榔片，置炒制容器内，用文火加热，炒至焦黄色，取出晾凉，筛去碎屑。

【成品性状】

槟榔为类圆形薄片。表面呈棕、白色相间的大理石样花纹。周边淡黄棕色或淡红棕色。质坚脆易碎。气微，味涩微苦。

炒槟榔表面呈微黄色，可见大理石样花纹。

焦槟榔表面焦黄色，可见大理石样花纹。

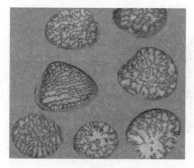
槟榔

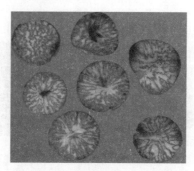
炒槟榔

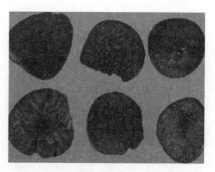
焦槟榔

【炮制作用】

炮制品种	功效影响	临床应用
槟榔	生品力峻，以杀虫、降气、行水消肿、截疟力胜。	常用于治绦虫、姜片虫、蛔虫及水肿、脚气、疟疾。
炒槟榔、焦槟榔	炒后可缓和药性，以免克伐太过而耗伤正气，并能减少服后恶心、腹泻、腹痛的副作用。炒槟榔和焦槟榔功用相似，长于消食导滞。但炒槟榔作用稍强，而克伐正气的作用也略强于焦槟榔，一般身体素质稍强者可选用炒槟榔，身体素质较差者应选用焦槟榔。	用于食积不消，痢疾里急后重。

知识拓展

槟榔以减压蒸气焖润法或蒸制法软化切片为佳，切片后以阴干或烘干为宜。随着加热时间的增加，槟榔碱有不同程度的挥发，含量下降。炒黄品低于生品，炒焦品含量很低，炒炭品含量甚微。但随着加热时间的增加，其油性则有所增加，槟榔炭油性最大。

【备注】槟榔还有炒炭法，以炒至黑褐色为度。其功用与焦槟榔相似，可用于食积血痢。

目标检测

一、单项选择题

1. 山楂炒焦的作用是（　　）。

A.活血化瘀

B.治疗高血脂、高血压和冠心病

C.缓和对胃的刺激性，善于消食化积

D.缓和对胃的刺激性，长于消食止泻

E.收敛、止血、止泻

2.栀子炒焦的作用是（　　）。

A.缓和苦寒之性

B.提高凉血止血

C.增强清热泻火

D.行气力增强

E.解毒作用增强

3.焦山楂中（　　）

A.有机酸含量降低，黄酮类成分增高

B.有机酸含量降低，黄酮类成分降低

C.有机酸含量增高，黄酮类成分增高　　　　D.有机酸含量增高，黄酮类成分降低

E.有机酸含量降低，黄酮类成分不变

4.炒焦后能缓其苦寒，降低毒性，增强疏肝理气止痛作用的药物是（　　　）。

A.山楂　　　　　　　　　　　　　　　　B.川楝子

C.栀子　　　　　　　　　　　　　　　　D.槟榔

E.麦芽

5.焦槟榔的炮制作用是（　　　）。

A.增强杀虫消积，降气，利水，截疟作用　　B.缓和药性，增强杀虫消积作用

C.缓和药性，长于消食导滞　　　　　　　　D.缓和药性，长于降气，利水

E.缓和药性，长于消积，治血痢

6.生川楝子片面或碎块表面呈淡黄色，炒焦后的色泽为（　　　）。

A.黄色　　　　　　　　　　　　　　　　B.深黄色

C.焦黄色　　　　　　　　　　　　　　　D.棕褐色

E.带火色

二、多项选择题

1.山楂炒焦的目的是（　　　）。

A.破坏部分有机酸　　　　　　　　　　　B.黄酮类含量提高

C.缓和对胃的刺激性　　　　　　　　　　D.长于活血化瘀

E.增强消食止泻的作用

2.炒焦的目的是（　　　）。

A.增强消食健脾胃作用　　　　　　　　　B.缓和药性

C.降低毒性　　　　　　　　　　　　　　D.破坏酶，保存苷类成分

E.改变药性

3.炒焦后能缓和药性的药物是（　　　）。

A.山楂　　　　　　　　　　　　　　　　B.麦芽

C.川楝子　　　　　　　　　　　　　　　D.栀子

E.槟榔

三、问答题

1.简述炒焦法的注意事项。

2.简述药物炒焦的成品质量要求。

任务三　炒炭法

🖐 **任务引入**

将待炮制品置于温度适宜的炒制容器内，用武火或中火加热，炒至药物表面焦黑色或焦褐色，内部"存性"的方法，称炒炭法。

炒炭法多适用止血类药物。传统有"血为赤色，见黑则止"之说。

一、炮制目的

1.增强或产生止血作用　如地榆、白茅根、槐花等，炒炭后增强止血作用；干姜、乌梅、荆芥等，炒炭后产生止血作用。

2.增强止泻和止痢作用　如地榆、乌梅等，炒炭后增强止泻痢作用。

3.改变或缓和药性　如蒲黄，生品性滑，偏于行血化瘀，利尿通淋，炒炭后性涩，长于止血。

二、成品质量

1.炒炭品应外部黑色，内部存性。即炭药的表面应呈焦黑色、黑褐色或焦褐色；内部（断面或粉末）应部分炭化，而不应完全炭化甚至灰化，未炭化的部分仍应保存药物的固有气味。花、叶、草类炭药仍可清晰辨别药物的原形。如槐花、侧柏叶、荆芥、白茅根之类。

2.成品含生片和完全炭化者不得超过5%，含药屑、杂质不得超过3%。

三、注意事项

1.待炮制品应大小分档。

2.要控制好火力。一般质地坚实、片厚的药物宜用武火；质地疏松的花、叶、全草类及片薄的药物宜用中火。操作时要视具体药物灵活掌握。

3.出现火星要及时喷洒适量清水，以免燃烧，失去存性。

4.出锅后要及时摊开晾凉，待散尽余热和湿气，检查无复燃可能后，再收贮。

干 姜

【处方用名】干姜、炮姜、姜炭。

【来源】本品为姜科植物的干燥根茎。

【炮制方法】

1.干姜：取原药材，除去杂质，略泡，洗净，润透，切厚片或块，干燥，筛去碎屑。

2.炮姜：先将净河砂置炒制容器内，用武火加热，再加入干姜片或块，不断翻动，炒至鼓起，表面棕褐色，取出，筛去砂，晾凉。

3.姜炭：取干姜块，置炒制容器内，用武火加热，炒至表面焦黑色，内部棕褐色，喷淋少许清水，灭尽火星，略炒，取出晾干，筛去碎屑。

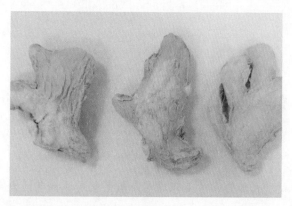

干姜

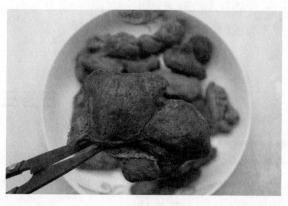

炮姜

【成品性状】

干姜为不规则的厚片或丁块。表面灰棕色或淡黄棕色。切面黄白色，有明显的筋脉小点，显粉性。有特异香气，味辛辣。

炮姜鼓起，表面棕黑色或棕褐色，内部棕黄色，质地疏松，气香，味辛辣。

姜炭表面焦黑色，内部棕褐色，体轻，质松脆，味苦微辣。

【炮制作用】

炮制品种	功效影响	临床应用
干姜	温中散寒，回阳通脉，燥湿消痰，能守能走，性热而偏燥，故对中焦寒邪偏胜而兼湿者以及寒饮伏肺的喘咳颇为相宜；因为力速而作用较强，故用于回阳救逆，其效甚佳。	常用于脘腹冷痛，呕吐泄泻，肢冷脉微，痰饮咳喘。
炮姜	苦、辛、温。温中散寒，温经止血。其辛燥之性较干姜弱，温里之力不如干姜迅猛，但作用缓和持久，且长于温中止痛、止泻和温经止血。	可用于中气虚寒的腹痛、腹泻和虚寒性出血。
姜炭	苦、涩、温。归脾、肝经。其辛味消失，守而不走，长于止血温经。其温经作用弱于炮姜，固涩止血作用强于炮姜。	可用于各种虚寒性出血，且出血较急，出血量较多者。

【备注】清代开始有炮姜炭、黑炮姜等名称，把炮姜和姜炭混为一个品种，近代有一部分地区也把两者作为一个炮制品，火候标准实为姜炭的标准。

乌 梅

【处方用名】乌梅、乌梅肉、乌梅炭、醋乌梅。

【来源】本品为蔷薇科植物梅的干燥近成熟果实。

【炮制方法】

1. 乌梅：取原药材，除去杂质，洗净，干燥。

2. 乌梅肉：取净乌梅，喷淋少许清水润软，打破，去核取肉，干燥或蒸软后剥取净肉，干燥，筛去碎屑。

3. 乌梅炭：取净乌梅或乌梅肉，置炒制容器内，用武火加热，炒至皮肉鼓起，表面呈焦黑色，喷淋清水少许，灭尽火星，取出晾凉，筛去碎屑。

4. 醋乌梅：取净乌梅或乌梅肉，用米醋拌匀，闷润至醋被吸尽，置适宜容器内，密闭，隔水加热2~4小时，取出干燥。净乌梅或乌梅肉每100kg，用米醋10kg。

乌梅色黑，炒炭不易掌握颜色变化，以炒至皮肉鼓起，黏质变枯，色焦黑为宜。

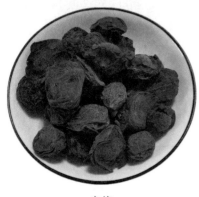

乌梅

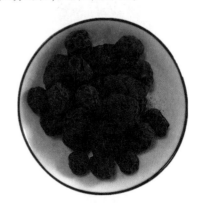

乌梅炭

【成品性状】

乌梅为不规则的球形或扁圆形。表面乌黑色，皱缩不平。果肉柔软，果核坚硬，椭圆形，棕黄色，内含淡黄色种子1粒。味极酸。

乌梅肉为去核果肉，呈乌黑色或棕黑色，气特异，味极酸。

乌梅炭皮肉鼓起发泡，质较脆，表面呈焦黑色，味酸兼苦。

醋乌梅形如乌梅或乌梅肉，质较柔润，略有醋气。

【炮制作用】

炮制品种	功效影响	临床应用
乌梅	生品长于生津止渴，敛肺止咳，安蛔。	多用于虚热消渴，肺虚久咳，蛔厥腹痛。
乌梅肉	功效和适用范围与乌梅同，因去核用肉，故作用更强。	
醋乌梅	功用亦相似，但收敛固涩作用更强。	尤其适用于肺气耗散之久咳不止和蛔厥。
乌梅炭	长于涩肠止泻，止血。	常用于久泻，久痢及便血，崩漏下血等。用乌梅烧存性为末，醋打米糊为丸，可治大便下血不止或小便尿血；或烧灰为末，乌梅汤调下，治妇人血崩。

地　榆

【处方用名】地榆、地榆炭。

【来源】本品为毛莨科植物地榆或长叶地榆的干燥根。后者习称"绵地榆"。

【炮制方法】

1. 地榆：取原药材，除去杂质；未切片者，洗净，除去残基，润透，切厚片，干燥，筛去碎屑。

2. 地榆炭：取地榆片，置炒制容器内，用武火加热，炒至表面焦黑色、内部棕褐色，取出晾凉，筛去碎屑。

【成品性状】

地榆为不规则的圆形厚片。表面紫红色或棕褐色，有排列成环状的小白点。周边暗紫色或灰褐色，粗糙，有纵皱纹。质坚。味微苦涩。

地榆炭表面呈焦黑色，内部棕褐色。具焦香气，味微苦涩。

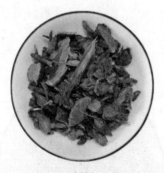

地榆

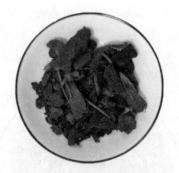

地榆炭

【炮制作用】

炮制品种	功效影响	临床应用
地榆	生品以凉血解毒力胜。	治湿疹，皮肤溃烂，可用生地榆浓汁，纱布浸湿外敷或用生地榆粉、煅石膏粉、枯矾研匀，撒布患处。
地榆炭	炒炭后长于收敛止血。	常用于各种出血症。

知识拓展

　　加工地榆片时，原药材泡洗的温度、泡洗时间、切制厚度等对鞣质影响很大。地榆宜制炭用，地榆炒炭应注意存性，制炭程度要轻，应介于炒炭与炒焦之间为宜。

蒲　黄

【处方用名】蒲黄、生蒲黄、炒蒲黄、蒲黄炭。

【来源】本品为香蒲科植物水烛香蒲、东方香蒲或同属植物的干燥花粉。

【炮制方法】

　1. 蒲黄：取原药材，揉碎结块，除去花丝及杂质。

　2. 蒲黄炭：取净蒲黄，置炒制容器内，用中火加热，炒至棕褐色，喷淋少许清水，灭尽火星，取出晾干。

　　蒲黄为花粉类药物，质轻松，炒制时火力不可过大，出锅后应摊晾散热，防止复燃，检查确已凉透，方能收贮。如喷淋较多，则须晾干，以免发霉。

【成品性状】

　　蒲黄为淡黄色粉末状。质轻，手捻有滑腻感，易附着手指上。气微，味淡。

　　蒲黄炭表面棕褐色或黑褐色。具焦香气，味苦涩。

【炮制作用】

炮制品种	功效影响	临床应用
蒲黄	生品性滑，以行血化瘀、利尿通淋力胜。	多用于瘀血阻滞的心腹疼痛，痛经，产后瘀痛，跌扑损伤，血淋涩痛。
蒲黄炭	炒炭性涩，能增强止血作用。	常用于咯血、吐血、衄血、尿血、便血、崩漏及外伤出血。

知识拓展

　　蒲黄生、炒品均有止血作用，但蒲黄炭具有加快血小板凝聚速度的作用，能缩短出血时间和凝血时间。

荆　芥

【来源】本品为唇形科植物荆芥的干燥地上部分。

【处方用名】荆芥、荆芥炭。

【炮制方法】

　1. 荆芥：取原药材，抢水洗净，稍润，切段，干燥。

　2. 荆芥炭：取净荆芥放入已经预热的炒制容器中，使用武火加热，炒至表面黑褐色，内部焦黄色，喷淋少许清水，灭尽火星，取出，放凉，筛去碎屑。

【成品规格】

　　荆芥为不规则小段状，茎方柱形，表面淡黄绿色或淡紫红色，被短柔毛，体轻，质脆，断面类白色，气芳香，味微涩而辛凉。

　　荆芥炭表面黑褐色，内部焦褐色，略具焦香气，味苦而辛。

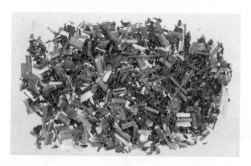

荆芥

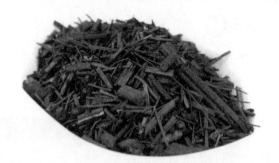

荆芥炭

【炮制作用】

炮制品种	功效影响	临床应用
荆芥	味辛，性微温。归肺、肝经。具有解表散风，透疹的作用。生品长于疏散风热，利咽喉，清头目。	多用于感冒，头痛，风疹等症。
荆芥炭	炒炭后辛散之性减弱，具有收涩止血的作用。	多用于便血，崩漏，产后血晕。

白茅根

【来源】本品为禾本科植物白茅的干燥根茎。

【处方用名】白茅根、茅根炭。

【炮制方法】

1. 白茅根：取原药材，除去杂质，洗净，微润，切段，干燥，筛去碎屑。

2. 茅根炭：取净白茅根放入已经预热的炒制容器中，使用中火加热，炒至有大量烟气逸出，表面焦褐色，喷淋少许清水，灭尽火星，取出，放凉，筛去碎屑。

【成品规格】

白茅根呈圆柱形小段，表面黄白色或淡黄色，微有光泽，具纵皱纹，节明显，稍突起，体轻，质略脆，断面皮部白色，多有裂隙，放射状排列，中柱淡黄色，易与皮部剥离，味微甜。

茅根炭表面黑褐色至黑色，具纵皱纹，有的可见淡棕色稍隆起的节。略具焦香气，味苦。

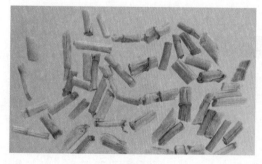

白茅根

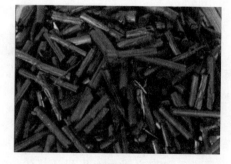

茅根炭

【炮制作用】

炮制品种	功效影响	临床应用
白茅根	味甘，性寒。归肺、胃、膀胱经。具有凉血止血，清热利尿的作用。	用于血热吐血，衄血，尿血，热病烦渴，黄疸，水肿，热淋涩痛及急性肾炎水肿。
茅根炭	炒炭后其寒性减弱，止血作用增强。	用于各种出血症。

侧柏叶

【来源】本品为柏科植物侧柏的干燥枝梢及叶。

【处方用名】侧柏叶、侧柏叶炭。

【炮制方法】

1.侧柏叶：取原药材，除去硬梗及杂质，阴干。

2.侧柏叶炭：取净侧柏叶放入已经预热的炒制容器中，使用武火加热，炒至表面焦褐色，内部焦黄色，喷淋少许清水，灭尽火星，取出，放凉，筛去碎屑。

【成品规格】

侧柏叶为带叶枝梢，多分枝，小枝扁平，叶细小鳞片状，交互对生，贴伏于枝上，深绿色或黄绿色，质脆，易折断，气清香，味苦涩、微辛。

侧柏叶炭表面呈黑褐色，有光泽，质脆易碎，断面焦黄色，具焦香气，味微苦涩。

【炮制作用】

炮制品种	功效影响	临床应用
侧柏叶	味苦、涩，性寒。归肺、肝、脾经。具有凉血止血，生发乌发的作用。生品以清热凉血，祛痰止咳为主。	用于咯血，吐血，衄血，便血，崩漏下血，血热脱发，须发早白等症。
侧柏叶炭	炒炭后缓和寒凉之性，增强止血作用。	用于热邪不盛的各种出血症。

茜　草

【来源】本品为茜草科植物茜草的干燥根及根茎。

【处方用名】茜草、茜草炭。

【炮制方法】

1.茜草：取原药材，除去残茎及杂质，洗净，润透，切厚片或段，干燥。

2.茜草炭：取净茜草放入已经预热的炒制容器中，使用武火加热，炒至表面焦黑色，内部棕褐色，喷淋少许清水，灭尽火星，取出，放凉，筛去碎屑。

【成品规格】

茜草为不规则圆片或段，切面紫红色，木部宽广，浅黄红色，周边红棕色或暗棕色，具细纵皱纹及少数细根痕，皮部脱落处呈黄红色，质脆，易折断，气微，味微苦，久嚼刺舌。

茜草炭表面呈黑褐色，内部棕褐色，气微，味苦、涩。

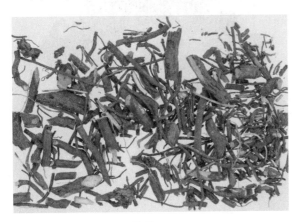

茜草

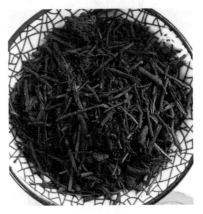

茜草炭

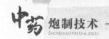
【炮制作用】

炮制品种	功效影响	临床应用
茜草	味苦，性寒。归肝经。具有凉血，止血，祛瘀，通经的作用。生品以活血祛瘀，清热凉血为主，也能止血。	用于经闭瘀阻，跌扑损伤，关节痹痛，血热所致的各种出血症。
茜草炭	炒炭后寒性减弱，增强止血作用。	用于各种出血症。

藕 节

【来源】本品为睡莲科植物莲的干燥根茎节部。

【处方用名】藕节、藕节炭。

【炮制方法】

1．藕节：取原药材，除去残留的藕梢和须根，洗净，干燥，筛去灰屑。

2．藕节炭：取净藕节放入已经预热的炒制容器中，使用武火加热，炒至表面焦黑色，内部黄褐色，喷淋少许清水，灭尽火星，取出，放凉，筛去碎屑。

【成品规格】

藕节呈短圆柱形，中部稍膨大，表面灰黄色至灰棕色，有残存的须根及须根痕，偶见暗红棕色的鳞叶残基，断面有多数类圆形孔，质硬，味微甘、涩。

藕节炭表面黑褐色或焦黑色，内部黄褐色或棕褐色，质坚脆，气微，味微甘、涩。

【炮制作用】

炮制品种	功效影响	临床应用
藕节	味甘、涩，性平。归肝、肺、胃经。具有止血，消瘀的作用。生用凉血止血化瘀。	多用于吐血，咯血、衄血、尿血等多种出血症。
藕节炭	炒炭后收涩之性增强，止血之功更佳。	

大 蓟

【来源】本品为菊科植物蓟的干燥地上部分。

【处方用名】大蓟、大蓟炭。

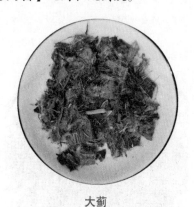

大蓟

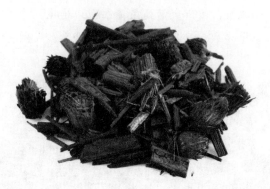

大蓟炭

【炮制方法】

1．大蓟：取原药材，洗净润透，切段，干燥。

2．大蓟炭：取净大蓟放入已经预热的炒制容器中，使用武火加热，炒至表面焦黑色，内部棕褐色，喷淋少许清水，灭尽火星，取出，放凉，筛去碎屑。

【成品规格】

大蓟为不规则小段或片，是茎、叶、花、根的混合物，茎表面绿褐色，有数条纵棱，被丝状毛，根呈褐色，气微，味淡。

大蓟炭表面黑褐色，质松脆，断面棕黑色，具焦香气，味苦。

【炮制作用】

炮制品种	功效影响	临床应用
大蓟	味甘，苦，性凉。归心、肝经。具有凉血止血，祛瘀消肿的作用。	生品以凉血消肿力胜。用于吐血，呕血，便血，崩漏下血，外伤出血等症。
大蓟炭	炒炭后凉性减弱，收敛止血作用增强。	用于各种出血症。

卷 柏

【来源】本品为柏科植物卷柏或垫状卷柏的干燥全草。

【处方用名】卷柏、卷柏炭。

【炮制方法】

1.卷柏：取原药材，除去残留的须根及杂质，洗净，切段，干燥。

2.卷柏炭：取净卷柏放入已经预热的炒制容器中，使用武火加热，炒至表面焦黑色，喷淋少许清水，灭尽火星，取出，放凉，筛去碎屑。

【成品规格】

卷柏为不规则小段，枝扁，表面绿色或棕黄色，枝上密生鳞片状小叶，背叶背面的膜质边缘呈棕黑色，质脆，易折断，味淡。

卷柏炭表面焦黑色，微具光泽。体轻质脆，具焦香气，味微苦。

【炮制作用】

炮制品种	功效影响	临床应用
卷柏	味微辛，性平。归肝、心经。具有活血通经的作用。	生品活血通经，多用于经闭痛经，癥瘕痞块，跌扑损伤。
卷柏炭	具有化瘀止血作用。	用于吐血，便血，崩漏等症。

🧪 目标检测

一、单项选择题

1.蒲黄炭的作用是（　　　）。

A.活血行瘀　　　　　　　　　　　　B.清热凉血

C.收敛止血　　　　　　　　　　　　D.凉血止血

E.活血补血

2.荆芥炭的作用是（　　　）。

A.清热凉血　　　　　　　　　　　　B.凉血止血

C.收敛止血　　　　　　　　　　　　D.产生止血

E.增强止血

3.荆芥具有明显止血作用的制剂是（　　　）。

A. 生荆芥水煎剂   B. 荆芥炭水煎剂

C. 生荆芥挥发油乳剂   D. 生荆芥提油后水煎剂

E. 荆芥炭混悬液

4. 姜炭的作用是（   ）。

A. 温中回阳   B. 和中止呕

C. 止血温经   D. 温经止咳

E. 收敛止血

5. 生品性滑，偏于活血化瘀，利尿通淋；炒炭后性涩，偏于止血的药物是（   ）。

A. 地榆   B. 荆芥

C. 蒲黄   D. 侧柏叶

E. 大蓟

6. 白茅根炭的程度为（   ）。

A. 表面焦黑色，内部焦褐色   B. 表面焦黑色，内部焦黄色

C. 表面焦褐色，手捻粉末呈焦黄色   D. 表面焦褐色，手捻粉末呈褐色

E. 表面焦黑色，手捻粉末呈黑色

二、多项选择题

1. 炒炭的目的是（   ）。

A. 增强止血作用   B. 产生止血作用

C. 增强或产生止泻、止痢作用   D. 缓和药性

E. 降低毒性

2. 须用中火炒炭的药物是（   ）。

A. 地榆   B. 侧柏叶

C. 蒲黄   D. 槐花

E. 白茅根

3. 花叶类炭药的程度规律是（   ）。

A. 表面焦褐色，或黑褐色   B. 表面焦黑色

C. 手捻碎末呈褐色   D. 手捻碎末呈焦黑色

E. 呈原花叶形

三、问答题

1. 简述荆芥炒炭的方法及荆芥炭的作用特点。

2. 简述地榆炒炭的方法。

项目小结

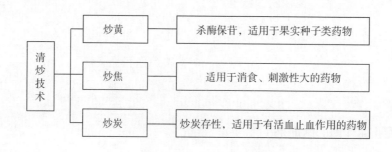

项目七　加辅料炒

净制或切制后的药物与固体辅料同炒的方法，称为加辅料炒法。

加辅料炒的主要目的是降低毒性，缓和药性，增强疗效和矫臭焦味等。同时，辅料具有中间传热作用，能使药物受热均匀。

常用的加辅料炒法有麸炒、米炒、土炒、砂烫、滑石粉烫、蛤粉烫等。

任务一　麸炒

任务引入

将净制或切制后的药物用麦麸熏炒的方法，称为麸炒法。按照《中国药典》（2020年版）四部"炮制通则"规定，根据药材的特性，设计合理的炮制工艺，将苍术、枳壳、僵蚕等药材进行麸炒，以满足临床用药需求，操作中应注意药材的质地、药性和炮制目的的不同要求，采用适宜的加热火力和加热时间及麦麸用量。

麸炒又称"麦麸炒"或"麸皮炒"。炒制药物所用的麦麸未制者称净麸炒或清麸炒；麦麸经用蜂蜜或红糖制过者则称蜜麸炒或糖麸炒。

麦麸性味甘平，具有和中作用。明代《本草蒙筌》有"麦麸皮制抑酷性勿伤上膈"的记载。故常用麦麸炒制补脾胃或作用峻烈及有腥味的药物。

一、炮制目的

1.增强疗效　具有补脾作用的药物，如山药、白术等，经麦麸炒制后，可增强其疗效。

2.缓和药性　某些作用强烈的药物，如枳实具强烈的破气作用、苍术药性燥性，经麸炒后药性缓和，不致耗气伤阴。

3.矫臭矫味　如僵蚕，生品气味腥臭，经麸炒后，矫正其气味，便于服用。

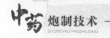

二、操作方法

1. 手工操作方法

（1）净制：取药物，除去杂质，大小分档。

（2）麦麸的处理：将麦麸用二号罗罗去面粉和碎麸，留用片大者。或将净麦麸用蜂蜜或红糖拌制后干燥或低温炒干，作蜜麸或糖麸用。江西地区用谷糠代替麦麸用。

（3）预热：用中火加热，使炒药锅的热度达到饮片麸炒时所要求的温度。

麸炒法的锅温，最好用麦麸来判断。方法是：往中火加热的锅底及其周围各个对称点上快速撒入少许麦麸，若稍停即焦化冒烟，又无火星出现，即可判定锅温适中。

（4）炒制：将麦麸均匀、快速地撒入温度适宜的热锅内，继续用中火加热，待起烟时，立即投入分档的待炮制品，快速翻动并适当控制火力，炒至饮片表面呈黄色或深黄色时，迅速取出，立即用铁丝筛筛去焦麦麸和药屑，摊凉。除另有规定外，一般每100kg净药物，用麦麸10~15kg。

（5）收贮：将符合成品质量标准的饮片，按药典规定的方法及时贮藏。

知识拓展

蜜麸和糖麸的制法

在炼蜜或红糖中加入适量开水，趁热喷洒于麸皮上，边喷边搅拌，使炼蜜或红糖被麸皮均匀吸收，然后搓压过筛，干燥；或拌匀后，置锅内用微火炒至黄褐色，放凉。一般麸皮、蜂蜜或红糖、清水的比例为10：2：1。

三、成品质量

1. 麸炒品表面呈淡黄色或鲜黄色、深黄色，具有药物与焦麦麸的混合气味。

2. 成品含生片、糊片不得超过2%，含药屑、杂质不得超过2%。

四、注意事项

1. 炒前要分档，使熏炒的时间和色泽一致。

2. 麦麸以片大者为佳。片小会很快焦化完全，导致烟气不足。

3. 药物以干燥为宜，以免黏附焦麦麸。

4. 火力要适宜，一般用中火，使麦麸产生浓烟熏烤药物。

5. 撒麸要均匀，翻炒要迅速，以免药物受热不匀或程度太过。

6. 出锅后要快速出锅和并及时筛去焦麦麸，以免影响成品质量。

苍　术

【处方用名】苍术、茅苍术、炒苍术、焦苍术。

【来源】本品为菊科植物茅苍术或北苍术的干燥根茎。

【炮制方法】

1. 苍术：取原药材，除去杂质，用水浸泡，洗净，润透，切厚片，干燥，筛去碎屑。

2. 麸炒苍术：先将锅烧热，撒入麦麸，用中火加热，待冒烟时投入苍术片，不断翻动，炒至表面呈深黄色时取出，筛去麦麸，放凉。

3. 焦苍术：取苍术片置热锅内，用中火炒至表面呈褐色时，喷淋少许清水，再文火炒干，取出放凉，筛去碎屑。

【成品性状】

苍术为不规则的厚片，边缘不整齐，表面黄白色或灰白色，散有多数橙黄色或棕红色的油点（俗称"朱砂点"），以及析出白毛状结晶（习称"起霜"）。周边灰棕色，质坚实。气香特异，味微甘、辛、苦。

麸炒苍术表面深黄色，香气较生品为浓。焦苍术表面焦褐色，有焦香气。

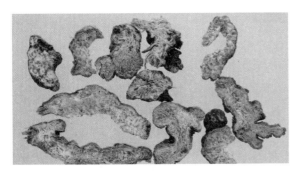
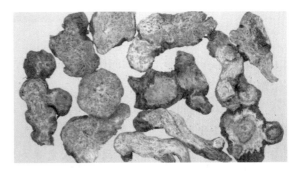

苍术　　　　　　　　　　　　　　　　　　麸炒苍术

【炮制作用】

炮制品种	功效影响	临床应用
苍术	生苍术温燥而辛烈，化湿和胃之力强，而且能走表去风湿。	用于风湿痹痛，感冒夹湿，湿温发热，脚膝疼痛。
麸炒苍术	麸炒后缓和燥性，气变芳香，增强了健脾燥湿的作用。	用于脾胃不和，痰饮停滞，青盲雀目。
焦苍术	炒焦后辛燥之性大减。	用于固肠止泻。

知识拓展

《本草纲目》谓："苍术性燥，故以糯米泔浸去其油，切片焙干用。"当时已认识到苍术之燥性与其所含之"油"有关。苍术挥发油过量对人体表现出明显的副作用，中医称之为"燥性"。常用米泔水浸炒、麸炒、清炒等方法炮制。制后均可使挥发油含量下降，并以麸炒和米泔水制效果为佳。说明古人利用炮制的方法去除苍术的燥性是有科学道理的。

枳 实

【来源】本品为芸香科植物酸橙及其栽培变种或甜橙的干燥幼果。

【处方用名】枳实、炒枳实、麸炒枳实。

【炮制方法】

1. 枳实：取原药材，洗净，润透，切薄片，干燥，筛去碎屑。

2. 麸炒枳实：取麦麸均匀撒入已经预热的炒制容器中，用中火加热，待烟起时即刻投入净枳实，不断拌炒，炒至药物表面颜色加深时，取出，筛去麸皮，放凉。每100kg净枳实，用麸皮10kg。

【成品规格】

枳实呈不规则弧状条形或圆形薄片，切面外皮黑绿色至暗棕色，中果皮黄白色或黄棕色，近外缘有油室，条片内侧和圆片中央有棕褐色瓤囊，质坚硬，气清香，味苦、辛、酸。

麸炒枳实表面色较深，偶有焦斑，质脆，气焦香，味微苦，微酸。

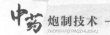
【炮制作用】

炮制品种	功效影响	临床应用
枳实	味苦、辛、酸，性温，归脾、胃经。具有破气消积，化痰消痞的作用。生品以破气化痰为主，但破气作用强烈，有损伤正气之虑，适宜气壮邪实者。	用于胸痹，痰饮，中风等症。
麸炒枳实	麸炒后能缓和峻烈之性，以免损伤正气，以散结消痞力胜。	用于胃脘痞满，下痢泄泻，大便秘结等症。

枳 壳

【处方用名】枳壳、炒枳壳。

【来源】本品为芸香科植物酸橙及其栽培变种的干燥未成熟果实。

【炮制方法】

1. 枳壳：取原药材，除去杂质，用清水浸泡约 1 小时，洗净捞出，闷润 24~48 小时，至内外水分一致时切薄片，干燥，筛去脱落的瓤核。

2. 麸炒枳壳：先将锅烧热，均匀撒入定量麦麸，用中火加热，待烟起投入枳壳片，不断翻动，炒至色度深时取出，筛去麦麸，放凉。枳壳片每 100kg，用麦麸 10kg。

【成品性状】

枳壳为弧形条状薄片，表皮青绿色或棕褐色，切面黄白色，质脆，气清香，味苦微酸。

麸炒枳壳色较深，有的有焦斑。气焦香，味较弱。

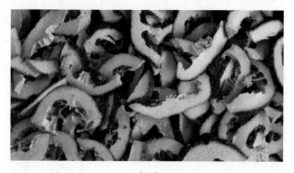

枳壳

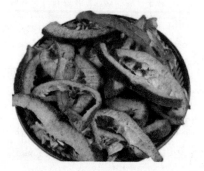

麸炒枳壳

【炮制作用】

炮制品种	功效影响	临床应用
枳壳	生枳壳作用较强，可行气宽中除胀。	用于胁肋胀痛。如治肝气郁结，胸膜痞胀疼痛。
麸炒枳壳	麸炒后减低其刺激性，缓和燥性和酸性，增强健胃消胀的作用。	用于宿食停滞，呕逆嗳气。麸炒枳壳因其作用缓和，同时宜用于年老体弱而气滞者。

知识拓展

去瓤枳壳生品和炮制品的挥发油含量均比连瓤枳壳高，可见枳壳的挥发油大多数在果皮，瓤作为非药用部分除去是有一定道理的。麸炒后挥发油含量减少，从而减缓了枳壳对肠道平滑肌的刺激，这点完全符合古人说的"麸皮制其燥性而和胃"及有关文献对枳壳生用峻烈，麸炒略缓的记载。

僵 蚕

【处方用名】僵蚕、白僵蚕、炒僵蚕。

【来源】本品为蚕蛾科昆虫家蚕的幼虫在未吐丝前，因感染白僵菌而发病致死的僵化干燥虫体。

【炮制方法】

1. 僵蚕：取原药材，筛去灰屑，簸去丝毛，洗净，晒干。

2. 麸炒僵蚕：先用中火将锅加热，均匀撒入定量麦麸，待起烟时加入净僵蚕，急速翻炒至表面呈黄色时出锅，筛去麸皮，放凉。僵蚕每 100kg，用麦麸 10kg。

【成品性状】

僵蚕为圆柱形，多弯曲皱缩，表面灰黄色。被有白色粉霜，质硬而脆，断面棕黄色，有光泽。气微腥，味微咸。

麸炒僵蚕表面黄棕色或黄白色，偶有焦黄斑。气微腥，有焦麸气，味微咸。

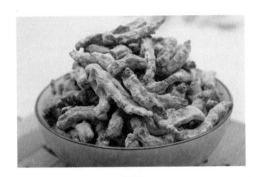

僵蚕

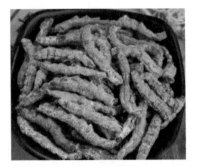

麸炒僵蚕

【炮制作用】

炮制品种	功效影响	临床应用
僵蚕	生僵蚕辛散之力较强，药力较猛。	用于惊痫抽搐，肝风头痛等症。
麸炒僵蚕	麸炒后疏风走表之力稍减，长于化痰散结。	用于瘰疬痰核，中风失音等症。

目标检测

一、单项选择题

1. 麸炒苍术的作用是（　　　）。

A. 缓和燥性，增强健脾止泻　　　　　　　B. 缓和燥性，增强健脾燥湿

C. 缓和辛燥之性，用于固肠止泻　　　　　D. 缓和辛燥之性，用于健胃消胀

E. 缓和温燥之性，增强化湿和胃

2. 苍术中哪种成分过量，会对人体造成危害，中医称之为"燥性"（　　　）。

A. 苷类　　　　　　　　　　　　　　　　B. 挥发油

C. 生物碱　　　　　　　　　　　　　　　D. 鞣质

E. 有机酸

3. 麸炒枳壳能缓和刺激性，减少副作用的原理是（　　　）。

A. 除去部分挥发油　　　　　　　　　　　B. 黄酮类成分减少

C. 生物碱含量降低　　　　　　　　　　　D. 产生香味

E. 使苷类成分减少

4. 僵蚕炮制常用的辅料是（　　　）。

A. 米 　　　　　　　　　　　　　　　　B. 麦麸

C. 蛤粉 　　　　　　　　　　　　　　　D. 土

E. 滑石粉

5. 麸炒法的辅料用量，一般是每 100kg 药物用麦麸（　　　）。

A. 10kg 　　　　　　　　　　　　　　　B. 20kg

C. 10~15kg 　　　　　　　　　　　　　D. 25kg

E. 30kg

6. 麸炒薏苡仁的程度为（　　　）。

A. 表面微黄色，有香气 　　　　　　　　B. 表面深黄色，有香气

C. 表面黄棕色，有香气 　　　　　　　　D. 表面棕褐色，有香气

E. 表面焦褐色，有香气

二、多项选择题

1. 下列关于麸炒法的叙述，正确的是（　　　）。

A. 药物炒前要净选，分档 　　　　　　　B. 麸炒时用中火加热

C. 撒麸要均匀，操作要迅速 　　　　　　D. 药物与麦麸应同时投入锅内炒制

E. 出锅后快速筛去焦麦麸

2. 药物麸炒后的炮制作用，叙述正确的是（　　　）。

A. 麸炒苍术，缓其辛燥之性，增强健脾燥湿作用　　B. 麸炒薏苡仁，增强健脾止泻作用

C. 麸炒芡实，增强补脾止泻作用 　　　　D. 麸炒椿皮，降低毒性，利于服用

E. 麸炒白术，缓其燥性，增强健脾和胃作用

3. 色泽为微黄色至黄色的药物是（　　　）。

A. 麸芡实 　　　　　　　　　　　　　　B. 麸僵蚕

C. 麸山药 　　　　　　　　　　　　　　D. 麸薏苡仁

E. 麸苍术

三、问答题

1. 简述麸炒法的操作方法。

2. 简述麸炒法的炮制目的。

任务二　米炒

任务引入

　　将净制或切制后的药物与米同炒的方法，称为米炒法。亦称米拌炒。按照《中国药典》（2020 年版）四部"炮制通则"规定，根据药材的特性，设计合理的炮制工艺，将党参、斑蝥等药材进行米炒，以满足临床用药需求。操作中应注意药材的质地、药性和炮制目的的不同要求，采用不同加热火力和加热时间、大米的用量。

一、炮制目的

1.增强药物的健脾止泻作用，如党参。

2.降低药物的毒性，矫正不良气味，如红娘子、斑蝥。

米炒药物所用的米，一般认为以糯米为佳，有些地区采用"陈仓米"，通常多用大米。大米甘温，健脾和中，去毒。米炒时，利用米的润燥作用，以缓和药物的燥性。如《修事指南》记载"米制润燥而泽"，米炒后产生焦香气，并借米谷之气，增强某些药物的健脾和中作用。因米主含淀粉，米炒时能使昆虫类药物的毒性成分因受热而部分升华散失，部分被米吸附，以降低药物的毒性，故而米炒多用于炮制某些补益脾胃药和某些昆虫类有毒性的药物。

二、操作方法

1.手工操作方法

（1）净制：取药物，除去杂质，大小分档。

（2）预热：用中火加热，使炒药锅的热度达到药物米炒时所要求的温度。

（3）炒制：有两种操作方法：①拌米法；将米均匀撒入温度适宜的锅内，用中火加热，待米冒烟时，投入净药物，拌炒至米呈黄棕色时，取出，筛去米，摊凉。②贴米法：先将米渍湿，沥尽水分，均匀平贴于热锅底；或在锅内加入适量清水，将米倒入锅内加热，使米平贴锅底。用中火加热，待米冒烟时，投入净药物，轻轻翻动米上的药物，炒至米大多呈黄棕色，少数焦褐色或焦黑色时，取出，筛去米，放凉。

炮制用米，多为大米或糯米。除另有规定外，一般每100kg净药物，用米20kg。

（4）收贮：将符合成品质量标准的饮片，按药典规定的方法贮藏。

2.机械炒制

米炒药物临床用量少，大多是临用时手工炮制，一般较少用机械炒制。

三、成品质量

1.昆虫类药物，米炒品颜色加深，有光泽，腥臭气减弱；植物类药物，米炒品呈老黄色或深黄色，有香气。

2.成品含药屑、杂质不得超过1%。

四、注意事项

1.米炒药物所用的米，以糯米为佳，通常多用大米。

2.炮制有毒药物时，应加强劳动保护，以防中毒。

3.一般用米的色泽判断炮制程度。拌米法炒至米呈均匀的黄棕色为度，贴米法炒至米大多数呈黄棕色、少数呈焦褐色或焦黑色为度。

党 参

【处方用名】党参、炒党参、炙党参。

【来源】本品为桔梗科植物党参及同属多种植物的根。

【炮制方法】

1. 党参：取原药材，除去杂质，洗净，润透，切厚片或段，干燥筛去碎屑。

2. 米炒党参：将米置热锅内，用中火加热炒至冒烟时投入党参拌炒，至米呈黄棕色，党参呈深黄色时取出，筛出米，放凉。党参每100kg，用米20kg。

3. 蜜炙党参：取炼蜜用适量冷开水稀释，与党参拌匀，闷透，待蜜水吸尽后，投入热锅内，文火加热翻动，至党参呈金黄色，不粘手时取出，放凉。

党参每100kg，用炼蜜25kg。

【成品性状】

党参呈椭圆形或类圆形片或段状，表面黄棕色，切面黄白色或棕色，有裂隙或菊花纹，中央有黄色圆心，周边淡黄白色，有纵皱纹。有特殊香气，味微甜。

米炒党参表面深黄色，具香气。蜜炙党参呈黄棕色，显光泽，味甜。

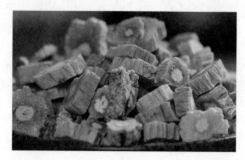

党参

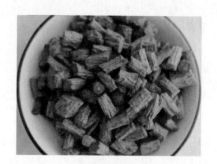

米炒党参

【炮制作用】

炮制品种	功效影响	临床应用
党参	生党参以益气生津力胜。	用于气阴两伤或气血两亏。
米炒党参	米炒后气味焦香，增强健脾止泻的作用。	用于脾胃虚弱，泄泻，脱肛等症。
蜜党参	蜜制取其甘缓，增强补中益气作用，既可补中益气，又能润燥养阴。	用于气血两虚之症。

斑 蝥

【处方用名】斑蝥、炒斑蝥。

【来源】本品为芫青科昆虫南方大斑蝥或黄黑小斑蝥的干燥体。

【炮制方法】

1. 斑蝥：取原药材，去头、足、翅及杂质。

2. 米炒斑蝥：将米置热锅内，用中火加热炒至冒烟，投入斑蝥拌炒，至米呈黄棕色、斑蝥微挂火色时，取出，筛去米，摊凉。斑蝥每100kg，用米20kg。

【成品性状】

斑蝥为去除头、足、翅的干燥躯体，略呈长圆形，背部有三条黄色或棕黄色的横纹，胸腹部乌黑色，有特殊臭气。

米炒斑蝥微挂火色，显光泽，臭味轻微。

【炮制作用】

炮制品种	功效影响	临床应用
斑蝥	生斑蝥多外用，毒性较大，以攻毒蚀疮为主。	用于瘰疬瘘疮，痈疽肿毒，顽癣瘙痒等症。
米炒斑蝥	米炒后，降低其毒性，矫正其气味。可内服。以通经，破癥散结为主。	用于经闭，癥瘕，狂犬咬伤，瘰疬，肝癌，胃癌等症。

知识拓展

斑蝥中的有毒物质为斑蝥素，对皮肤、黏膜有强烈的刺激性，能引起充血、发赤和起泡。口服毒性很大，可引起口咽部灼烧感、恶心、呕吐、腹部绞痛、血尿及中毒性肾炎等症状。往往引起肾功能衰竭或循环衰竭而致死亡。故不可生品内服。口服必须经过炮制加工。

从斑蝥素理化特性来说，以米炒为宜。由于斑蝥素在84℃开始升华，其升华点为110℃，米炒时锅温为128℃，正适合斑蝥素的升华，又不至于温度太高致使斑蝥焦化。当斑蝥与糯米同炒时，由于斑蝥均匀受热，使斑蝥素部分升华而含量降低，从而使其毒性减弱。其次，斑蝥呈乌黑色，单炒难以判断炮制火候，而米炒既能很好地控制温度，又能准确地指示炮制程度，说明用米炒的方法炮制斑蝥是科学的。

目标检测

一、单项选择题

1. 米炒斑蝥降低毒性的原理是（　　　　）。

A. 斑蝥素氧化　　　　　　　　　　B. 斑蝥素分解

C. 斑蝥素溶解　　　　　　　　　　D. 斑蝥素还原

E. 斑蝥素升华

2. 米炒党参的作用是（　　　　）。

A. 增强益气生津　　　　　　　　　B. 增强补中益气

C. 增强健脾止泻　　　　　　　　　D. 增强健脾益胃

E. 增强补肾生精

3. 米炒法的辅料用量，一般是每100kg药物用米（　　　　）。

A. 10kg　　　　　　　　　　　　　B. 20kg

C. 30kg　　　　　　　　　　　　　D. 40kg

E. 50kg

4. 生品长于益气生津；米炒后增强健脾止泻作用的药物是（　　　　）。

A. 山药　　　　　　　　　　　　　B. 党参

C. 薏苡仁　　　　　　　　　　　　D. 白术

E. 芡实

5. 下列关于斑蝥的叙述，正确的是（　　　　）。

A. 斑蝥生品有大毒，不入药

B. 斑蝥生品有大毒，可内服和外用，但用量要少

C. 斑蝥米炒后能消除其毒性

D. 斑蝥米炒后能降低毒性，可供内服

E. 斑蝥麸炒后能降低毒性，可供内服

6. 米炒斑蝥的程度为（　　）。

A. 表面棕黄色，臭气轻微　　　　　　　　B. 表面深黄色，臭气轻微

C. 表面焦黄色，臭气轻微　　　　　　　　D. 表面焦黄色，有光泽，臭气轻微

E. 表面挂火色，有光泽，臭气轻微

二、多项选择题

1. 米炒斑蝥降低毒性的原理是（　　　）。

A. 部分斑蝥素分解　　　　　　　　　　　B. 部分斑蝥素升华

C. 部分斑蝥素氧化　　　　　　　　　　　D. 部分斑蝥素被米吸附

E. 破坏蚁酸

2. 米炒药物的炮制作用是（　　　）。

A. 降低毒性和刺激性　　　　　　　　　　B. 矫臭矫味

C. 缓和辛燥之性　　　　　　　　　　　　D. 增强健脾止泻作用

E. 增强润肺止咳作用

3. 用米炒法以降低毒性的药物是（　　　）。

A. 斑蝥　　　　　　　　　　　　　　　　B. 红娘子

C. 马钱子　　　　　　　　　　　　　　　D. 党参

E. 麦冬

三、问答题

1. 如何通过米的色泽来判断米炒法的程度是否适中？

2. 简述米炒法的两种操作方法。

任务三　土炒

🥣 任务引入

　　将净制或切制后的药物与灶心土（伏龙肝）拌炒的方法，称为土炒，亦有用黄土、赤石脂炒者。按照《中国药典》（2020 年版）四部"炮制通则"规定，根据药材的特性，设计合理的炮制工艺，将山药、白术等药材进行土炒，以满足临床用药需求。操作中应注意药材的质地、药性和炮制目的的不同要求，采用不同加热火力和加热时间、灶心土的用量。

一、炮制目的

　　土炒能增强药物补脾止泻的功能。如《本草蒙筌》有"陈壁土制，窃真气骤补中焦"的记载。灶心土为辛性温，能温中燥湿，止呕止血，故用来炮制补脾止泻的药物，如山药、白术，以增强其效用。灶心土经多次烧炼，含多种碱性氧化物，具有中和胃酸的作用。另外，灶心土能缓和药性，如白术等辛燥之性的药物，土炒后辛燥之性降低，避免刺激脾胃。

二、操作方法

土炒一般为手工操作。

（1）净制：取药物，除去杂质，大小分档。

（2）土粉的处理：灶心土是经柴草长时间烧炼的灶中黄土，又称伏龙肝。除去外部焦黑色部分，选取红褐色土块，碾细后，用五号筛选取细粉，使炒时土粉能均匀黏附于药物表面。

（3）预热：取定量的土粉置于锅内，中火加热至土粉色泽稍深、搅动时显得轻松滑利时，即达到土炒所要求的温度。

（4）炒制：将净药物立即投入加热至灵活状态的土粉中，用中火加热，不断翻动，炒至药物表面均匀挂一层土粉，并有香气逸出时，将药物与土一并取出，立即用铁丝筛筛去土粉，取药物，放凉。

除另有规定外，一般每 100kg 净药物，用灶心土 25~30kg。

（5）收贮：将符合成品质量标准的饮片，按药典规定的方法贮藏。

三、成品质量

1. 土炒品表面均匀挂一层土粉，呈土黄色，微带焦斑，有土香气。

2. 成品含生片、糊片不得超过 2%。

四、注意事项

1. 土粉要细腻，否则不易粘染药物。

2. 土炒的温度要适宜。过高，药物易焦糊；过低，药物内部的水分及汁液渗出较少，土粉又不易粘染药物。

3. 操作要迅速。出锅后应立即筛去土粉，以防药物焦化。

4. 土粉可连续使用，但若土色变暗，应及时更换新土。

山 药

【处方用名】山药、淮山药、土炒山药、炒山药。

【来源】本品为薯蓣科植物薯蓣的干燥根茎。

【炮制方法】

1. 山药：取原药材，除去杂质，大小分开，洗净，润透，切厚片，干燥。筛去碎屑。

2. 土炒山药：将灶心土细粉置于锅内，用中大火加热至轻松滑利状态时，再投入山药片拌炒，至表面均匀挂土粉时取出，筛去土粉，放凉。山药每 100kg，用灶心土 30kg。

3. 麸炒山药：取麦麸撒入热锅内，用中火加热，待其冒烟时投入山药片，不断翻动，至黄色时，取出，筛去麦麸，晾凉。山药片每 100kg，用麦麸 10kg。

【成品性状】

山药呈类圆形厚片，表面白色或淡黄色，周边显浅黄白色，质地坚脆，粉性。无臭，味淡，微酸。

土炒山药表面土红色，粘有土粉，略具焦香气。

麸炒山药，切面黄白色或微黄色，偶有焦斑，略具焦香气。

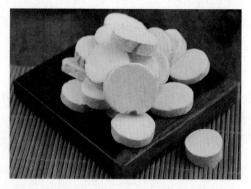

山药

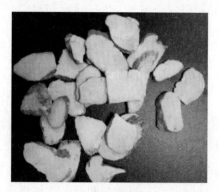

麸炒山药

【炮制作用】

炮制品种	功效影响	临床应用
山药	生用功偏补肾生精，益肺肾之阴。	
土炒山药	以补脾止泻为主。	用于脾虚久泻，久痢不止；治肾虚精关不固，梦遗滑精。
麸炒山药	长于补脾健胃，固精止带。	用于脾虚食少，泄泻便溏，白带过多等症。

知识拓展

山药主含薯蓣皂苷、黏液蛋白及大量淀粉。薯蓣皂苷元是合成甾体激素类药物的原料。实验研究表明，生品与炮制品薯蓣皂苷元的含量依次是：土炒品 > 清炒品 > 麸炒品 > 生品。可见以土炒品增加最多。

白　术

【处方用名】白术、土炒白术、炒白术。

【来源】本品为菊科植物白术的干燥根茎。

【炮制方法】

1. 白术：取原药材，除去杂质，用水润透切厚片、干燥。筛去碎屑。

2. 土炒白术：将灶心土细粉置于锅内，用中火加热，炒至土呈灵活状态时投入白术片，炒至白术表面均匀挂土粉时，取出，筛去土，放凉。白术片每100kg，用灶心土25kg。

3. 麸炒白术：用中火先将锅烧热，撒入麦麸，待冒烟时投入白术片，不断翻动，炒至白术呈黄褐色，取出，筛去麦麸，放凉。白术片每100kg，用麦麸10kg。

【成品性状】

白术为不规则厚片，表面黄白色或淡黄棕色，粗糙不平，中间色较深，有放射状纹理和棕色小点，周边灰棕色或灰黄色，有皱纹和瘤状突起。质坚实。气清香，味甘微辛。

土炒白术表面杏黄土色，附有细土末，有土香气。

麸炒白术表面黄棕色，偶见焦斑，略有焦香气。

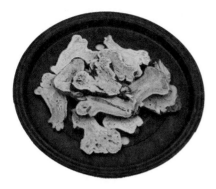

白术

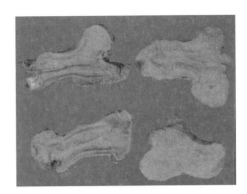

土炒白术

【炮制作用】

炮制品种	功效影响	临床应用
白术	味苦、甘，性温。归脾、胃经。具有健脾益气，燥湿利水，止汗，安胎的作用。生品以健脾燥湿，利水消肿力胜。	用于脾虚食少，腹胀泄泻，痰饮眩悸，水肿，自汗，胎动不安等症。
土炒白术	以健脾止泻力胜。	多用于脾虚食少，泄泻便溏，胎动不安等症。
麸炒白术	以健脾益气力盛，增强健脾作用，并能缓和燥性。	用于脾胃不和，运化失常所致的食少胀满，倦怠乏力，表虚自汗等症。

目标检测

一、单项选择题

1. 土炒山药的作用是（　　　）。

A. 增强益肺阴　　　　　　　　　　　B. 增强益脾和胃

C. 增强补脾止泻　　　　　　　　　　D. 增强健脾燥湿

E. 增强补中益气

2. 土炒白术的作用是（　　　）。

A. 缓和燥性，增强健脾和胃的作用　　B. 缓和燥性，增强健脾止泻作用

C. 缓和燥性，减小副作用　　　　　　D. 缓和燥性，免伤正气

E. 缓和燥性，利水消肿

3. 土炒法的辅料用量，一般是每100kg药物用灶心土（　　　）。

A. 10kg　　　　　　　　　　　　　　B. 10~15kg

C. 25~30kg　　　　　　　　　　　　D. 40kg

E. 50kg

4. 下列关于土炒法的叙述，不正确的是（　　　）。

A. 土粉应为细粉，以利于黏附于药物表面

B. 炮制时用中火加热

C. 土炒后的药物一般呈土黄色，药物表面匀挂土粉

D. 土炒时操作要迅速，所以，土温过高或过低对炮制程度影响不大

E. 土可反复使用，但若土色变暗时，应及时更换新土

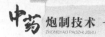

二、多项选择题

1. 土炒的目的是（　　　）。

A. 引药入脾　　　　　　　　　　　B. 增强补脾止泻作用

C. 缓和燥性　　　　　　　　　　　D. 降低毒性

E. 矫味矫臭

2. 下列关于山药的叙述，正确的是（　　　）。

A. 生山药以补肾生精、益脾肺之阴为主　　　B. 土炒山药以补脾健胃为主

C. 土炒山药增强补脾止泻作用　　　　　　　D. 麸炒山药以补脾止泻作用为主

E. 麸炒山药以补脾健胃作用为主

3. 下列关于白术的叙述，正确的是（　　　）。

A. 生白术以健脾燥湿，利水消肿为主　　　B. 麸炒白术可缓和燥性，增强健脾和胃作用

C. 麸炒白术能缓和燥性，增强补脾止泻作用　D. 土炒白术能缓和燥性，增强补脾止泻作用

E. 土炒白术能缓和燥性，增强补脾养胃，补肾涩精作用

三、问答题

1. 简述土炒法的操作方法。

2. 试比较土炒山药和麸炒山药的程度。

任务四　砂烫

任务引入

将净制或切制后的药物与热砂共同拌炒的方法，称为砂炒，又称砂烫。按照《中国药典》（2020年版）四部"炮制通则"规定，根据药材的特性，设计合理的炮制工艺，将狗脊、骨碎补、鸡内金等药材进行砂烫，以满足临床用药需求。操作中应注意药材的质地、药性和炮制目的的不同要求，采用不同加热火力和加热时间、河砂的用量。

砂炒法的砂指净河砂或加工过的油砂。净河砂是选择均匀纯净的河砂，先筛去杂质、细粉和粗颗粒，再武火加热除净夹杂的有机物和水分；油砂是取筛去粗砂和细粉的普通砂，清水洗去泥土，干燥后在锅中加热，加入1%~2%的食用植物油拌炒至油尽烟散，砂色均匀加深时取出。由于砂质地坚硬，传热快，温度高，与药物接触面积大，能使药物受热均匀，适用于炒制质地坚硬的动物骨甲类和有绒毛的植物类药物，如龟甲、狗脊、马钱子等。

一、炮制目的

1. 增强疗效　如龟甲、穿山甲等质地坚硬的药物砂炒后，其质变酥脆，便于粉碎，易于煎出有效成分，提高疗效。

2. 降低毒性　砂炒温度较高，可使马钱子等药物的毒性成分结构改变或破坏，从而降低其毒性。

3. 提高药物净度　如狗脊、骨碎补、马钱子等表面长有绒毛，属非药用部分，砂炒后使之变脆，易于脱落，容易除去。

4. 矫臭矫味　有些动物类药物如鸡内金、脐带等有腥臭气味，砂炒后其不良气味可得到一定程度的

矫正，便于服用。

二、操作方法

1. 手工操作方法

（1）净制：取药物，除去杂质，大小分档（鳖甲、龟甲等药物需砸成适宜炒制的小块）。

（2）河砂的处理：①净砂：将河砂筛去石子和粗粒，筛去细粉粒，选取颗粒均匀者，用清水洗净泥土，干燥；②油砂：将净砂置于锅内加热，并加入 1%~2% 的食用植物油，拌炒至油尽烟散，砂的色泽均匀变深时，取出，放凉。

（3）预热：将定量的净砂或油砂置于锅内武火加热至河砂色泽稍深、搅动时显得轻松滑利，即达到砂烫所要求的温度。或用少量药物试炒，如果炮制程度适中，即可控制好温度，进行多量药物的炮制。

（4）烫制：将净药物投入到温度适宜的河砂中，先用砂完全掩埋住药物少顷，用武火加热，再不断翻动和掩埋药物，烫至质地酥脆或鼓起，外表呈黄色或色泽加深时，取出，筛去砂，放凉。需醋淬的药物，还要趁热投入醋液中淬酥，取出，干燥。

除另有规定外，河砂以能完全掩埋待炮炙品为宜。

（5）收贮：将符合成品质量标准的饮片，按药典规定的方法贮藏。

2. 机械操作规程

机械炒制的标准操作规程，可参照麸炒法的滚筒式炒药机。

不同的是，鳖甲、穿山甲、龟甲等砂烫醋溶的药物，筛去辅料后，还应将药物趁热投入液体辅料中浸淬，取出，干燥。

三、成品质量

1. 动物类药物，砂烫品呈黄色，质地酥脆，腥气减弱，有的形体鼓起，醋淬品略有醋气；植物类药物，砂烫品颜色加深，形体鼓起，毛微焦。

2. 成品含生片、稠片不得超过 2%，醋淬品含水分不得超过 10%。

四、注意事项

1. 炒制之前应先对药物做好净制、大小分档或砸成小块。

2. 砂必须要先加热至灵活状态，使之聚集足够热能后，才能投药。砂炒温度要适中，温度低则药物不易发泡酥脆，容易僵化；温度过高药物易焦化。当砂温过高时可添加适当冷砂或减小火力进行调节。砂量要适宜，量过大翻动困难，易产生积热使砂温过高；反之砂量过少，药物受热不均匀，也会影响炮制品质量。

3. 炒制时要"亮锅底"，即让锅铲紧贴锅底翻动药物和砂。

4. 砂炒贵重药物或采用机械炒时，可采用投药试温或投白纸试温的方法，掌握好砂炒条件后再炒，避免造成损失。

5. 砂炒温度较高，操作时翻动要勤，炒至所需程度后，出锅要快，并立即将砂筛去。有需醋浸淬的药物，砂炒后应趁热浸淬，干燥。

6. 用过的河砂可反复使用，但需将残留在其中的杂质、药物碎渣除去。炒制过毒性药物的砂不可再炒其他药物。

7. 若反复使用油砂时，每次用前均需添加适量食用植物油拌炒后再用。如油砂表面有污垢，可先将

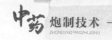

油砂用清水煮沸，再用清水反复冲洗干净，干燥后加植物油重新制砂后再用。

<h2 style="text-align:center">狗　脊</h2>

【来源】本品为蚌壳蕨科植物金毛狗脊的干燥根茎。

【处方用名】狗脊、金毛狗脊、烫狗脊。

【炮制方法】

1. 狗脊：取原药材，净制。未切片者，洗净，润透，切厚片（或蒸软后切片），干燥。

2. 烫狗脊：也叫砂炒狗脊或砂烫狗脊。操作时先将狗脊大小分档，再取河砂置锅内，武火加热至灵活状态，投入净制后的狗脊，以武火不断用热砂掩埋、翻炒狗脊至鼓起，质松脆，表面呈棕褐色，绒毛呈焦褐色时，取出，筛去砂，放凉，除去残存绒毛后收集。

砂的用量以能掩盖所加狗脊为度。

【成品规格】

狗脊呈不规则的椭圆或圆形厚片，切面浅棕色，较平滑，近边缘有一条棕黄色隆起的木质部环纹或条纹，周边不整齐，偶有残留的金黄色绒毛，质脆，易折断，有粉性，味微涩。

烫狗脊鼓起，质松脆，表面棕褐色，无绒毛。

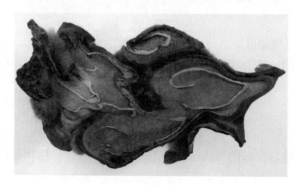
狗脊

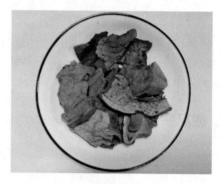
烫狗脊

【炮制作用】

炮制品种	功效影响	临床应用
狗脊	味苦、甘，性温。归肝、肾经。具有补肝肾，强腰膝，祛风湿的作用。生品以祛风湿、利关节为主。	多用于风湿痹痛，下肢无力，关节疼痛等。
烫狗脊	质地酥脆，便于除去绒毛，易于粉碎和煎出有效成分。烫狗脊以补肝肾，强筋骨为主。	多用于肝肾不足或冲任虚寒的腰痛脚软，遗精，遗尿等症。

<h2 style="text-align:center">骨碎补</h2>

【来源】本品为水龙骨科植物槲蕨的干燥根茎。

【处方用名】骨碎补、烫骨碎补、制骨碎补。

【炮制方法】

1. 骨碎补：取原药材，洗净，润透，切厚片，干燥。

2. 烫骨碎补：先将骨碎补大小分档，再取河砂置锅内，武火加热至灵活状态，投入净制后骨碎补，不断翻炒至鼓起时取出，筛去砂，放凉，撞去毛。

砂的用量以能掩盖所加骨碎补为度。

【成品规格】

骨碎补呈扁平长条状，略弯曲，有分枝，表面淡棕色至暗棕色，密被棕色细小鳞片，质轻脆，易折断，断面红棕色，维管束呈黄色点状排列成环，气微弱，味淡、微涩。

烫骨碎补砂炒后膨大鼓起，质轻、酥松，表面黄棕色至深棕色，无绒毛，气香，味微苦涩。

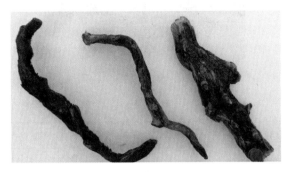

骨碎补

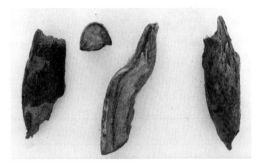

烫骨碎补

【炮制作用】

炮制品种	功效影响	临床应用
骨碎补	味苦，性温。归肾、肝经。具有补肾强骨，续伤止痛的作用。	生品密被绒毛，不易除净，且质地坚硬而韧，不利于煎煮或粉碎，临床多用炮制品。
烫骨碎补	质地松脆，易于除去鳞叶，便于调剂和制剂，利于有效成分的煎出。以补肾强骨，续伤止痛见长。	用于肾虚腰痛，耳鸣耳聋，筋骨折伤等症。

马钱子

【来源】 本品为马钱科植物马钱的干燥成熟种子。

【处方用名】 马钱子、制马钱子、马钱子粉。

【炮制方法】

1. 马钱子：取原药材，除去杂质。

2. 制马钱子：先将马钱子大小分档，再取河砂置锅内，武火加热至灵活状态，投入净制后马钱子，不断用热砂掩埋、翻炒至外皮深棕色，内部红褐色，鼓起小泡时，取出，筛去砂，除去绒毛后放凉。砂的用量以能掩盖所加马钱子为度。

3. 马钱子粉：取制马钱子，粉碎成细粉，测定士的宁的含量后，加适量淀粉，使含量符合规定，混匀，即得。

【成品规格】

马钱子呈纽扣状圆板形，常一面隆起，一面稍凹下，表面密被灰棕或灰绿色绢状茸毛，自中间向四周呈辐射状排列，有丝样光泽，边缘稍隆起，较厚，有突起的珠孔，底面中心有突起的圆点状种脐，质坚硬，气微，味极苦。

制马钱子表面棕褐色或深棕色，两面均膨胀鼓起、边缘较厚，砸开后质地坚脆。

马钱子粉为黄褐色粉末，气微香，味极苦。

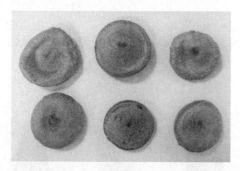

马钱子

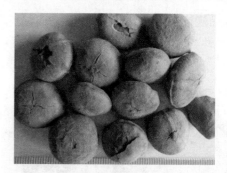

制马钱子

【炮制作用】

炮制品种	功效影响	临床应用
马钱子	味苦，性温；有大毒。归肝、脾经。具有通络止痛，散结消肿的作用。	因其质地坚实，种子外表覆有大量细绒毛，不易加工除去，生品一般供外用。
制马钱子	砂炒或油制可以使其质地酥脆，易于粉碎且易去绒毛；加热可降低其毒性，便于内服。	多用于风湿痹痛，跌打损伤，瘀血疼痛。
马钱子粉	以毒性成分士的宁的含量合理控制其毒性，多入丸散剂。功效作用同制马钱子。	

知识拓展

马钱子中含有的主要有效成分为士的宁和马钱子碱，也是毒性成分。成人一次服用 5~10mg 士的宁可致中毒，30mg 可致死亡。通过砂炒降低毒性是因为炮制时高温加热使士的宁和马钱子碱中的醚键断裂开环，转化成异型和氮氧化合物，转化后的生物碱的毒性变小。

鸡内金

【来源】 本品为雉科动物家鸡的干燥沙囊内壁。

【处方用名】 鸡内金、炒鸡内金、砂炒鸡内金、醋鸡内金。

【炮制方法】

1.鸡内金：取原药材，除去杂质，洗净，干燥。

2.砂炒鸡内金：先将鸡内金大小分档，再取河砂置锅内，用中火加热至灵活状态，投入净制后的鸡内金，不断用热砂掩埋、翻炒药物至发泡卷曲，酥脆时，取出，筛去砂，放凉。砂的用量以能掩盖所加药物为度。

3.醋鸡内金：取净鸡内金，整碎分档，置锅内用文火加热，炒至鼓起，喷醋，取出，干燥。每100kg 净鸡内金，用醋 15kg。

【成品规格】

鸡内金呈不规则卷状片，表面黄色、黄褐色或黄绿色，片薄，半透明，具明显条状皱纹，质脆，易碎，气微腥，味微苦。

砂炒鸡内金表面暗黄褐色或焦黄色，用放大镜观察，呈颗粒状或微细泡状。轻折即断，断面有光泽。

醋鸡内金褐黄色，鼓起，略有醋气。

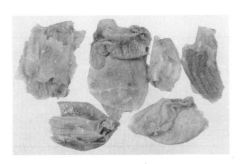

鸡内金

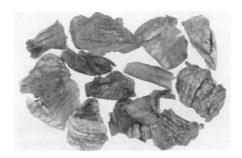

砂炒鸡内金

【炮制作用】

炮制品种	功效影响	临床应用
鸡内金	味甘，性平。归脾、胃、小肠、膀胱经。具有健胃消食，涩精止遗的作用。生品以攻积，化石通淋力强。	多用于泌尿系结石和胆道结石的治疗。
砂炒鸡内金	砂炒后质地酥脆，并矫正不良气味，利于服用，增强健脾消积的作用。	用于消化不良，食积不化及小儿疳积等。
醋鸡内金	醋制有疏肝助脾作用。	多用于脾胃虚弱，脘腹胀满等。

龟　甲

【来源】本品为龟科动物乌龟的背甲及腹甲。

【处方用名】龟甲、醋龟甲。

【炮制方法】

1. 龟甲：取原药材，用水浸泡，置蒸锅内，蒸45分钟，取出，置热水中，立即用硬刷刷除皮肉，洗净，晒干。

2. 醋龟甲：取河砂置锅内，用武火加热至灵活状态，投入大小分档的净龟甲，不断用热砂掩埋、翻炒药物至呈黄色，酥脆时，取出，筛去砂，趁热将药物投入醋液中淬制，取出，干燥。每100kg净龟甲，用米醋20kg。

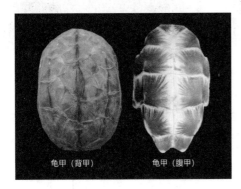

龟甲（背甲）　　龟甲（腹甲）

龟甲

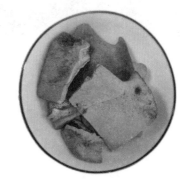

醋龟甲

【成品规格】

龟甲呈不规则小碎块，外表面淡黄色或黄白色，有放射状纹理，内表面黄白色，边缘呈锯齿状，质坚硬，气微腥，味微咸。

醋龟甲表面黄色或棕褐色，内表面棕黄色或棕褐色，质松脆，略具醋香气。

【炮制作用】

炮制品种	功效影响	临床应用
龟甲	味咸、甘，性微寒。归肝、肾、心经。具有滋阴潜阳、益肾强骨，养血补心的作用。	生品滋阴潜阳之力较强，可用于头晕目眩，虚风内动等症。
醋龟甲	砂炒醋淬后质变酥脆，易于粉碎，利于煎出有效成分，同时能矫正不良气味。醋龟甲以补肾健骨，滋阴止血力胜。	多用于阴虚潮热，潮热盗汗，劳热咯血，腰膝酸软，痔疮肿痛。

鳖　甲

【来源】本品为鳖科动物鳖的背甲。

【处方用名】鳖甲、醋鳖甲。

【炮制方法】

1. 鳖甲：取原药材，置于蒸锅内，沸水蒸45分钟，取出，置热水中，立即用硬刷刷去皮肉，洗净，晒干。

2. 醋鳖甲：取河砂置锅内，用武火加热至灵活状态，投入大小分档的净鳖甲，不断用热砂掩埋、翻炒药物至呈淡黄色，酥脆时，取出，筛去砂，趁热将药物投入醋液中浸淬，取出，干燥。每100kg净鳖甲，用米醋20kg。

【成品规格】

鳖甲呈不规则小碎块，外表面黑褐色或墨绿色，略有光泽，内表面类白色，质坚硬，气腥，味淡。

醋鳖甲表面深黄色，质酥脆，略具醋香气。

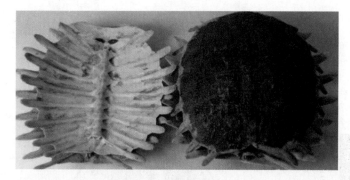

鳖甲

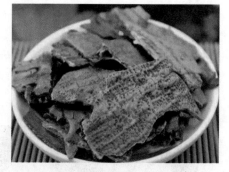

醋鳖甲

【炮制作用】

炮制品种	功效影响	临床应用
鳖甲	味咸，性微寒。归肝、肾经。具有滋阴潜阳，软坚散结，退热除蒸的作用。生品养阴清热，潜阳熄风之力较强。	多用于热病伤阴或内伤虚热，虚风内动等。
醋鳖甲	砂炒醋淬后质变酥脆，易于粉碎及煎出有效成分，并能矫正不良气味。醋制能增强药物入肝消积，软坚散结的作用。	常用于癥瘕积聚，月经停闭。

目标检测

一、单项选择题

1. 砂炒鳖甲的作用是（　　　　）。

A. 养阴清热，潜阳熄风　　　　　　　　　B. 入肝消积，软坚散结

C. 补肾健骨，滋阴止血　　　　　　　　　D. 活血止痛，通经下乳

E. 消食止泻，固精止遗

2. 砂烫马钱子在下列哪个条件时，士的宁和马钱子碱的异型和氮氧化合物含量最高（　　　　）。

A. 200~230℃，1~2min　　　　　　　　　B. 230~240℃，3~4min

C. 230~240℃，5~12min　　　　　　　　　D. 200~250℃，3~4min

E. 200~250℃，5~12min

3. 具有健脾消积作用的鸡内金是（　　　　）。

A. 生鸡内金　　　　　　　　　　　　　　B. 焦鸡内金

C. 砂炒鸡内金　　　　　　　　　　　　　D. 砂炒醋淬鸡内金

E. 酒炒鸡内金

4. 下列关于砂烫法的叙述，不正确的是（　　　　）。

A. 炒前要净选，分档　　　　　　　　　　B. 用武火加热

C. 投入药物后应不断用热砂掩埋、翻炒　　D. 砂烫药物所需的温度基本一致

E. 有的药物还需趁热投入米醋等辅料中淬制

5. 烫后色黄且鼓起的药物是（　　　　）。

A. 鳖甲　　　　　　　　　　　　　　　　B. 骨碎补

C. 龟甲　　　　　　　　　　　　　　　　D. 穿山甲

E. 马钱子

6. 醋鳖甲的程度为（　　　　）。

A. 淡黄色至深黄色，质酥脆，略有醋气　　B. 黄白色，质酥脆，略有醋气

C. 金黄色，鼓起，质酥脆，略有醋气　　　D. 金黄色，质酥脆，略有醋气

E. 深黄色，鼓起，略有醋气

二、多项选择题

1. 砂烫马钱子降低毒性，保留生物活性的原理是（　　　　）。

A. 士的宁含量降低　　　　　　　　　　　B. 马钱子碱含量降低

C. 异士的宁含量增加　　　　　　　　　　D. 异马钱子碱含量增加

E. 总生物碱含量降低

2. 砂烫法的炮制目的是（　　　　）。

A. 增强疗效　　　　　　　　　　　　　　B. 改变药性

C. 降低毒性　　　　　　　　　　　　　　D. 矫味矫臭

E. 洁净药物

3. 砂烫后鼓起的药物是（　　　　）。

A. 醋鳖甲　　　　　　　　　　　　　　　B. 醋山甲

C. 醋龟甲　　　　　　　　　　　　　　　D. 烫骨碎补

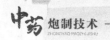

E. 制马钱子

三、问答题

1. 马钱子的炮制目的和炮制原理是什么？

2. 简述砂烫法的操作方法。

任务五　蛤粉烫

🥣 任务引入

蛤粉炒是将净制或切制后的药物与热蛤粉共同拌炒的方法，又称蛤粉烫。按照《中国药典》（2020年版）四部"炮制通则"规定，根据药材的特性，设计合理的炮制工艺，将阿胶、鹿角胶等药材进行蛤粉烫，以满足临床用药需求。操作中应注意药材的质地、药性和炮制目的的不同要求，采用不同加热火力和加热时间、蛤粉的用量。

蛤粉是软体动物文蛤的贝壳经洗净晒干研细而成，其味苦、咸，性寒，具有清热化痰、软坚散结的作用。蛤粉炒一般用中火，由于火力相对较弱，蛤粉颗粒细小，传热作用较砂为慢，故能使药物缓慢均匀受热，适于炒制动物胶类药物，如阿胶、鹿角胶等。

一、炮制目的

1. 增强疗效　如阿胶经蛤粉炒后，可增强阿胶清热化痰的功效。

2. 降低药物的滋腻之性，矫臭矫味　如阿胶等胶类药物蛤粉炒后，质酥气香、降低药物的滋腻之性，同时矫正不良气味，便于服用。

3. 便于调剂和制剂　胶类药物入汤剂与其他药物共同煎煮，不仅易粘锅、焦糊，且易与其他药物粘连，有碍有效成分的煎出。经蛤粉炒后，质地酥脆，失去胶性，利于粉碎和煎煮，便于调剂和制剂。

二、操作方法

1. 手工操作方法

（1）净制：取胶类药物，烘软后，切成边长 6~10mm 左右的方块。

（2）蛤粉的处理：取青蛤或文蛤的贝壳，除去杂质，干燥，碾压成细粉。

（3）预热：将定量的蛤粉置于锅内，中火加热至蛤粉色泽稍深、搅动时显得轻松滑利，即达到蛤粉烫时所要求的温度。

（4）炒制：将胶丁均匀撒入温度适宜的蛤粉中，中火加热，不断翻动和掩埋药物，烫炒至膨胀鼓起、内部疏松时，取出，筛去蛤粉，放凉。

除另有规定外，一般每 100kg 净药物，用蛤粉 30~50kg。

（5）收贮：将符合成品质量标准的饮片按药典规定及时贮藏。

2. 机械操作规程

参照麸炒法的滚筒式炒药机操作规程。

三、成品质量

1. 蛤粉烫炒品表面呈灰白色或黄白色，鼓起成珠，质地酥脆，内无胶茬，有香气。

2. 成品含生片、糊片不得超过 2%。

四、注意事项

1. 炒制之前应先对药物做好净制、大小分档。

2. 蛤粉必须要先加热至灵活状态，使之聚集足够热能后，才能投药。蛤粉炒温度要适中，一般用中火加热；温度低则药物不易发泡酥脆，反而易"烫僵"；温度过高药物易焦糊。当蛤粉温过高时可添加适当冷蛤粉或减小火力进行调节。

3. 炒制时要"亮锅底"，即让锅铲紧贴锅底翻动药物和蛤粉。

4. 蛤粉炒贵重药物或采用机械炒时，可采用投药试温或投白纸试温的方法，掌握好蛤粉炒条件后再炒，避免造成损失。

5. 胶丁下锅时要均匀撒开，否则会引起互相粘连，造成不圆整而影响外观。

6. 用过的蛤粉可反复使用，但需将残留在其中的杂质、药物碎渣除去；色泽度灰暗时，需及时更换，以免影响成品色泽。

阿　胶

【来源】本品为马科动物驴的皮，经漂泡去毛后熬制而成的胶块。

【处方用名】阿胶、阿胶珠、炒阿胶。

【炮制方法】

1. 阿胶：取阿胶块，置文火上烘软，切成边长约 6mm 小方块，习称"阿胶丁"。

2. 阿胶珠：取蛤粉置锅内，用中火加热至灵活状态，投入净制后的阿胶丁，不断用蛤粉掩埋、翻炒药物至鼓起呈圆球状，内无溏心时，取出，筛去蛤粉，放凉。每 100kg 阿胶丁，用蛤粉 30~50kg。

3. 蒲黄炒阿胶：将蒲黄至热锅内，中火炒至微变色，投入分档的阿胶丁，翻炒至鼓起呈圆球状，内无溏心时，取出，筛去蒲黄，放凉。

【成品规格】

阿胶呈小方块，黑色或黑褐色，具光泽，对光照视呈棕色，半透明，质坚硬，气微腥，味微甘。

阿胶珠呈圆球形，表面棕黄色或灰白色，附有白色粉末。体轻，质酥，易碎。断面中空或多孔，淡黄色至棕色，气微，味微甜。

蒲黄炒阿胶呈圆球形，质松泡，外表面呈棕褐色，内部呈蜂窝状，气微香，味微甘。

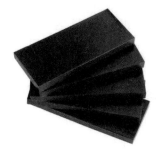

阿胶

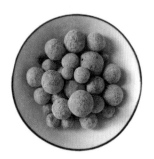

阿胶珠

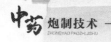

【炮制作用】

炮制品种	功效影响	临床应用
阿胶	味甘，性平。归肺、肝、肾经。具有补血滋阴，润燥，止血的作用。阿胶滋阴补血力胜。	多用于血虚萎黄，眩晕心悸，心烦失眠，虚风内动，温燥伤肺等。多入汤剂烊化服用。
阿胶珠	炒制后降低了滋腻之性，质变酥脆，利于调剂和制剂，同时也矫正了不良气味。以益肺润燥力胜。	多用于阴虚咳嗽，久咳少痰或痰中带血。
蒲黄炒阿胶	蒲黄炒止血安络力强	多用于阴虚咯血，崩漏，便血。

鹿角胶

【来源】本品为鹿科动物马鹿或梅花鹿已骨化的角或锯茸后翌年春季脱落的角基经水煎煮、浓缩制成的固体胶。

【处方用名】鹿角胶、鹿角胶珠。

【炮制方法】

1. 鹿角胶：取原药材，净制，捣成碎块或置文火上烘软，切成边长约6mm的小方块。

2. 鹿角胶珠：取蛤粉置锅内，用中火加热至灵活状态，投入净制后的鹿角胶丁，不断用蛤粉掩埋、翻炒药物至鼓起呈圆球状，内无溏心时，取出，筛去蛤粉，放凉。每100kg鹿角胶丁，用蛤粉30~50kg。

【成品规格】

鹿角胶呈小方块，黄棕色或红棕色，具光泽，对光照视呈棕色，半透明，质坚硬，气微腥，味微甘。

鹿角胶珠呈圆球形，质松泡，外表黄白色或淡黄色，光滑，附有蛤粉，气微，味微甘。

【炮制作用】

炮制品种	功效影响	临床应用
鹿角胶	味甘、咸，性温。归肾、肝经。具有温补肝肾，益精养血的作用。	用于肝肾不足所致的腰膝酸冷，阳痿滑精，虚劳羸瘦，崩漏下血等症。
鹿角胶珠	蛤粉炒后，降低其滋腻性，质变酥脆，并矫正其不良气味，便于粉碎和服用，可入丸、散剂。	—

🧪 目标检测

一、单项选择题

1. 具有止血安络作用的阿胶是（　　　）。

A. 阿胶丁

B. 蛤粉炒阿胶

C. 蒲黄炒阿胶

D. 滑石粉炒阿胶

E. 麸炒阿胶

2. 下列蛤粉烫阿胶的目的，叙述不正确的是（　　　）。

A. 减少滋腻性

B. 矫正不良气味

C. 易于粉碎

D. 长于清肺化痰，滋阴降火

E. 长于补肾阳，益精血

3. 为了增强阿胶的止血作用，需用（　　　）。

A. 蛤粉烫
B. 炒炭
C. 砂烫
D. 滑石粉烫
E. 蒲黄炒

4. 生品善于补肾阳、益精血的药物是（　　　　）。

A. 鹿角胶
B. 黄明胶
C. 阿胶
D. 鱼鳔胶

E. 鳖甲胶

二、多项选择题

1. 蛤粉烫阿胶的程度为（　　　　）。

A. 表面棕黄色或灰白色
B. 表面黑褐色

C. 鼓起成珠
D. 内部无糖心（胶茬）

E. 内部可有少量胶茬

2. 关于蛤粉烫的操作，叙述正确的是（　　　　）。

A. 烫炒前应将胶块切成小立方块

B. 烫炒时用中火加热

C. 撒入胶丁要均匀，以防粘连

D. 烫炒至灰白或黄白色、鼓起成珠，内无溏心时为程度适中

E. 蛤粉可连续使用，但色变灰暗时应及时更换

3. 下列关于阿胶的叙述，正确的是（　　　　）。

A. 生阿胶有滋腻性和腥气
B. 生阿胶长于滋阴补血

C. 蛤粉烫阿胶善于清肺化痰
D. 蒲黄炒阿胶，善于止血安络

E. 蛤粉烫或蒲黄炒后，都能降低其滋腻性，矫味，利于粉碎

三、问答题

1. 简述阿胶的炮制方法及炮制作用。

2. 蛤粉烫的目的是什么？

任务六　滑石粉烫

🥄 任务引入

　　滑石粉炒是将净制或切制后的药物与热滑石粉共同拌炒的方法，又称滑石粉烫。按照《中国药典》（2020 年版）四部"炮制通则"规定，根据药材的特性，设计合理的炮制工艺，将水蛭、刺猬皮等药材进行滑石粉烫，以满足临床用药需求。操作中应注意药材的质地、药性和炮制目的的不同要求，采用不同加热火力和加热时间、滑石粉的用量。

　　滑石粉炒是将净制或切制后的药物与热滑石粉共同拌炒的方法，又称滑石粉烫。滑石粉性味甘寒，具有清热利尿的作用。滑石粉质地细腻，传热较缓慢，用它炒制药物，是利用其滑利细腻、与药物接触面积大的特点，使药物受热均匀，又很少被药物黏附。适用于韧性较大受热后易出油且容易黏附辅料的动物类药物，如水蛭、刺猬皮等。

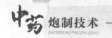

一、炮制目的

1. 降低毒性　如水蛭生品有毒，滑石粉炒后能降低毒性，便于临床使用。

2. 矫臭矫味　如黄狗肾、鱼鳔胶等动物类药物具有腥臭气味，滑石粉炒后能矫正其不良气味。

3. 便于调剂和制剂　如黄狗肾、鱼鳔胶等韧性大的药物，经滑石粉炒后，质地变松泡酥脆，易于粉碎和煎煮，便于调剂和制剂。

二、操作方法

1. 手工操作方法

（1）净制：取药物，除去杂质，大小分档（鱼鳔胶、刺猬皮等药物需剪切成适宜烫制的小块）。

（2）预热：将定量的滑石粉置于锅内，中火加热至滑石粉色泽稍深、搅动时显得轻松滑利，即达到滑石粉烫时所要求的温度。

（3）炒制：将净药物投入到温度适宜的滑石粉中，中火加热，不断翻动掩埋，烫炒至酥脆，色泽加深时，取出，筛去滑石粉，放凉。

除另有规定外，一般每 100kg 净药物，用滑石粉 40~50kg。

（4）收贮：将符合成品质量标准的饮片，按药典规定的方法贮藏。

2. 机械操作规程

参照麸炒法的滚筒式炒药机。

三、成品质量

1. 滑石粉烫炒品表面呈黄色或色泽加深，鼓起，质地酥脆，有香气。

2. 成品含生片、糊片不得超过 2%。

四、注意事项

1. 炒制之前应先对药物做好净制、切成小块或小段，并大小分档。

2. 滑石粉须先中火加热至灵活状态，使之聚集足够热能后，才能投药。滑石粉炒温度要适中，温度低则药物不易发泡酥脆；温度过高药物易焦化。当滑石粉温度过高时可添加适当冷滑石粉或减小火力进行调节。

3. 炒制时要"亮锅底"，即让锅铲紧贴锅底翻动药物和滑石粉。

4. 滑石粉炒贵重药物或采用机械炒时，可采用投药试温或投白纸试温的方法，掌握好滑石粉炒条件后再炒，避免造成损失。

5. 用过的滑石粉可反复使用，但须将残留在其中的杂质、药物碎渣除去。如颜色变暗，应及时更换，以免影响成品外观色泽。

水　蛭

【来源】本品为水蛭科动物蚂蟥水蛭或柳叶蚂蟥的干燥全体。

【处方用名】水蛭、烫水蛭、制水蛭。

【炮制方法】

1. 水蛭：取原药材，洗净，闷软，切段，干燥。

2. 滑石粉炒烫水蛭：先将水蛭大小分档，再将滑石粉置炒制器具内，加热至滑利、灵活状态时，投入净水蛭，以中火不断翻埋烫炒至膨胀鼓起、呈黄棕色时取出，筛去滑石粉，晾凉后收集。滑石粉的用量以能掩盖所加药物为度。

【成品规格】

水蛭为不规则小段，扁平，有环节。背部黑褐色或黑棕色，腹面黄棕色，质韧，有腥气。

滑石粉炒烫水蛭背部黑褐色，腹面棕黄色至棕褐色，附有少量滑石粉，微鼓起，断面松泡，灰白色至焦黄色。

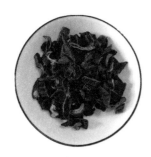

水蛭

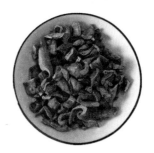

烫水蛭

【炮制作用】

炮制品种	功效影响	临床应用
水蛭	味咸、苦，性平；有小毒。归肝经。具有破血，逐瘀，通经的作用。生品有毒，质地坚韧，多入煎剂，以破血逐瘀为主。	用于癥瘕痞块，血瘀经闭，跌扑损伤。
滑石粉炒烫水蛭	水蛭经滑石粉炒后能降低毒性，质地酥脆，利于粉碎，多入丸散剂，并矫正不良气味和杀死虫卵，便于服用和贮藏。	用于内损瘀血，跌扑损伤，心腹疼痛。

玳　瑁

【来源】本品为海龟科动物玳瑁的干燥背甲。

【处方用名】玳瑁、制玳瑁。

【炮制方法】

1.玳瑁：取原药材，洗净后用温水浸软或蒸软，切细丝，干燥或研成细粉。

2.滑石粉烫玳瑁：先将玳瑁大小分档，再将滑石粉置炒制器具内，用文火加热至滑利、灵活状态时，投入净玳瑁，不断翻埋烫炒至膨胀鼓起，表面呈微黄色时，取出，筛去滑石粉，晾凉。每100kg玳瑁丝，用滑石粉40kg。

【成品规格】

玳瑁呈不规则细丝状，外表面淡黄棕色，光滑，内表面有白色沟纹，切面角质，对光照视可见紧密透明小点，质坚韧，略有腥气；玳瑁粉为灰黄色粉末，气微腥，味淡。

滑石粉炒烫玳瑁形如玳瑁丝，表面深黄色，鼓起，质脆，微具香气。

【炮制作用】

炮制品种	功效影响	临床应用
玳瑁	味甘，性寒。归心、肝经。具有镇心平肝，清热解毒的作用。	临床多生用，用于热病神昏，谵语惊狂，惊风抽搐，疮痈肿毒等。
滑石粉炒烫玳瑁	滑石粉烫后使质地酥脆，利于粉碎，同时矫正其不良气味，利于服用。	

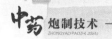

鱼鳔胶

【来源】本品为石首鱼科动物大黄鱼、小黄鱼或鲟科动物中华鲟、鳇鱼等的鱼鳔。

【处方用名】鱼鳔胶、烫鱼鳔胶。

【炮制方法】

1. 鱼鳔胶：取原药材，净制，微火烘软，切成小方块或丝。

2. 滑石粉烫鱼鳔胶：先将鱼鳔胶大小分档，再将滑石粉置炒制器具内，用文火加热至滑利、灵活状态时，投入净鱼鳔胶，不断翻埋烫炒至发泡鼓起，表面呈黄色时取出，筛去滑石粉，晾凉。每100kg净鱼鳔胶，用滑石粉30kg。

【成品规格】

鱼鳔胶呈小方块或不规则条状，黄白色或淡黄色，半透明，质坚韧，气微腥，味淡。

滑石粉烫过的鱼鳔胶发泡鼓起，呈黄色，质地酥脆，具香气。

【炮制作用】

炮制品种	功效影响	临床应用
鱼鳔胶	味甘、咸，性平，归肾经。具有补肾益精，滋养筋脉，止血，散瘀消肿的作用。	因其质坚韧，有腥臭味，故临床多用炮制品。
滑石粉烫鱼鳔胶	滑石粉烫后，降低其滋腻之性，矫正其不良气味，并有利于粉碎。	用于肾虚滑精，产后风痉，破伤风症，吐血，血崩，创伤出血，痔疮等。

刺猬皮

【来源】本品为刺猬科动物刺猬或短刺猬的干燥外皮。

【处方用名】刺猬皮、制刺猬皮。

【炮制方法】

1. 刺猬皮：取原药材，用碱水浸泡洗净，润透，剁成小方块，再用清水洗涤干净，干燥。

2. 滑石粉烫刺猬皮：先将刺猬皮大小分档，再将滑石粉置炒制器具内，用文火加热至滑利、灵活状态时，投入净刺猬皮，不断翻埋烫炒至表面黄色，鼓起，刺尖秃时取出，筛去滑石粉，晾凉。每100kg净刺猬皮块，用滑石粉40kg。

【成品规格】

刺猬皮为密生硬刺的不规则小块，外表面灰白色、黄色或灰褐色，皮内面灰白色。边缘有毛，质坚韧，有特殊腥臭气。

滑石粉烫过的刺猬皮表面发泡鼓起，呈焦黄色，表面附有少量滑石粉，易折断，皮部边缘向内卷曲，刺体膨大，刺尖秃，质地酥脆，微有腥臭味。

【炮制作用】

炮制品种	功效影响	临床应用
刺猬皮	味苦，性平。归胃、大肠经。具有止血行瘀，止痛，固精缩尿的作用。	因生品质坚韧，有较浓的腥臭味，很少生用，临床多用其炮制品。
滑石粉烫刺猬皮	经滑石粉烫或砂烫后质地松泡酥脆，便于煎煮和粉碎，并可矫正不良气味。	用于胃痛吐食，痔瘘下血，遗精，遗尿等。醋淬尤能矫臭矫味。

黄狗肾

【来源】本品为犬科动物黄狗的干燥阴茎和睾丸。

【处方用名】黄狗肾、狗鞭、狗肾、制狗肾。

【炮制方法】

1. 黄狗肾：取原药材，用碱水洗净，再用清水洗涤，润软，切成小段或片，干燥。

2. 滑石粉烫黄狗肾：先将黄狗肾大小分档，再将滑石粉置炒制器具内，用中火加热至滑利、灵活状态时，投入净黄狗肾，不断翻埋烫炒至松泡、呈黄褐色时取出，筛去滑石粉，晾凉。每100kg净黄狗肾段或片，用滑石粉40kg。

【成品规格】

黄狗肾呈类圆形段或片，黄棕色，质油润而韧，气腥臭，味微咸。

滑石粉烫过的黄狗肾松泡鼓起，呈黄褐色，质松脆，腥臭味减弱。

【炮制作用】

炮制品种	功效影响	临床应用
黄狗肾	味咸，性温。归肾经。具有益肾壮阳的作用。	因质地坚实、腥臭气而很少生用，临床多用其炮制品。
滑石粉烫黄狗肾	经滑石粉烫后，质地松泡酥脆，便于粉碎和煎煮，同时矫正其不良气味。	用于肾虚阳衰所致的阳痿、阴冷，以及畏寒肢冷，腰酸尿频等。

目标检测

一、单项选择题

1. 炮制水蛭常用的辅料是（　　）。

A. 砂 　　　　　　　　　　　　　　　B. 灶心土

C. 蛤粉 　　　　　　　　　　　　　　D. 滑石粉

E. 麦麸

2. 滑石粉烫后用于肾虚滑精、吐血、血崩的药物是（　　）。

A. 鱼鳔胶 　　　　　　　　　　　　　B. 刺猬皮

C. 水蛭 　　　　　　　　　　　　　　D. 黄狗肾

E. 阿胶

3. 滑石粉烫后能降低毒性，用于破血、逐瘀、通经的药物是（　　）。

A. 鱼鳔胶 　　　　　　　　　　　　　B. 刺猬皮

C. 水蛭 　　　　　　　　　　　　　　D. 黄狗肾

E. 阿胶

4. 滑石粉烫后质地酥脆，用于温肾壮阳、补益精髓的药物是（　　）。

A. 鱼鳔胶 　　　　　　　　　　　　　B. 刺猬皮

C. 水蛭 　　　　　　　　　　　　　　D. 黄狗肾

E. 阿胶

5. 为了增强阿胶清肺化痰作用，常用的炮制方法是（　　）。

A. 蛤粉烫 　　　　　　　　　　　　　B. 炒炭

C. 砂烫 　　　　　　　　　　　　　　D. 滑石粉烫

E. 蒲黄炒

6. 滑石粉烫鱼鳔胶适中的程度为（　　　）。

A. 表面黄色，发泡鼓起，质地酥脆，有香气　　　B. 表面黄褐色，发泡鼓起，质酥脆，有香气

C. 表面焦褐色，发泡鼓起，质酥脆，有香气　　　D. 表面黄色，有香气

E. 表面焦褐色，有香气

二、多项选择题

1. 加辅料炒时，需将辅料炒至滑利易翻动时再投药的方法是（　　　）。

A. 麸炒法　　　　　　　　　　　　　　　B. 土炒法

C. 砂炒法　　　　　　　　　　　　　　　D. 滑石粉炒法

E. 蛤粉炒法

2. 滑石粉烫的目的是（　　　）。

A. 使药物质地酥脆，利于粉碎和煎煮　　　B. 降低药物的滋腻性

C. 矫正不良气味　　　　　　　　　　　　D. 增强某些药物清热化痰作用

E. 降低毒性

3. 生品有大毒只可外用，炮制后毒性降低可供内服的药物是（　　　）。

A. 斑蝥　　　　　　　　　　　　　　　　B. 马钱子

C. 水蛭　　　　　　　　　　　　　　　　D. 白果

E. 苍耳子

三、问答题

滑石粉烫的药物有什么特点？为什么？

📖 项目小结

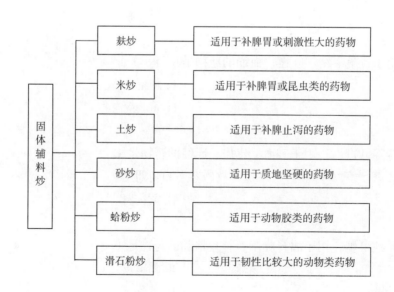

项目八 炙法

知识要求：

1. 掌握各炙法的操作技术；常用代表性中药的炮制方法。

2. 熟悉辅料的选择、制备和一般用量；常用代表性中药的成品性状、炮制作用；某些药物的炮制原理。

3. 了解炙法与加辅料炒法的区别。

技能要求：

具有用手工和机械进行各种炙法操作的能力；会制备盐水、姜汁、炼蜜、羊脂油；能正确判定药物炙后的成品质量。

将待炮制品加入定量的液体辅料拌润，使辅料逐渐渗入药物组织内部，并炒至一定程度的方法，称炙法，亦称加液体辅料炒法。

炙法与加辅料炒法在操作方法上有相似之处，但两者又有区别，加辅料炒法用固体辅料、辅料作为中间传热体，大多辅料还与药物产生协同作用，炒后辅料被除去或部分除去；炙法用液体辅料，辅料渗入药物组织内部发挥作用，对药物的性能、成分、药理作用等影响较大。加辅料炒法一般用中火或武火，炒制时间较短；而炙法一般用文火，炒制时间较长。

炙法根据所用辅料不同，分为酒炙法、醋炙法、盐炙法、姜炙法、蜜炙法、油炙法等。此外，还有吴茱萸炙、鳖血炙、白矾水炙、甘草汁炙等方法。

任务一 酒炙法

✋ **任务引入**

将待炮炙品加入定量黄酒拌匀，闷透，置炒制容器内，用文火炒至规定程度的方法，称为酒炙法，亦称酒炒法。按照《中国药典》（2020 年版）四部"炮制通则"规定，根据药材的特性，设计合理的炮制工艺，将大黄、当归等药材进行酒炙，以满足临床用药需求。操作中应注意药材的质地、药性和炮制目的的不同要求，采用不同加热火力和加热时间、黄酒的用量。

酒性味甘辛，大热，气味芳香，能升能散，宣行药势，具有活血通络、散寒、去腥的作用。故酒炙法多用于活血散瘀、祛风通络药物及性味苦寒的药物。

一、炮制目的

1. 改变药性，引药上行 临床上常用的一些苦寒药，性本沉降下行，多用于清中、下焦湿热。酒炙后不但能缓和寒性，免伤脾胃阳气，并可借酒升提之力引药上行，而能清上焦邪热。如大黄、黄连、黄

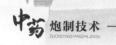

柏等。

2.增强活血通络作用　酒炙能改变药物组织的物理状态，有利于成分的浸润、溶解、置换、扩散与溶出过程的进行，即可产生某些"助溶"作用，提高有效成分的溶出率。临床上常用的一些活血祛瘀、通络药多用酒炙，一方面使酒与药物协同发挥作用，另一方面使药物有效成分易于煎出而增强疗效。如当归、川芎、桑枝等。

3.增强温肾助阳作用　如仙茅酒炙后，两者能起到协同作用，增强温肾助阳的作用。

4.矫臭去腥　一些具有腥气的动物类药物，经酒炙后可除去或减弱腥臭气。如乌梢蛇、蕲蛇、紫河车等。

二、操作方法

1.先拌酒后炒药　适用于大多数需酒炙的药物，尤其是质地坚实的根及根茎类药物。如黄连、大黄、川芎、当归等。

（1）净制：取药物，除去杂质，大小分档。

（2）拌润：取分档后的净药物，与定量黄酒拌匀，加盖闷润，至酒被药物吸尽。

炮制用酒以黄酒为宜。除另有规定外，一般每100kg净药物，用黄酒10~20kg。

若酒量少，可加入适量饮用水稀释后再拌润。

（3）预热：用文火加热，使炒药锅或炒药机锅体的热度达到药物酒炙所需的温度。

（4）炒制：将拌润后的药物，置于温度适宜的炒药锅或炒药机内，用文火加热，炒至药物近干，达到规定程度时，取出，晾凉，除去药屑。

（5）收贮：将符合成品质量标准的饮片，按药典规定的方法贮藏。

2.先炒药后加酒　此法酒不易渗入药物组织内部，加热又可促使酒迅速挥发，因此，只适用于个别药物如五灵脂的酒炙，或临时配方应付时应用。

（1）净制：取药物，除去杂质，大小分档。

（2）预热：用文火加热，使炒药锅或炒药机锅体的热度达到适合药物酒炙时要求的温度。

（3）炒制：取净药物，置于温度适宜的炒药锅或炒药机内，用文火加热，炒至药物色泽加深时，均匀喷洒定量黄酒，再用文火炒至规定程度，取出，晾凉，除去药屑。或将药物炒至规定的程度后，取出，与定量黄酒拌匀，晾干。

酒的选择及用量，同上述先拌酒后炒药法。

（4）收贮：将符合成品质量标准的饮片，按药典规定的方法贮藏。

三、成品质量

1.酒炙品色泽较生品稍深，微带焦斑，略具酒气。

2.成品含生片、糊片不得超过2%，含水分不得超过13%，含药屑、杂质不得超过1%。

四、注意事项

1.药物加入一定量酒拌匀闷润过程中，容器上面应加盖，以免酒被迅速挥发。

2.若酒的用量较少，不易与药物拌匀时，可先将酒加适量水稀释后，再与药物拌润。

3.药物在加热炒制时，火力不宜过大，一般用文火，勤加翻动，炒至近干，颜色加深时，即可取出，晾凉。

大　黄

【来源】本品为蓼科植物掌叶大黄、唐古特大黄或药用大黄的干燥根及根茎。

【处方用名】大黄、酒大黄、熟大黄、大黄炭。

【炮制方法】

1. 大黄：取原药材，净制，润透，切厚片或小方块，干燥。

2. 酒大黄：将净制后的大黄与一定量的酒拌匀，闷润至透，待酒被吸尽后，置炒制容器内，用文火炒干，色泽加深，逸出大黄的清香气味时取出，晾凉，筛去碎屑。每100kg净大黄片，用黄酒10kg。

3. 熟大黄：（1）清蒸：取大黄片或块，隔水蒸至大黄内外均呈黑色为度，取出，干燥。（2）酒炖：取大黄片或块，用黄酒拌匀，闷润至酒被吸尽，装入密闭药罐中，隔水炖约24~32小时，至大黄内外均呈黑色时，取出，干燥。每100kg净大黄片或块，用黄酒30kg。

4. 大黄炭：取净大黄片，置炒制器具内，用武火加热，炒至外表呈焦黑色、内部焦褐色，喷淋少许清水，灭尽火星，取出，晾凉，筛去碎屑。

【成品规格】

大黄呈不规则厚片或块，切面淡红棕色或黄棕色，显颗粒性，根茎髓部宽广，有星点环列或散在；根木部发达，具放射状纹理，形成层环明显，无星点；周边黄棕色至红棕色，有的可见类白色网状纹理及星点，残留的外皮棕褐色；质坚实，有的中心稍松软，气清香，味苦而微涩。

酒大黄表面深棕黄色，略有焦斑，折断面呈浅棕色，质坚实，略有酒香气。

熟大黄表面黑色，断面中间隐约可见放射状纹理，质坚硬，气微香。

大黄炭表面焦黑色，断面深棕色或焦褐色，质轻而脆，有焦香气，味苦涩。

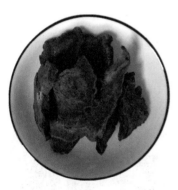

大黄

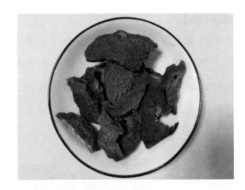

酒大黄

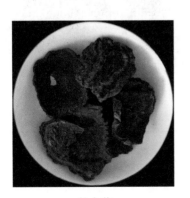

熟大黄

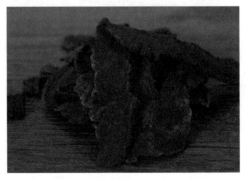

大黄炭

【炮制作用】

炮制品种	功效影响	临床应用
大黄	味苦，性寒。归脾、胃、大肠、肝、心包经。具有泻热通肠，凉血解毒，逐瘀通经的作用。生品苦寒沉降，气味重浊，走而不守，直达下焦，泻下作用峻烈。	常用于实热便秘，积滞腹痛，泻痢不爽，湿热黄疸，痈肿疔疮，瘀血经闭，跌打损伤。外治水火烫伤。
酒大黄	酒炒后苦寒泻下作用稍缓，并借酒的升提之性，引药上行，善清上焦血分热毒。	用于血热妄行的吐血，衄血及火邪上炎之目赤咽肿，齿龈肿痛。
熟大黄	酒蒸后泻下作用缓和，减轻腹痛的副作用，有泻火解毒的作用，并增强活血祛瘀之功。	用于跌打损伤，瘀血凝积等症。
大黄炭	大黄炒炭后，泻下作用极弱，并有凉血化瘀止血作用。	常用于血热有瘀出血等症。

当　归

【来源】本品为伞形科植物当归的干燥根。

【处方用名】当归、炒当归、土当归、酒当归。

【炮制方法】

1.当归：取原药材，除去杂质，洗净，稍润，切薄片，晒干或低温干燥，筛去碎屑。

2.酒当归：将净制后的当归与一定量的酒拌匀，闷润至透，待酒被吸尽后，置炒制容器内，用文火炒至色泽加深时取出，晾凉，筛去碎屑。每100kg净当归，用黄酒10kg。

3.土炒当归：先将药物大小分档，再将灶心土细粉置锅中，用中火加热至灵活状态，投入净制的当归，翻炒至药物表面均匀挂一层土粉时，出锅，筛去多余土粉，晾凉。

每100kg净当归，用灶心土30kg。

【成品规格】

当归呈圆形或类圆形薄片，切面黄白色或淡黄棕色，片面平坦，有裂隙及多数棕色点状分泌腔，木部色较淡，形成层环黄棕色，周边黄棕色至棕褐色，质柔韧，香气浓郁，味甘、辛、微苦。

酒当归呈深黄色或浅棕黄色，偶见焦斑，味甘、微苦，微有酒香气。

土炒当归表面土黄色，挂有土粉，具土香气。

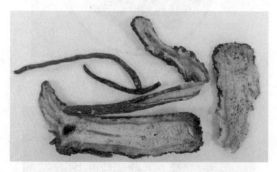

当归

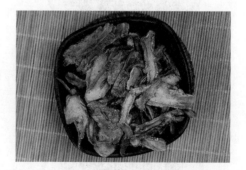

酒当归

【炮制作用】

炮制品种	功效影响	临床应用
当归	味甘、辛，性温。归肝、心、脾经。具有补血活血，调经止痛，润肠通便的作用。	常用于血虚萎黄，眩晕心悸，月经不调，肠燥便秘等症。
酒当归	酒炙后，能增强活血通经的作用。	用于经闭痛经，风湿痹痛，跌扑损伤等。
土炒当归	土炒后，既能补血，又不滑肠。	多用于血虚便溏，中焦虚寒，腹中时痛。

白　芍

【来源】本品为毛茛科植物芍药的干燥根。

【处方用名】白芍、炒白芍、酒白芍。

【炮制方法】

1.白芍：取原药材，除去杂质，洗净，润透，切薄片，干燥后筛去碎屑。

2.酒白芍：将净制后的白芍与一定量的酒拌匀，闷润至透，待酒被吸尽后，置炒制容器内，用文火炒干，表面微黄色，略带焦斑时取出，晾凉，筛去碎屑。每100kg净白芍，用黄酒10kg。

3.炒白芍：取净白芍放入已经预热的炒制容器中，使用文火加热，炒至表面微黄色，偶有焦斑时，取出，放凉，筛去碎屑。

【成品规格】

白芍呈近圆形或椭圆形的薄片，切面类白色或微带棕红色，片面平坦，角质样，形成层环明显，射线放射状，周边类白色或淡红棕色。质坚脆，味微苦、酸。

酒白芍表面微黄色或淡棕黄色，偶有焦斑，微具酒香气。

炒白芍表面微黄色或淡棕黄色，偶有焦斑，气微香。

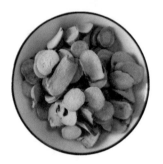
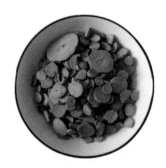
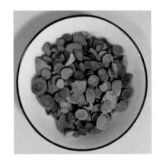

白芍　　　　　　　　　炒白芍　　　　　　　　　酒白芍

【炮制作用】

炮制品种	功效影响	临床应用
白芍	味苦、酸，性微寒。归肝、脾经。具有平肝止痛，养血调经，敛阴止汗的作用。生品长于养血敛阴，平抑肝阳。	用于头痛眩晕，月经不调，烦躁易怒，自汗，盗汗等症。
酒白芍	酒炙后能降低酸寒之性，善于和中缓急，止痛。	多用于胁肋疼痛，腹痛，尤其是产后腹痛。
炒白芍	炒黄后药性缓和，以养血敛阴为主。	用于肝旺脾虚的肠鸣腹痛、泄泻或泻痢日久等症。

牛　膝

【来源】本品为苋科植物牛膝的干燥根。

【处方用名】牛膝、酒牛膝、盐牛膝。

【炮制方法】

1.牛膝：取原药材，除去杂质，洗净，润透，除去芦头，切段，晒干或低温干燥，筛去碎屑。

2.酒牛膝：将净制后的牛膝与一定量的酒拌匀，闷润至透，待酒被吸尽后，置炒制容器内，用文火炒干，色泽加深时取出，晾凉，筛去碎屑。

每100kg净牛膝，用黄酒10kg。

3.盐牛膝：将净制后的牛膝与一定量的盐水拌匀，闷润至透，待盐水被吸尽后，置炒制容器内，用文火炒干，色泽加深时取出，晾凉，筛去碎屑。每100kg净牛膝，用食盐2kg。

【成品规格】

牛膝呈类圆形小段，切面平坦，淡棕色，略呈角质样而油润，中心维管束木质部较大，黄白色，其外周散有多数黄白色点状维管束，断续排列成2~4轮，周边外皮有细纵皱纹，灰黄色或淡棕色，质硬脆，气微，味微甜而稍苦涩。

酒牛膝表面色稍深，略有焦斑，微有酒气。

盐牛膝表面色稍深，略有焦斑，微有咸味。

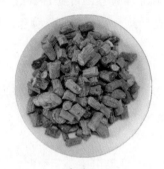

牛膝

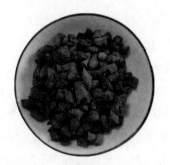

酒牛膝

【炮制作用】

炮制品种	功效影响	临床应用
牛膝	味苦、酸，性平。归肝、肾经。具有补肝肾，强筋骨，逐瘀通经，引血下行的作用。生品长于活血祛瘀，引血下行。	用于瘀血阻滞的月经不调、痛经、闭经、癥瘕，产后瘀阻腹痛等。
酒牛膝	酒炙后，增强活血祛瘀、通经止痛作用。	多用于风湿痹痛，肢体活动不利。
盐牛膝	盐炙后，能引药入肾，增强补肝肾、强筋骨、利尿通淋的作用。	用于肾虚腰痛，湿热痹痛等。

续 断

【来源】 本品为川续断科植物川续断的干燥根。

【处方用名】 续断、川续断、酒续断、盐续断。

【炮制方法】

1. 续断：取原药材，除去杂质、洗净，润透，切薄片，干燥后筛去碎屑。

2. 酒续断：将净制后的续断与一定量的酒拌匀，闷润至透，待酒被吸尽后，置炒制容器内，用文火炒至色泽加深，微带黑色时取出，晾凉，筛去碎屑。每100kg净续断，用黄酒10kg。

3. 盐续断：将净制后的续断与一定量的盐水拌匀，闷润至透，待酒被吸尽后，置炒制容器内，用文火炒干，色泽加深时取出，晾凉，筛去碎屑。

每100kg净续断，用食盐2kg。

【成品规格】

续断呈类圆形或椭圆形薄片，切面皮部墨绿色或棕褐色，木部灰黄色或黄褐色，可见放射状排列的导管束纹，形成层部位多有深色环，周边灰褐色或黄褐色，有纵皱及沟纹，气微香，味苦，微甜而后涩。

酒续断表面浅黑色或灰褐色，微有酒香气。

盐续断表面黑褐色，味微咸。

【炮制作用】

炮制品种	功效影响	临床应用
续断	味苦、辛，性微温。归肝、肾经。具有补肝肾，强筋骨，续折伤，止崩漏的作用。	用于腰膝酸软，风湿痹痛，崩漏，胎漏，跌扑损伤。
酒续断	酒炙后能增强通血脉，续筋骨，止崩漏作用。	多用于风湿痹痛，虚寒腹痛，跌扑损伤。
盐续断	盐炙后能引药下行，增强补肝肾作用。	多用于肝肾不足，腰膝酸软。

乌梢蛇

【来源】本品为游蛇科动物乌梢蛇的干燥体。

【处方用名】乌梢蛇、乌梢蛇肉、酒乌梢蛇。

【炮制方法】

1.乌梢蛇：取原药材，除去头、鳞片及灰屑，切寸段，筛去碎屑。

2.乌梢蛇肉：取净乌梢蛇，用定量黄酒浸润，闷透，趁湿除去皮骨，切段，干燥，筛去碎屑。每100kg乌梢蛇，用黄酒20kg。

3.酒乌梢蛇：将净制后的乌梢蛇与一定量的黄酒拌匀，闷润至透，待酒被吸尽后，置炒制容器内，用文火炒干，色泽加深时取出，晾凉，筛去碎屑。每100kg净乌梢蛇，用黄酒20kg。

【成品规格】

乌梢蛇呈段状，表面黑褐色或绿黑色，无光泽，切面黄白色或灰棕色，气腥，味淡。乌梢蛇肉无皮骨，肉厚柔软，黄白色或灰黑色，质韧，气微腥，略有酒气。

酒乌梢蛇表面棕褐色至黑色，蛇肉浅棕黄色至黄褐色，略有酒香气。

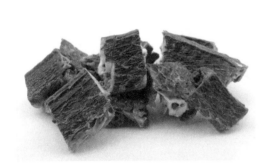

乌梢蛇

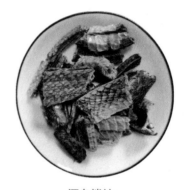

酒乌梢蛇

【炮制作用】

炮制品种	功效影响	临床应用
乌梢蛇	味甘，性平，归肝经。具有祛风，通络，止痉的作用。生品以祛风止痒，解痉为主。	用于瘾疹瘙痒，小儿惊痫，破伤风等。
乌梢蛇肉	功效同乌梢蛇。	—
酒乌梢蛇	酒制后增强祛风通络作用，并能矫臭、防腐，利于服用和贮藏。	用于风湿顽痹，麻木拘挛，中风口㖞眼斜，半身不遂等症。

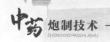

蟾酥

【来源】本品为蟾蜍科动物中华大蟾蜍或黑眶蟾蜍的干燥分泌物。

【处方用名】蟾酥、酒蟾酥、乳蟾酥。

【炮制方法】

1.蟾酥粉：取蟾酥块，蒸软，切薄片，烤脆后研为细粉。

2.酒蟾酥：取蟾酥块捣碎，加入定量白酒浸渍，时常搅动使酒浸入，至全部溶化呈稠膏状，干燥，粉碎。每10kg净蟾酥，用白酒20kg。

3.乳蟾酥：取蟾酥块捣碎，加入定量鲜牛奶浸渍，不断搅拌至稠膏状，干燥，粉碎。每10kg净蟾酥，用鲜牛奶20kg。

【成品规格】

蟾酥粉呈棕褐色粉末状，气微腥，具强烈刺激性，嗅之作嚏，味初甜而后有持久的麻辣感。

酒蟾酥形如蟾酥粉。

乳蟾酥为灰棕色粉末，气味及刺激性比蟾酥粉弱。

【炮制作用】

炮制品种	功效影响	临床应用
蟾酥粉	味辛，性温；有毒。归心经。具有解毒，止痛，开窍醒神的作用。	蟾酥有毒，作用峻烈，多制成丸散剂内服或外用。
酒蟾酥	酒制后能降低毒性，便于粉碎，减少粉尘刺激，增强辛散开窍、消肿止痛的作用。	用于痈疽疔疮，咽喉肿痛等。
乳蟾酥	用鲜牛奶制后能降低毒性，便于粉碎，减少粉尘刺激。	—

🧪 目标检测

一、单项选择题

1.炙法和炒法的主要区别是（　　　　）。

A.辅料不同　　　　　　　　　　　　B.用量不同

C.工具不同　　　　　　　　　　　　D.作用不同

E.温度不同

2.熟大黄能缓和泻下，减轻腹痛的原理是（　　　　）。

A.结合型蒽醌含量减少　　　　　　　B.结合型蒽醌含量增高

C.游离蒽醌含量减少　　　　　　　　D.游离蒽醌含量增高

E.番泻苷含量增高

3.黄连炮制后具有清气分湿热，散肝胆郁火，并能抑制苦寒之性的是（　　　　）。

A.生黄连　　　　　　　　　　　　　B.酒黄连

C.姜黄连　　　　　　　　　　　　　D.萸黄连

E.黄连炭

4.白芍具和中缓急作用的炮制品是（　　　　）。

A.酒白芍　　　　　　　　　　　　　B.炒白芍

C.醋白芍　　　　　　　　　　　　　D.土炒白芍

E.白芍炭

5.酒炙当归作用是（ 　　 ）。

A.活血、破血

B.活血、补血、调经

C.补血、不滑肠

D.止血、和血

E.补血、调经、润肠

6.能增强通血脉、强筋骨作用的是（ 　　 ）。

A.生续断

B.酒续断

C.盐续断

D.炒续断

E.蜜麸炒续断

二、多项选择题

1.炙法不同与炒法之处是（ 　　 ）。

A.用液体辅料

B.要求辅料渗入药材内部

C.温度较低

D.时间较长

E.增加药物的疗效

2.酒炙的炮制目的是（ 　　 ）。

A.缓和苦寒药性，引药上行，清上焦邪热

B.利于溶出，协同发挥作用，增强活血通络功能

C.除去或减弱腥臭气味，便于服用，发挥疗效

D.引药入肝，增强活血散瘀，疏肝止痛的作用

E.引药下行，增强滋阴降火、疗疝止痛的作用

3.下列药物中常用酒炙法矫味矫臭的药物是（ 　　 ）。

A.蕲蛇

B.蟾酥

C.蛇蜕

D.乌梢蛇

E.地龙

三、问答题

1.大黄有哪些炮制品？各具什么样的功效？

2.当归的"双向"调节作用指的是什么？

任务二　醋炙法

🔰 任务引入

将待炮炙品，加醋搅拌，闷透，置炒制容器内，炒至规定的程度的方法称为醋炙法，亦称醋炒法。按照《中国药典》（2020 年版）四部"炮制通则"规定，根据药材的特性，设计合理的炮制工艺，将柴胡、延胡索、莪术等药材进行醋炙，以满足临床用药需求。操作中应注意药材的质地、药性和炮制目的的不同要求，采用不同加热火力和加热时间、醋的用量。

醋性味酸苦温，主入肝经血分，具有收敛、解毒、散瘀止痛、矫味的作用。故醋炙法多用于疏肝解郁、散瘀止痛、攻下逐水的药物。

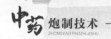

一、炮制目的

1.引药入肝，增强活血止痛的作用　醋味酸为肝脏所喜，故能引药入肝。主要适用于化瘀止痛和疏肝行气药，如乳香、没药、三棱、莪术等，经醋炙后可增强活血散瘀的作用；又如柴胡、香附、青皮、延胡索等，经醋炙后能增强疏肝止痛的作用。

2.降低毒性，缓和药性的作用　主要适用于峻下逐水药，如大戟、甘遂、芫花、商陆等，经醋炙后，降低了毒性，又缓和了峻下的作用。

3.矫臭矫味　主要用于某些具特殊气味的药物，如五灵脂、乳香、没药等，经醋炙后，不但增强了活血散瘀的作用，而且还减少了不良气味，便于服用。

二、操作方法

1.先拌醋后炒药　适用于大多数需醋炙的药物。如甘遂、柴胡、香附、延胡索等。

（1）净制：取药物，除去杂质，大小分档。

（2）拌润：取分档后的净药物，与定量米醋拌匀，加盖闷润，至醋被药物吸尽。

炮制用醋以米醋为宜。除另有规定外，一般每100kg净药物，用米醋20kg。醋量少可加入适量饮用水稀释。

（3）预热：用文火加热，使炒药锅或炒药机锅体的热度达到药物醋炙所需要的温度。

（4）炒制：将拌润后的药物，置于温度适宜的炒药锅或炒药机内，用文火加热，炒至药物近干，达到规定程度时，取出，晾凉，除去药屑。

（5）收贮：将符合成品质量标准的饮片，按药典规定的方法贮藏。

2.先炒药后加醋　适用于树脂类、动物粪便类药物。如乳香、没药、五灵脂等。

（1）净制：取药物，除去杂质，大小分档。

（2）预热：用文火加热，使炒药锅或炒药机锅体的热度达到药物醋炙时所要求的温度。

（3）炒制：取净药物，置于温度适宜的炒药锅或炒药机内，用文火加热，炒至药物表面熔化发亮（树脂类），或表面颜色改变、有腥气逸出（动物粪便类）时，均匀喷洒定量米醋，再用文火炒至规定程度，取出，晾凉，除净药屑。

除另有规定外，一般100kg净药物，用米醋5kg。

（4）收贮：将符合成品质量标准的饮片，按药典规定的方法贮藏。

三、成品质量

1.醋炙品色泽较生品稍深，微带焦斑，略具醋气。树脂类药物显油亮光泽。

2.成品含生片、糊片不得超过2%，含药屑、杂质不得超过1%，含水分不得超过13%。

四、注意事项

1.若醋的用量较少，不能与药物拌匀时，可加适量水稀释后，再与药物拌匀。

2.先炒药后加醋时，宜边喷醋，边翻动药物，使之均匀。

3.药物在加热炙制时，火力不宜过大，一般用文火，勤加翻动，炒至一定程度，取出摊开晾干。

4.树脂类和动物粪便类药物，不能先用醋拌，否则黏结成块，或呈松散碎块，炒制时受热不均匀，而炒不透或易炒焦。

柴　胡

【来源】本品为植物柴胡或狭叶柴胡的干燥根。

【处方用名】柴胡、酒柴胡、醋柴胡、鳖血柴胡。

【炮制方法】

1. 柴胡：取原药材，净制，润透，切厚片，干燥，筛去碎屑。

2. 醋柴胡：将净柴胡与一定量的米醋拌匀，闷润至透，待醋被吸尽后，置炒制容器内，用文火炒干，取出，晾凉，筛去碎屑。每100kg净柴胡，用米醋20kg。

【成品规格】

北柴胡呈不规则厚片。外表皮黑褐色或浅棕色，具纵皱纹和支根痕，切面淡黄白色，纤维性，质硬，不易折断，气微香，味微苦。南柴胡为类圆形或不规则的片，外表皮红棕色或黑褐色，有时可见根头处具细密环纹或有细毛状枯叶纤维，切面黄白色，平坦，具败油气。

醋北柴胡形如北柴胡片，表面淡棕黄色，醋南柴胡形如南柴胡片，微有醋香气。

【炮制作用】

炮制品种	功效影响	临床应用
柴胡	味苦，性微寒。归肝、胆经。具有和解表里，疏肝，升阳的作用。生品升散作用较强。	用于感冒发热，寒热往来，胸肋胀痛，月经不调，子宫脱垂，脱肛。
醋柴胡	醋制后能缓和其升散之性，增强疏肝止痛的作用。	多用于肝郁气滞的胸胁胀痛、腹痛和月经不调等。

延胡索（元胡）

【来源】本品为罂粟科植物延胡索的干燥块茎。

【处方用名】延胡索、醋延胡索、酒延胡索。

【炮制方法】

1. 延胡索：取原药材，净制，润至透心，切厚片，干燥，筛去碎屑；或洗净干燥，用时捣碎。

2. 醋延胡索：（1）醋炙：将净延胡索与一定量的醋拌匀，闷润至透，待醋被吸尽后，置炒制容器内，用文火炒干，取出，晾凉，筛去碎屑。每100kg净延胡索，用米醋20kg。（2）醋煮：将净延胡索加定量醋和适量清水（水与药面相平），置煮制器具内，用文火加热，煮至透心，醋液被吸尽后，晾至六成干，切厚片干燥，或干燥后捣碎。每100kg净延胡索，用米醋20kg。

【成品规格】

延胡索为圆形厚片或不规则的碎颗粒，切面或断面黄色，角质样，具蜡样光泽。外表皮呈黄色或黄褐色，有不规则网状皱纹。质硬而脆，气微，味苦。

醋延胡索表面和切面黄褐色，质较硬。光泽不明显，味苦，略有醋香气。

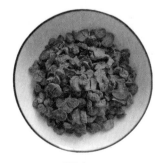

延胡索

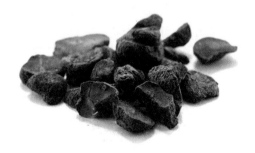

醋延胡索

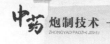

【炮制作用】

炮制品种	功效影响	临床应用
延胡索	味辛、苦，性温。归肝、脾经。具有活血，利气，止痛的作用。	生品由于有效成分煎出率低，临床多用其醋炙品。
醋延胡索	醋制后能提高煎出率，增强行气止痛作用。	广泛用于身体各部位的多种疼痛证候，如胸胁、脘腹疼痛，经闭痛经，产后瘀阻，跌扑肿痛。

知识拓展

延胡索生品中所含的止痛成分为延胡索甲素、延胡索乙素及延胡索丑素，均属游离性生物碱，难溶于水，醋制可使所含的游离性生物碱与醋酸结合生成易溶于水的醋酸盐，提高煎出率，增强行气止痛作用。

香　附

【来源】 本品为莎草科植物莎草的干燥根茎。

【处方用名】 香附、醋香附、四制香附、酒香附、香附炭。

【炮制方法】

1．香附：原药材，除去毛须及杂质，碾成绿豆大颗粒；或润透后切厚片，干燥，筛去碎屑。

2．醋香附：（1）醋炙：将净香附与一定量的醋拌匀，闷润至透，待醋被吸尽后，置炒制容器内，用文火炒干，取出，晾凉，筛去碎屑。每100kg净香附，用米醋20kg。（2）醋煮蒸：将净香附加入定量的醋及等量的水，用文火煮至醋液基本吸尽，再蒸5个小时，闷润片刻，取出微晾，切薄片，干燥后筛去碎屑；或取出干燥后，碾成绿豆大颗粒。每100kg净香附，用米醋20kg。

3．四制香附：取净香附颗粒或片，加入定量的生姜汁、醋、黄酒、食盐水拌匀，闷润，待汁液被吸尽后，用文火炒干，取出，筛去碎屑。每100kg净香附颗粒或片，用生姜5kg（取汁），醋、黄酒各10kg，食盐2kg（清水溶化）。

4．酒香附：将净制后的香附与一定量的酒拌匀，闷润至透，待酒被吸尽后，置炒制容器内，用文火炒干，取出，晾凉，筛去碎屑。每100kg净香附，用黄酒20kg。

【成品规格】

香附为不规则颗粒或厚片。外表皮棕褐色或黑褐色，有时可见环节。切面白色或黄棕色，质硬，内皮层环纹明显。气香，味微苦。

醋香附表面黑褐色，略有醋香气，味微苦。

四制香附表面深棕褐色，内部呈黄褐色，具有清香气。

酒香附表面红紫色，略具酒香气。

【炮制作用】

炮制品种	功效影响	临床应用
香附	味辛、微苦、微甘，性平。归肝、脾、三焦经。具有行气解郁，调经止痛的作用。生品以理气解郁为主。	用于肝郁气滞，胸、胁、脘腹胀痛，胸脘痞闷，风寒感冒等。
醋香附	醋制后专入肝经，增强疏肝止痛作用，并能消积化滞。	用于伤食腹痛，寒凝气滞，血中气滞，胃脘疼痛等。

续表

炮制品种	功效影响	临床应用
四制香附	以行气解郁，调经散结为主。	多用于治疗胁痛，痛经，月经不调等。
酒香附	酒炙后能通经脉，散结滞。	多用于寒疝腹痛和瘰疬流注肿块等。

莪　术

【来源】本品为姜科植物蓬莪术、广西莪术或温郁金的干燥根茎。

【处方用名】莪术、醋莪术。

【炮制方法】

1. 莪术：原药材，净制、大小分档，略泡，蒸软，切厚片，干燥，筛去碎屑。

2. 醋莪术：（1）醋炙：将净莪术与一定量的醋拌匀，闷润至透，待醋被吸尽后，置炒制容器内，用文火炒干，取出，晾凉，筛去碎屑。每100kg净莪术，用米醋20kg。（2）醋煮：将净莪术加入定量的醋及等量的水，共煮至醋液吸尽，内无白心时，取出微晾，切厚片，干燥后筛去碎屑。每100kg净莪术，用米醋20kg。

【成品规格】

莪术为类圆形或椭圆形厚片，周边灰黄色至灰棕色，边缘角质样，有光泽，气微香，味微苦而辛。

醋莪术色泽加深，略有焦斑，角质状，是蜡样光泽，质坚脆，略有醋香气。

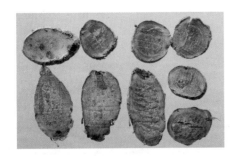

莪术（广西莪术）

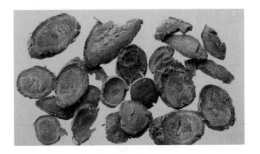

醋莪术

【炮制作用】

炮制品种	功效影响	临床应用
莪术	味辛、苦，性温。归肝、脾经。具行气破血，消积止痛的作用。生品行气消积，破血祛瘀力强，为血中气药。	多用于癥瘕痞块，瘀血经闭，食积胀痛，早期宫颈癌。
醋莪术	入肝经血分，增强破血消癥作用。	多用于瘀滞经闭，胁下癥块等。

三　棱

【来源】本品为黑三棱科植物黑三棱的干燥块茎。

【处方用名】三棱、醋三棱。

【炮制方法】

1. 三棱：原药材，净制、分档，浸泡至透，切薄片，干燥。

2. 醋三棱：将净三棱与一定量的醋拌匀，闷润至透，待醋被吸尽后，置炒制容器内，用文火炒至颜色变深，炒干时取出，晾凉，筛去碎屑。每100kg净三棱，用米醋15kg。

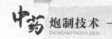

【成品规格】

三棱为类圆形或类三角形薄片，切面灰白色或黄白色，粗糙，有多数明显的细筋脉点，周边灰黄色或黄白色，可见残留的须根或疣状突起的须根痕，质坚实，味淡，嚼之微有麻辣感。

醋三棱切面黄色至黄棕色，略见焦黄斑，微有醋气。

【炮制作用】

炮制品种	功效影响	临床应用
三棱	味辛、苦，性平。归肝、脾经。具有破血行气，消积止痛的作用。生品为血中气药，破血行气，消积作用较强。	用于血瘀经闭，产后瘀滞腹痛，癥瘕结聚，食积痰滞，脘腹胀痛等。
醋三棱	醋炙后，主入血分，增强其破瘀散结、止痛的作用。	用于瘀滞经闭腹痛，癥瘕结聚，心腹疼痛，胁下胀痛等。

芫　花

【来源】本品为瑞香科植物芫花的干燥花蕾。

【处方用名】芫花、醋芫花。

【炮制方法】

1. 芫花：取原药材，净制除去杂质及叶、梗。

2. 醋芫花：将净芫花与一定量的醋拌匀，闷润至透，待醋被吸尽后，置炒制容器内，用文火炒干，取出，晾凉，筛去碎屑。每100kg净芫花，用米醋30kg。

【成品规格】

芫花呈棒槌状，多弯曲，花被筒表面淡紫色或灰绿色，密被短柔毛，先端4裂，裂片淡紫色或黄棕色，质软，味甘、微辛。

醋芫花表面微黄色，微有醋香气。

【炮制作用】

炮制品种	功效影响	临床应用
芫花	味苦、辛，性温，有毒。归肺、脾、肾经。具有泻水逐饮，解毒杀虫的作用。生芫花有毒，峻泻逐水力较猛。	较少内服，多外敷用于头癣，秃疮，冻疮。
醋芫花	醋炙后降低毒性，缓和泻下作用和腹痛症状。	多用于水肿胀满，胸腹积水，痰饮积聚，气逆喘咳，二便不利。

甘　遂

【来源】本品为大戟科植物甘遂的干燥块根。

【处方用名】甘遂、醋甘遂。

【炮制方法】

1. 甘遂：原药材，除去杂质、洗净，晒干，大小分档。

2. 醋甘遂：将净甘遂与一定量的醋拌匀，闷润至透，待醋被吸尽后，置炒制容器内，用文火炒干，取出，晾凉，筛去碎屑。每100kg净甘遂，用米醋30kg。

【成品规格】

甘遂呈椭圆形、长圆柱形或连珠形，表面类白色或黄白色，凹陷处有棕色外皮残留，断面粉性，白色，木部显微镜下呈放射状纹理，质脆，易折断，气微，味微甘而辣。

醋甘遂表面黄色至棕黄色，略有焦斑，略有醋气，味微酸而辣。

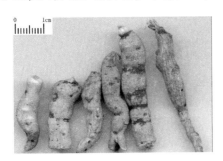

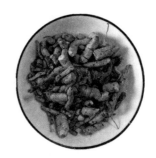

甘遂　　　　　　　　　　　　　　　　　　　　　　醋甘遂

【炮制作用】

炮制品种	功效影响	临床应用
甘遂	味苦，性寒，有毒。归肺、肾、大肠经。具有泻水逐饮的作用。生甘遂药力峻烈，临床多入丸、散剂用。	主要用于水肿胀满，胸腹积水，痰饮积聚，二便不通。
醋甘遂	醋炙后降低毒性，缓和泻下作用。	用于腹水胀满，痰饮积聚，气逆喘咳，二便不通等症。

商　陆

【来源】本品为商陆科植物商陆或垂序商陆的干燥根。

【处方用名】商陆、醋商陆。

【炮制方法】

1.商陆：原药材，净制后润透，切厚片或块，干燥。

2.醋商陆：将净商陆与一定量的醋拌匀，闷润至透，待醋被吸尽后，置炒制容器内，用文火炒干，取出，晾凉，筛去碎屑。每100kg净商陆，用米醋30kg。

【成品规格】

商陆呈不规则的厚片或块，横片面浅黄棕色或黄白色，木部隆起，形成数个突起的同心性环轮，纵片面木部呈平行条状突起，周边灰黄色或灰棕色，皱缩，质硬，气微，味稍甜，久嚼有麻舌感。

醋商陆表面黄棕色，略有醋气，味稍甜，久嚼麻舌。

【炮制作用】

炮制品种	功效影响	临床应用
商陆	味苦，性寒，有毒。归肺、脾、肾、大肠经。具有逐水消肿，通利二便，解毒散结的作用。生品有毒，长于消肿解毒。	—
醋商陆	醋制后降低毒性，缓和峻泻作用，以逐水消肿为主。	多用于水肿胀满。

乳　香

【来源】本品为橄榄科植物乳香树及同属其他数种植物树皮渗出的树脂。

【处方用名】乳香、醋乳香、炒乳香。

【炮制方法】

1.乳香：原药材，净制，将大块者砸碎成均匀颗粒。

2.醋乳香：取净制分档后的乳香颗粒置炒制容器内，用文火加热，炒至表面微熔，冒烟时，喷淋定量醋液，边喷边炒至显油亮光泽时，迅速取出，摊开晾凉。每100kg净乳香，用米醋5kg。

3．炒乳香：取净制分档后的乳香颗粒置炒制容器内，用文火加热，炒至表面微熔，表面黑褐色显油亮光泽，冒烟时，迅速取出，摊开晾凉。

【成品规格】

乳香呈不规则乳头状小颗粒或小团块状，表面黄棕色，半透明或不透明，稍有光泽，附有白色粉尘，质坚脆，有黏性，气香，味苦辛。

醋乳香表面深黄色，显油亮光泽，略有醋香气。

炒乳香表面油黄色，微透明，质坚脆，具特异香气。

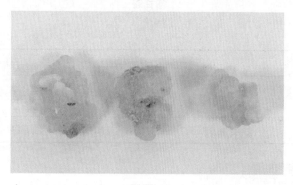

乳香

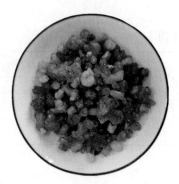

醋乳香

【炮制作用】

炮制品种	功效影响	临床应用
乳香	味辛、苦，性温。归心、肝、脾经。具有活血止痛，消肿生肌的作用。生品气味辛烈，其所含的挥发油有明显的毒害作用，对胃有强烈的刺激性，容易引起呕吐，但乳香生品活血消肿，止痛力强。	多用于瘀血肿痛或外用。
醋乳香	增强其活血止痛，收敛生肌的作用。缓和刺激性，减少不良反应，矫正其不良气味，利于服用，便于粉碎。	用于心腹疼痛，痈疽肿痛。
炒乳香	作用偏于活血。缓和刺激性，减少不良反应，便于粉碎。	用于治疗产后瘀滞不净，攻刺心腹作痛等。

没 药

【来源】本品为橄榄科植物地丁树或哈地丁树的干燥树脂。

【处方用名】没药、醋没药、炒没药。

【炮制方法】

1．没药：原药材，净制，将大块者砸碎成均匀颗粒。

2．醋没药：取净制分档后的没药颗粒置炒制容器内，用文火加热，炒至表面微熔，冒烟时，喷淋定量醋液，边喷边炒至显油亮光泽时，迅速取出，摊开晾凉，筛去药屑。每100kg净没药，用米醋5kg。

3．炒没药：取净制分档后的没药颗粒置炒制容器内，用文火加热，炒至表面微熔，显油亮光泽，冒烟时，迅速取出，摊开晾凉。

【成品规格】

没药呈颗粒状或不规则碎块状，红棕色或黄棕色，表面粗糙，附有灰尘。质坚脆。气特殊，味苦而微辛。

醋没药表面黑褐色或棕褐色，油亮，略有醋气。

炒没药表面黑褐色或棕褐色，有光泽，气微香。

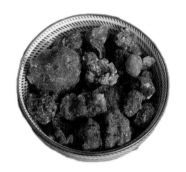

没药

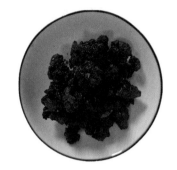

醋没药

【炮制作用】

炮制品种	功效影响	临床应用
没药	味苦，性平。归心、肝、脾经。具有活血止痛，消肿生肌的功能。生品气味浓烈，对胃有一定的刺激性，容易引起恶心，呕吐。	多外用于疮疡溃烂，经久不敛者。
醋没药	增强活血止痛、收敛生肌的作用，缓和刺激性，且矫正其不良气味，便于服用，易于粉碎。	多用于经闭，痛经，脘腹疼痛，跌打伤痛，痈疽肿痛等症。
炒没药	缓和其刺激性，便于粉碎。	用于疔疮肿痛，肠痈，风湿痹痛，漏眼脓血。

🧪 目标检测

一、单项选择题

1. 醋炙甘遂的作用是（ ）。

A. 引药入肝，增强活血止痛 　　　　B. 降低毒性，缓和泻下

C. 增强疏肝理气止痛 　　　　　　　D. 增强清肝退热

E. 矫臭矫味

2. 醋炙柴胡的作用是（ ）。

A. 解表退热 　　　　　　　　　　　B. 清肝退热

C. 活血化瘀 　　　　　　　　　　　D. 散瘀止痛

E. 疏肝止痛

3. 柴胡炮制品中有很强促进泌胆作用的是（ ）。

A. 生柴胡 　　　　　　　　　　　　B. 酒柴胡

C. 醋柴胡 　　　　　　　　　　　　D. 蜜柴胡

E. 鳖血柴胡

4. 延胡索醋炙后增强止痛作用的主要原理是（ ）。

A. 使药物质地酥脆，利于有效成分煎出 　　B. 使生物碱结构改变，利于煎出

C. 引药入肝，增强行气止痛作用 　　　　　D. 醋酸与生物碱成盐，利于煎煮时溶出

E. 辅料醋酸的协同作用

5. 制备四制香附时，除了下列哪种辅料外，其余的均需要用（ ）。

A. 生姜 　　　　　　　　　　　　　B. 米醋

C. 黄酒 　　　　　　　　　　　　　D. 食盐

E. 蜂蜜

6. 具有疏肝止痛、消积化滞作用的香附应该是（　　　）。

A. 生品　　　　　　　　　　　　　　　B. 醋炙品

C. 酒炙品　　　　　　　　　　　　　　D. 四制香附

E. 香附炭

二、多项选择题

1. 醋炙后能降低毒性，缓和峻泻作用的药物是（　　　）。

A. 甘遂　　　　　　　　　　　　　　　B. 商陆

C. 芫花　　　　　　　　　　　　　　　D. 柴胡

E. 香附

2. 柴胡经醋炙后其有效成分是（　　　）。

A. 挥发油含量降低　　　　　　　　　　B. 柴胡皂苷含量增高

C. 挥发油发生改变　　　　　　　　　　D. 水浸出物含量增高

E. 醇浸出物含量增高

3. 醋炙乳香的作用是（　　　）。

A. 缓和刺激性　　　　　　　　　　　　B. 利于服用

C. 便于粉碎　　　　　　　　　　　　　D. 增强疏肝止痛作用

E. 增强活血止痛、收敛生肌的作用

三、问答题

1. 柴胡有哪些炮制品？如何进行炮制？各具什么样的炮制作用？

2. 简述醋炙乳香的炮制方法。

任务三　盐炙法

任务引入

　　取待炮炙品，加盐水拌匀，闷透，置炒制容器内，以文火加热，炒至规定程度的方法，称为盐炙法，亦称盐水炒法。按照《中国药典》（2020 年版）四部"炮制通则"规定，根据药材的特性，设计合理的炮制工艺，将黄柏、巴戟天、泽泻等药材进行盐炙，以满足临床用药需求。操作中应注意药材的质地、药性和炮制目的的不同要求，采用不同加热火力和加热时间、食盐的用量。

　　食盐性味咸寒，有清热凉血、软坚散结、润燥的作用。食盐能"引药入肾"，"引火归元"，因此，盐炙法多用于补肾固精、疗疝、利尿和泻相火的药物。

一、炮制目的

　　1. 引药下行，增强疗效　　一般补肾药如杜仲、巴戟天、韭菜子等盐炙后能增强补肝肾的作用。小茴香、橘核、荔枝核等药，盐炙后可增强疗疝止痛的功效。车前子、小茴香、泽泻等药，盐炙后可增强泄热利尿的作用。益智仁等药，盐炙后则可增强缩小便和固精作用。

　　2. 增强滋阴降火作用　　如知母、黄柏等药，用盐炙可起协同作用，增强滋阴降火、清热凉血的功效。

3.缓和药物辛燥之性　如补骨脂、益智仁等药辛温而燥，容易伤阴，盐炙后可拮抗辛燥之性，并能增强补肾固精的功效。

二、操作方法

1.先拌盐水后炒药　适用于大多数需盐炙的药物。如泽泻、巴戟天、益智仁、杜仲等。

（1）净制：取药物，除去杂质，大小分档。

（2）盐水的制备：取定量食盐，加入4~5倍的饮用水溶解、过滤，即得食盐水溶液。

（3）拌润：取分档后的净药物，与定量盐水拌匀，闷润至盐水被药物吸尽。

除另有规定外，一般每100kg净药物，用食盐2kg。

（4）预热：用文火加热，使炒药锅或炒药机锅体的热度达到药物盐炙所需要的温度。

（5）炒制：将拌润后的药物，置于温度适宜的炒药锅或炒药机内，用文火加热，炒干，至药物符合规定程度时，取出，晾凉，除去药屑。

（6）收贮：将符合成品质量标准的饮片，按药典规定的方法贮藏。

2.先炒药后加盐水　适用于含黏液质较多的药物。如知母、车前子等。

（1）净制：取药物，除去杂质，大小分档。

（2）预热：用文火加热，使炒药锅或炒药机锅体的热度达到药物盐炙时所要求的温度。

（3）炒制：取净药物，置于温度适宜的炒药锅或炒药机内，用文火加热，炒至一定程度时，均匀喷洒定量的盐水，再文火炒干，至药物符合规定程度时，取出，晾凉，除去药屑。

除另有规定外，一般每100kg净药物，用食盐2kg。

（4）收贮：将符合成品质量标准的饮片，按药典规定的方法贮藏。

三、成品质量

1.盐炙品色泽较生品加深，或略有焦斑，微有咸味。

2.成品含生片、糊片不得超过2%，含药屑、杂质不得超过1%，含水分不得超过13%。

四、注意事项

1.加水溶化食盐时，一定要控制水量。水的用量应视药物的吸水情况而定，一般以食盐的4~5倍量为宜。若加水过多，则盐水不能被药吸尽，或者过湿不易炒干；水量过少，又不易与药物拌匀。

2.含黏液质多的车前子、知母等药物，不宜先用盐水拌润。因这类药物遇水容易发黏，盐水不易渗入，炒时又容易粘锅，所以需先将药物加热炒去部分水分，并使药物质地变疏松，再喷洒盐水，以利于盐水渗入。

3.除盐炙杜仲用中火外，一般用文火。采用先炒药后喷盐水的方法时，更应控制火力。若火力过大，加入盐水后，水分迅速蒸发，食盐即黏附在锅上，达不到盐炙的目的。

黄　柏

【来源】本品为芸香科植物黄皮树的干燥树皮。

【处方用名】黄柏、盐黄柏、酒黄柏、黄柏炭。

【炮制方法】

1. 黄柏：原药材，净制，润透，切丝，干燥，筛去碎屑。

2. 盐黄柏：将净制的黄柏与一定量的盐水拌匀，闷润至透，待盐水被吸尽后，置炒制容器内，用文火炒干，取出，晾凉，筛去碎屑。每100kg净黄柏，用食盐2kg。

3. 酒黄柏：将净制后的黄柏与一定量的酒拌匀，闷润至透，待酒被吸尽后，置炒制容器内，用文火炒干，取出，晾凉，筛去碎屑。每100kg净黄柏，用黄酒10kg。

4. 黄柏炭：取净黄柏放入已经预热的炒制容器中，使用武火加热，炒至表面焦黑色，内部焦褐色，喷淋少许清水，灭尽火星，取出，放凉，筛去碎屑。

【成品规格】

黄柏多呈丝片状，外表面黄褐色或黄棕色，平坦或具纵沟纹，内表面暗黄色或淡棕色，具细密的纵棱纹，体轻，质硬，易折断，断面纤维性，深黄色，呈裂片状分层，气微，味极苦，嚼之有黏性。

盐黄柏深黄色，有少量焦斑，味苦微咸。

酒黄柏深黄色，有少量焦斑，略具酒香气，味苦。

黄柏炭表面焦黑色，内部深褐色或棕黑色，质轻而脆，味苦涩。

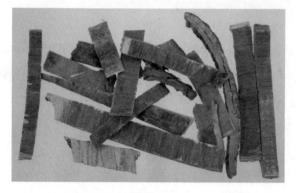

黄柏

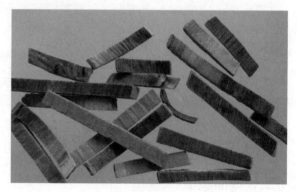

盐黄柏

【炮制作用】

炮制品种	功效影响	临床应用
黄柏	味苦，性寒。归肾、膀胱经。具有清热燥湿，泻火除蒸，解毒疗疮的作用。生品性寒苦燥而沉，长于清热，燥湿，解毒。	多用于热毒疮疡，湿热泻痢，黄疸，疮疡肿毒等。
盐黄柏	盐炙后可引药入肾，缓和苦燥之性，具有滋阴降火的作用。	用于肾虚火旺，带下，盗汗骨蒸等。
酒黄柏	酒炙后可缓和苦寒之性，增强清湿热、利关节的作用，并能借酒升腾之力，引药上行，清上焦之热。	用于热壅上焦诸证。
黄柏炭	擅于止血。	多用于便血，崩漏下血，尿血。

砂 仁

【来源】本品为姜科植物阳春砂、绿壳砂或海南砂的干燥成熟果实。

【处方用名】砂仁、阳春砂、盐砂仁。

【炮制方法】

1. 砂仁：原药材，净制。用时捣碎。

2. 盐砂仁：将净制的砂仁与一定量的盐水拌匀，闷润至透，待盐水被吸尽后，置炒制容器内，用文火炒干，取出，晾凉，筛去碎屑。每100kg净砂仁，用食盐2kg。

【成品规格】

阳春砂和绿壳砂为椭圆形或卵圆形，有不明显的三棱，表面棕褐色，密生刺状突起，果皮薄而软，种子集结成团，具三钝棱，种子为不规则的多面体，表面棕红色或暗褐色，有细皱纹，气芳香浓烈，味辛凉、微苦。海南砂仁为长椭圆形或卵圆形，有明显的三棱，表面被片状、分枝的软刺，果皮厚而硬，气味稍淡。

盐砂仁外表深棕红色或深褐色，辛香气略减，味微咸。

【炮制作用】

炮制品种	功效影响	临床应用
砂仁	味辛，性温。归脾、胃、肾经。具有化湿开胃，温脾止泻，理气安胎的作用。生品辛香，长于化湿行气，醒脾和胃。	用于脾胃湿阻气滞，脘痞不饥，脾胃虚寒，呕吐泄泻等。
盐砂仁	盐炙后辛燥之性略减，温而不燥，并能引药下行，增强温肾缩尿作用。	可用于胎动不安，妊娠恶阻，小便频数，遗尿等。

巴戟天

【来源】本品为茜草科植物巴戟天的干燥根。

【处方用名】巴戟天、巴戟肉、盐巴戟天、制巴戟天。

【炮制方法】

1.巴戟天：取原药材，除去杂质，洗净，干燥。

2.巴戟肉：取净巴戟天置蒸制容器内蒸透，趁热除去木心，切段，干燥后筛去碎屑。

3.盐巴戟天：将净制的巴戟天与一定量的盐水拌匀，闷润至透，待盐水被吸尽后，置炒制容器内，用文火炒干，取出，趁热除去木心，切段，干燥。每100kg净巴戟天，用食盐2kg。

【成品规格】

巴戟天扁圆柱形，略弯曲，表面灰黄色或暗灰色，具纵纹及横裂纹，质韧，断面淡紫色，木部易剥离，味甘，微涩。巴戟肉呈空心扁圆形节段或不规则小块。

盐巴戟天表面灰黄色或暗灰色，切面皮部厚，紫色或淡紫色，中空。味甘、咸而微涩。

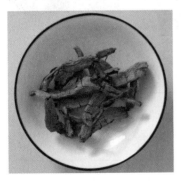
巴戟天

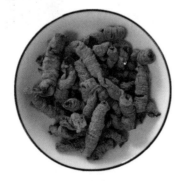
巴戟肉

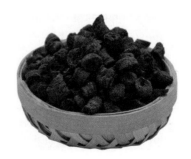
盐巴戟天

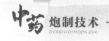
【炮制作用】

炮制品种	功效影响	临床应用
巴戟天	味甘、辛，性微温。归肾、肝经。具有补肾阳，强筋骨，祛风湿的作用。生品以补肝肾，祛风湿为主，适用于肾虚而兼风湿之证。	多用于风冷腰痛，肌肉萎缩无力，脚气水肿等。
巴戟肉	同巴戟天。	—
盐巴戟天	盐制后专入肾经，温而不燥，增强补肾助阳作用，多服久服无伤阴之弊。	常用于阳痿早泄，腰膝酸软无力，尿频或失禁，宫冷不孕，月经不调等。

泽　泻

【来源】本品为泽泻科植物泽泻的干燥块茎。

【处方用名】泽泻、盐泽泻。

【炮制方法】

1．泽泻：取原药材，除去杂质，稍浸，润透，切厚片，干燥。

2．盐泽泻：将净制的泽泻与一定量的盐水拌匀，闷润至透，待盐水被吸尽后，置炒制容器内，用文火炒至微黄色，微干时，取出，晾凉，筛去碎屑。每100kg净泽泻，用食盐2kg。

【成品规格】

泽泻呈圆形或椭圆形厚片，切面黄白色，粉性，有多数细孔，周边黄白色或淡黄棕色，质坚实，气微，味微苦。

盐泽泻表面淡黄棕色或黄褐色，略见焦斑，味微咸。

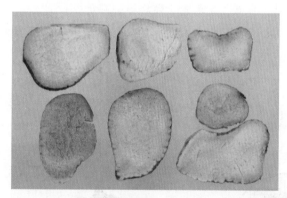

泽泻

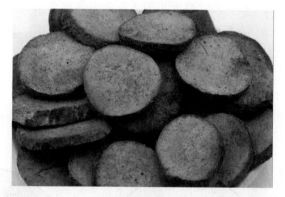

盐泽泻

【炮制作用】

炮制品种	功效影响	临床应用
泽泻	味甘，性寒。归肾、膀胱经。具有利小便，清湿热的作用。生品以利水渗湿泻热为主。	用于小便不利，水肿，淋浊，湿热黄疸，湿热带下。
盐泽泻	盐炙后引药下行，并能增强滋阴，泄热，利尿作用，利尿而不伤阴。	用于遗精淋漓，小便淋涩，腰部重痛。

补骨脂

【来源】本品为豆科植物补骨脂的干燥成熟果实。

【处方用名】补骨脂、盐补骨脂。

【炮制方法】

1.补骨脂：取原药材，除去杂质，洗净，晒干。

2.盐补骨脂：将净制的补骨脂与一定量的盐水拌匀，闷润至透，待盐水被吸尽后，置炒制容器内，用文火炒至微鼓起，有香气逸出时，取出，晾凉，筛去碎屑。每100kg净补骨脂，用食盐2kg。

【成品规格】

补骨脂呈肾形，略扁。表面黑色、黑褐色或灰褐色，具微细网状皱纹，顶端圆钝，有一小突起，凹侧有果梗痕，质硬，果皮薄，与种子不易分离，气香，味辛、微苦。

盐补骨脂微鼓起，表面黑色或黑褐色，气微香，味微咸。

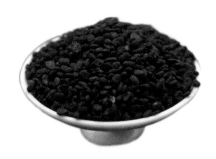

补骨脂

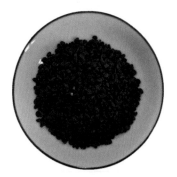

盐补骨脂

【炮制作用】

炮制品种	功效影响	临床应用
补骨脂	味辛、苦，性温。归肾、脾经。具有温肾助阳，纳肾，止泻的作用。生品长于补脾肾，止泻痢。生品辛热而燥，且对胃有一定的刺激性，故临床上内服多用制品。	多用于脾肾阳虚，五更泄泻，外用治白癜风，斑秃。
盐补骨脂	能缓和辛窜温燥之性，避免伤阴，并专入肾经，增强补肾纳气作用。	多用于阳痿，肾虚腰痛，滑精，遗尿等。

车前子

【来源】 本品为车前科车前或平车前的干燥成熟种子。

【处方用名】 车前子、盐车前子、炒车前子。

【炮制方法】

1.车前子：原药材，净制。

2.盐车前子：先将净制的车前子置炒制容器内，文火加热炒至略有爆裂声，再喷洒一定量的盐水，炒干，取出，晾凉，筛去碎屑。每100kg净车前子，用食盐2kg。

3.炒车前子：取净车前子放入已经预热的炒制容器中，使用文火加热，炒至略有爆裂声，并有香气逸出时，取出，放凉，筛去碎屑。

【成品规格】

车前子呈椭圆形、不规则长圆形或三角状长圆形，略扁，表面黄棕色至黑褐色，有细皱纹，质硬，气微，味淡。

盐车前子表面黑褐色，气微香，味微咸。

炒车前子表面黑褐色，有香气。

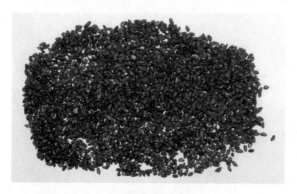

车前子

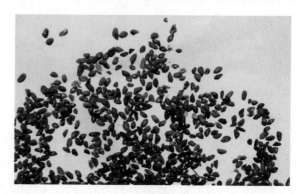

盐车前子

【炮制作用】

炮制品种	功效影响	临床应用
车前子	味甘，性微寒。归肝、肾、肺、小肠经。具有清热利尿，渗湿通淋，明目，祛痰的作用。生品长于利水通淋，清肺化痰，清肝明目。	用于水肿，淋证，暑湿泄泻，目赤肿痛，痰热咳嗽。
盐车前子	盐制后泻热作用较强，利尿而不伤阴，能益肝明目。	常用于眼目昏暗，视力减退等。
炒车前子	炒后寒性稍减，并能提高煎出效果，作用与生品相似。长于渗湿止泻。	多用于湿浊泄泻。

知 母

【来源】本品为百合科植物知母的干燥根茎。

【处方用名】知母、盐知母。

【炮制方法】

1．知母：原药材，除去杂质及毛须，洗净，润透，切厚片，干燥，筛去毛屑。

2．盐知母：先将净制的知母置炒制容器内，文火加热炒至颜色加深，再喷洒一定量的盐水，炒干，取出，晾凉，筛去碎屑。每100kg净知母，用食盐2kg。

【成品规格】

知母呈不规则类圆形厚片或条状片，切面黄白色，毛知母周边黄棕色至棕色，具紧密排列的环状节，气微，味微甜、略苦，嚼之带黏性。

盐知母色黄或微带焦斑，微具咸味。

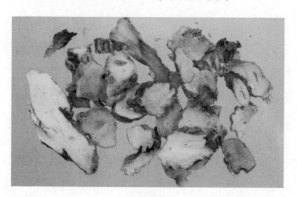

知母

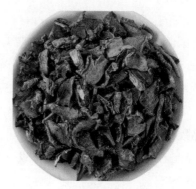

盐知母

【炮制作用】

炮制品种	功效影响	临床应用
知母	味苦、甘，性寒。归肺、胃、肾经。具有清热泻火，生津润燥的作用。生品苦寒滑利，善于清热泻火，生津润燥。	用于外感热病，高热烦渴，肺热燥咳，内热消渴，肠燥便秘等症。
盐知母	盐炙后可引药下行，专入肾经，增强滋阴降火的作用，善清虚热。	常用于肝肾阴亏，虚火上炎，骨蒸潮热，盗汗遗精等症。

杜 仲

【来源】本品为杜仲科植物杜仲的干燥树皮。

【处方用名】杜仲、盐杜仲。

【炮制方法】

1. 杜仲：取原药材，刮去残留粗皮，洗净，润透，切丝或块，干燥，筛去碎屑。

2. 盐杜仲：将净制的杜仲与一定量的盐水拌匀，闷润至透，待盐水被吸尽后，置炒制容器内，用中火加热，炒至丝易断时，取出，晾凉，筛去碎屑。每100kg净杜仲，用食盐2kg。

【成品规格】

杜仲呈丝状或小方块，外表皮淡棕色或灰褐色，有明显的皱纹和纵裂槽纹，内表面暗紫色，光滑，质脆，易折断，断面有细密、银白色、富弹性的橡胶丝相连，气微，味稍苦。

盐杜仲表面黑褐色，内表面褐色，折断时胶丝弹性较差，味微咸。

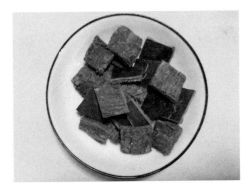

杜仲

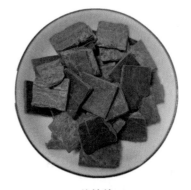

盐杜仲

【炮制作用】

炮制品种	功效影响	临床应用
杜仲	味甘，性温。归肝、肾经。具有补肝肾，强筋骨，安胎的作用。生品应用很少，长于益肝补肾。	临床多用制品。多用于头目眩晕，湿重腰痛。
盐杜仲	盐炙后直达下焦，专入肾经，温而不燥，增强其补肝肾的作用。	用于肾虚腰痛，阳痿滑精，胎元不固等。

目标检测

一、单项选择题

1. 盐炙法的辅料用量，一般是每100kg药物用食盐（　　　）。

A. 1kg

B. 2kg

C. 5kg

D. 10kg

E. 15kg

2. 下列一般不用盐炙法炮制的药物是（　　　）。

A. 黄柏

B. 知母

C. 车前子

D. 杜仲

E. 厚朴

3. 下列哪味药物盐炙时用中火（　　　）。

A. 黄柏

B. 杜仲

C. 车前子

D. 知母

E. 泽泻

4. 补肾固精、疗疝、利尿、泻相火的药物，辅料炮制时多选用（　　　）。

A. 米醋

B. 盐水

C. 黄酒

D. 炼蜜

E. 姜汁

5. 盐知母的作用是（　　　）。

A. 清热泻火

B. 生津润燥

C. 清肺胃之火

D. 利尿、固精

E. 滋阴降火

6. 杜仲炒制后利于有效成分煎出，主要是因为破坏了杜仲丝即（　　　）。

A. 苷类

B. 树脂

C. 杜仲胶

D. 鞣质

E. 生物碱

二、多项选择题

1. 炙时宜采用先炒药后加辅料的药物是（　　　）。

A. 知母

B. 益智仁

C. 车前子

D. 乳香

E. 五灵脂

2. 盐黄柏的炮制作用是（　　　）。

A. 缓和苦燥之性

B. 清热燥湿

C. 清上焦之热

D. 滋阴降火、退虚热

E. 清湿热兼具涩性

3. 盐炙药物的炮制目的有（　　　）。

A. 引药入肾，增强药物补肝肾的作用

B. 引药下行，增强药物疗疝止痛的功效

C. 协同疗效，增强滋阴降火、清热凉血功效

D. 缓和辛燥之性，增强补肾固精作用

E. 升提药力，增强药物活血化瘀的作用

4. 下列药物既用酒炙法又用盐炙法炮制的药物有（　　　）。

A. 牛膝

B. 黄柏

C. 黄连

D. 续断

E. 川芎

三、问答题

1.简述盐炙的目的。

2.简述盐杜仲的炮制方法。

任务四　姜炙法

任务引入

取待炮炙品，加姜汁拌匀，置锅内，用文火炒至姜汁被吸尽，或至规定程度的方法，称为姜炙法，亦称姜汁炒法。按照《中国药典》（2020年版）四部"炮制通则"规定，根据药材的特性，设计合理的炮制工艺，将竹茹、厚朴等药材进行姜炙，以满足临床用药需求。操作中应注意药材的质地、药性和炮制目的的不同要求，采用不同加热火力和加热时间、生姜的用量。

生姜辛温，能温中止呕，化痰止咳。故姜炙法多用于祛痰止咳、降逆止呕的药物。

一、炮制目的

1.制其寒性，增强和胃止呕作用　如黄连姜炙可制其过于苦寒之性，免伤脾阳，并增强止呕作用。姜炙竹茹可增强降逆止呕的功效。

2.降低副作用，增强疗效　如厚朴对咽喉有一定的刺激性，姜炙后可缓和其刺激性，并增强温中化湿除胀的功效。

二、操作方法

1.先拌姜汁后炒药　适用于大多数需姜炙的药物。如厚朴、草果、黄连等。

（1）净制：取药物，除去杂质，大小分档。

（2）姜汁的制备：①捣汁（榨汁）：将生姜洗净切碎，置于适宜容器内，捣烂，加入适量水，压榨取汁；残渣再加水共捣，压榨取汁，如此反复2~3次，合并得姜汁；②煮汁（煎汁）：取净生姜片，放置于锅内，加入适量水煎煮，过滤，残渣再加水煮，过滤，合并两次滤液，适当浓缩，得姜汁。两法制得的姜汁与生姜的比例均以1∶1为宜。

（3）拌润：取分档后的净药物，与定量姜汁拌匀，加盖闷润，至姜汁被药物吸尽。

炮制用姜以生姜为宜。除另有规定外，一般每100kg净药物，用生姜10kg。

（4）预热：用文火加热，使炒药锅或炒药机锅体的热度达到药物姜炙时所需要的温度。

（5）炒制：将拌润后的药物，置于温度适宜的炒药锅或炒药机内，用文火加热，炒至药物近干，达到规定程度时，取出，晾凉，除净药屑。

（6）收贮：将符合成品质量标准的饮片，按药典规定的方法贮藏。

2.姜煮　此法一般适用于个货药材（如厚朴）的姜炙。

（1）净制：取个货厚朴，用刀刮去栓皮，扎成捆。

（2）煮制：将成捆的药材置于煮制容器内，加入定量姜汁（也可直接加入生姜片）和适量水，以平药面为宜，文火煮约2小时，待姜汁被药物吸尽。

除另有规定外，一般每100kg净药物，用生姜10kg。

（3）切制：将煮制后的药物，取出，润至适合切制的程度时，切丝。若煮后有剩余的姜汁，应拌入饮片中，干燥，除净药屑。

（4）收贮：将符合成品质量标准的饮片，按药典规定的方法贮藏。

三、成品质量

1. 姜炙品色泽加深，略有焦斑，具姜的辛辣气味。

2. 成品含生片、糊片不得超过2%，含药屑、杂质不得超过1%。姜煮制品未煮透者不得超过2%，含水分不得超过13%。

四、注意事项

1. 制备姜汁时，要控制水量，一般以最后所得姜汁与生姜的比例为1∶1为宜。

2. 药物与姜汁拌匀后，需充分闷润，待姜汁完全被吸尽后，再用文火炒干，否则，达不到姜炙的目的。

竹 茹

【来源】本品为禾本科植物青秆竹、大头典竹或淡竹的茎秆的干燥中间层。

【处方用名】竹茹、姜竹茹。

【炮制方法】

1. 竹茹：原药材，净制，切段或揉成松紧适度的小团。

2. 姜竹茹：将净制的竹茹与一定量的姜汁拌匀，放置闷润，待姜汁被吸尽后，再置炒制容器内，用文火加热，如烙饼法将两面烙至微黄色时，取出，晾凉，筛去碎屑。每100kg净竹茹用生姜10kg或干姜3kg，制备姜汁10kg。

【成品规格】

竹茹呈不规则的丝条状小段或小团，浅绿色或黄绿色。体轻松，质柔韧，有弹性，气微，味淡。

姜竹茹表面黄色，有少许焦斑，微具姜的气味。

【炮制作用】

炮制品种	功效影响	临床应用
竹茹	味甘，性微寒。归肺、胃经。具有清热化痰，除烦止呕的作用。生品长于清热化痰，除烦。	用于痰热咳嗽，胆火挟痰，烦热呕吐，惊悸失眠，中风痰迷，舌强不语，胃热呕吐，妊娠恶阻，胎动不安。
姜竹茹	姜制后能增强降逆止呕的作用。	多用于恶心呕吐。

厚 朴

【来源】本品为木兰科植物厚朴或凹叶厚朴的干燥干皮、根皮及枝皮。

【处方用名】厚朴、姜厚朴。

【炮制方法】

1. 厚朴：取原药材，刮去粗皮，润透，切丝，干燥，筛去碎屑。

2. 姜厚朴：取厚朴丝，加姜汁拌匀，闷润，待姜汁被吸尽后，置炒制容器内，用文火加热，炒干，取出晾凉。或者取生姜切片，加水煎煮，另取刮净粗皮的厚朴，扎成捆，置姜汤中，反复浇淋，用文火煮，至姜液被吸尽时取出，切丝，干燥。筛去碎屑。每100kg净竹茹用生姜10kg或干姜3kg，制备姜汁10kg。

【成品规格】

厚朴呈弯曲丝条状，外表面灰棕色或灰褐色，内表面紫棕色或深紫褐色，断面纤维性，气香，味辛辣，微苦。

姜厚朴表面灰褐色，偶见焦斑，略具姜的辛辣气味。

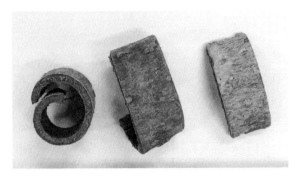

厚朴

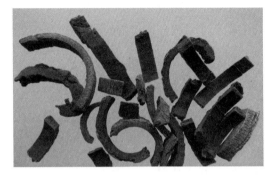

姜厚朴

【炮制作用】

炮制品种	功效影响	临床应用
厚朴	味苦、辛，性温。归脾、胃、肺、大肠经。具有燥湿消痰、下气除满的作用。生品辛辣峻烈，对咽喉有刺激性，故一般内服不用生品。	用于湿滞伤中，脘痞吐泻，食积气胀，腹胀便秘，痰饮喘咳。
姜厚朴	姜制后能消除对咽喉的刺激性，并可增强宽中和胃的作用。	用于湿滞伤中，脘痞吐泻，食积气胀，腹胀便秘，痰饮喘咳。

目标检测

一、单项选择题

1. 姜炙法的辅料用量，一般是每100kg药物用生姜（　　　　）。

A. 10kg   B. 20kg

C. 3kg   D. 30kg

E. 50kg

2. 制备姜汁时，一般要求生姜与姜汁的比例是（　　　　）。

A. 1：1   B. 1：10

C. 1：15   D. 1：20

E. 1：30

3. 姜制后，能消除对咽喉的刺激性，增强宽中和胃功效的药物是（　　　　）。

A. 栀子   B. 竹茹

C. 黄连   D. 草果

E. 厚朴

4. 姜制后，能缓其燥烈之性，增强温胃止呕、除痰截疟作用的药物是（　　　　）。

A. 厚朴   B. 竹茹

C. 黄连   D. 草果

E. 栀子

5. 生品善于清热化痰、除烦，姜炙后能增强降逆止呕作用的药物是（　　　）。

A. 厚朴   B. 竹茹

C. 栀子   D. 草果

E. 黄连

二、多项选择题

1. 姜炙后能增强降逆止呕的药物是（　　　）。

A. 厚朴   B. 竹茹

C. 草果   D. 黄连

E. 半夏

2. 姜炙法适用的药物类别是（　　　）。

A. 具发散作用   B. 具补中益气作用

C. 具降逆止呕作用   D. 具祛痰止咳作用

E. 具补肝肾作用

3. 姜炙可缓其寒性的药物是（　　　）。

A. 竹茹   B. 黄连

C. 黄柏   D. 厚朴

E. 草果

三、问答题

1. 试述姜汁的制备方法。

2. 简述姜厚朴的炮制方法。

任务五　蜜炙法

🌿 任务引入

将待炮炙品加入定量用沸水稀释后的炼蜜拌匀，闷透，置炒至容器内，用文火炒至规定程度的方法，称蜜炙法，亦称蜜炒法。按照《中国药典》（2020年版）四部"炮制通则"规定，根据药材的特性，设计合理的炮制工艺，将甘草、黄芪、百合等药材进行蜜炙，以满足临床用药需求。操作中应注意药材的质地、药性和炮制目的的不同要求，采用不同加热火力和加热时间、炼蜜的用量。

蜜炙为蜜制方法之一。古代文献中的蜜炙法是将药物涂蜜后，用微火炙干。现行的蜜炙法近于古代的蜜水拌炒法。

蜂蜜性味甘平，有甘缓益脾、润肺止咳、矫味等作用。因此，蜜炙法多用于止咳平喘、补脾益气的药物。

一、炮制目的

1. 增强润肺止咳的作用　如百部、款冬花、紫菀、枇杷叶等药，蜜炙后均能增强润肺止咳的作用。故有"蜜炙甘缓而润肺"之说。

2. 增强补脾益气的作用　如黄芪、甘草、党参等药，蜜炙能起协同作用，增强补中益气的功效。

3. 缓和药性　如麻黄发汗作用较猛，蜜炙后能缓解发汗力，并可增强止咳平喘的功效。

4. 矫味和消除副作用　如马兜铃，其味苦劣，对胃有一定刺激性。蜜炙除能增强其本身的止咳作用外，还能矫味，以免引起呕吐。

蜂蜜虽言性平，实则生用性偏凉，能清热解毒；熟则性偏温，以补脾气、润肺燥之力胜。《医学校正入门》指出："蜜炙性温，健脾胃和中……补三焦元气。"故蜜炙法所用的蜂蜜都要先加热炼过。其方法是：将蜂蜜置锅内，加热至徐徐沸腾后，改用文火，保持微沸，并除去泡沫及上浮蜡质，然后用罗筛或纱布滤去死蜂、杂质，再倾入锅内，加热至116~118℃，满锅起鱼眼泡，用手捻之有黏性，两指间尚无长白丝出现时，迅速出锅。炼蜜的含水量控制在10%~13%为宜。加热时注意蜂蜜沸腾外溢或焦化，当蜜液微沸时，及时用勺上下搅动，防止外溢。

二、操作方法

1. 先拌蜜后炒药　适用于大多数蜜炙的药物。如甘草、黄芪等。

（1）净制：取药物，除去杂质，大小分档。

（2）蜂蜜的炼制：将蜂蜜放置于铝锅内，加热至徐徐沸腾后，改用文火，保持微沸，并除去泡沫及上浮蜡质，然后用罗或纱布滤去死蜂、杂质，再倾入锅内，加热至116~118℃，满锅起鱼眼泡，手捻之有黏性，两指间尚无长白丝出现时，迅速出锅。炼蜜的含水量控制在10%~13%为宜。

（3）拌润：取定量炼蜜，加入适量开水稀释，趁热与药物拌匀，闷润蜜被药物吸尽。

炼蜜的用量，具体应视药物的吸蜜程度而定。质地疏松、纤维性强的药物用蜜量宜大；质地坚实、黏性较强、油分较多的药物用蜜量宜少。除另有规定外。一般每100kg净药物，用炼蜜25kg。

（4）预热：用文火加热，使炒药锅的热度达到药物蜜炙时所要求的温度。

（5）炒制：将拌润后的药物，置于温度适宜的炒制容器内，用文火加热，炒至药物色泽加深，不粘手时，取出，摊晾。

（6）收贮：将符合成品质量标准的饮片，按药典规定的方法贮藏。

2. 先炒药后加蜜　适用于质地致密，蜜不易被吸收的药物，如百合、槐角等。该法因先炒药，可以除去部分水分，使药物质地略变酥脆，蜜较易被吸收。

（1）净制：取药物，除去杂质，大小分档。

（2）预热：用文火加热，使炒药锅或炒药机锅体的热度达到药物蜜炙时所需要的温度。

（3）炒制：取净制后的药物，置于温度适宜的炒药锅或炒药机内，用文火加热，炒至色泽加深或鼓起时，再加入定量热蜜，迅速翻动，使蜜与药物拌匀，炒至不粘手时，取出，摊晾。

蜜的用量，一般为每100kg净药物，用炼蜜5kg。

（4）收贮：将符合成品质量标准的饮片，按药典规定的方法贮藏。

三、成品质量

1. 蜜炙品呈黄色或深黄色，或色泽加深，微带焦斑，有光泽，微有黏性但不粘手，气焦香，味甜。

2. 成品含生片、糊片不得超过2%，含水量不得超过15%。

蜂蜜在炼制过程中，要产生泡沫，此泡沫从古至今多弃之不用。泡沫的量一般占总炼蜜量的7%左右。通过对两者进行定性和定量分析，结果表明，泡沫和炼蜜成分基本一致。两者均含总糖（葡萄糖、果糖、麦芽糖）、氨基酸、有机酸、花粉粒等。花粉粒炼蜜含量较多，水分含量和还原糖含量炼蜜稍高于蜜泡沫。

蜜制饮片，加蜜量是影响质量的重要因素，研究饮片的蜜用量检测方法，有利于保证蜜炙时加入规定的炼蜜量，对统一和提高饮片质量有重要意义。通过对部分蜜炙饮片的研究，结果表明，蜜炙品的还原糖含量随炮制时加蜜量的增加而增加。蜜炙品中相对蜜含量与炮制实际加蜜量之间，具有极显著的线性相关性。故可用酒石酸铜法测定蜜炙饮片还原糖含量来了解炮制时的加蜜量，并可对不同药物的蜜炙品建立不同的经验公式（回归方程）进行计算。

四、注意事项

1.炼蜜时，火力不宜过大，以免蜜溢出锅外或焦糊。此外，若蜂蜜过于浓稠不易与药物拌匀时，可加适量开水稀释。

2.蜜炙药物所用的炼蜜不宜过老，否则黏性太强，不易与药物拌匀。

3.炼蜜用开水稀释时，要严格控制水量（约炼蜜量的 1/3~1/2），以蜜汁能与药物拌匀而又无剩余的蜜液为宜。若加水量过多，则药物过湿，不易炒干，成品容易发霉。

4.生产量较大时，药物拌蜜后宜闷润 4~5 小时，使蜜汁逐步渗入药内，其成品质量较佳。

5.蜜炙时，火力一定要小，以免焦化。炙的时间可稍长，要尽量将水分除去，避免发霉。

6.蜜炙药物须凉后密闭贮存，以免吸潮发黏或发酵变质；贮存的环境除应通风干燥外，还应置阴凉处，不宜受日光直接照射。

麻 黄

【来源】本品为麻黄科植物草麻黄、中麻黄或木贼麻黄的干燥草质茎。

【处方用名】麻黄、蜜麻黄、麻黄绒、蜜麻黄绒。

【炮制方法】

1.麻黄：取原药材，除去木质茎、残根及杂质，切段。

2.蜜麻黄：先取一定量的炼蜜，加适量开水稀释，再与净麻黄拌匀，放置闷润，使蜜逐渐渗入药物组织内部，待蜜被吸尽后，再置锅内，用文火炒至深黄色不粘手时，取出摊晾，凉后及时密封储存。每100kg净麻黄，用炼蜜20kg。

3.麻黄绒：麻黄段，碾绒，筛去粉末。

4.蜜麻黄绒：先取一定量的炼蜜，加适量开水稀释，再与净麻黄绒拌匀，放置闷润，使蜜逐渐渗入药物组织内部，待蜜被吸尽后，再置锅内，用文火炒至深黄色不粘手时，取出摊晾，凉后及时密封储存。每100kg麻黄绒，用炼蜜25kg。

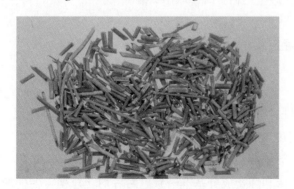

麻黄

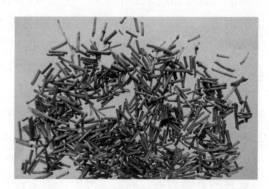

蜜麻黄

【成品规格】

麻黄呈圆柱形短节段，表面淡绿色至黄绿色，有细纵棱线，触之有粗糙感，体轻，质脆，易折断，断面略呈纤维性，断面中心呈红黄色，气微香，味涩、微苦。

蜜麻黄表面深黄色，微有光泽，稍具黏性，有蜜香气，味甜。

麻黄绒呈松散的绒团状，黄绿色，体轻。

蜜麻黄绒黏结成绒团状，深黄色，稍带黏性，味微甜。

【炮制作用】

炮制品种	功效影响	临床应用
麻黄	味辛、微苦，性温。归肺、膀胱经。具有发汗散寒、宣肺平喘、利水消肿的作用。生品发汗解表和利水消肿力强。	用于风寒感冒，胸闷喘咳，风水浮肿，支气管哮喘。
蜜麻黄	蜜炙后辛散发汗作用缓和，增强润肺止咳作用。	多用于表证已解，气喘咳嗽的患者。
麻黄绒	作用同麻黄，较之药性缓和。	适于患有风寒感冒的老人、幼儿及体虚者。
蜜麻黄绒	作用同炙麻黄，较之药性缓和。	适于表证已解而喘咳未愈的老人、幼儿及体虚患者。

黄　芪

【来源】本品为豆科植物蒙古黄芪或膜荚黄芪的干燥根。

【处方用名】黄芪、炙黄芪。

【炮制方法】

1. 黄芪：原药材，净制，润透，切厚片，干燥，筛去碎屑。

2. 炙黄芪：先取一定量的炼蜜，加适量开水稀释，再与净黄芪拌匀，放置闷润，使蜜逐渐渗入药物组织内部，待蜜被吸尽后，置锅内，用文火炒至深黄色，不粘手时，取出摊晾，凉后及时密封储存。每100kg净黄芪，用炼蜜25kg。

【成品规格】

黄芪呈类圆形或椭圆形厚片，切面的皮部黄白色，木部淡黄色，有放射状纹理及裂隙，老根中心偶呈枯朽状，黑褐色或呈空洞，纤维性强，并显粉性，外表皮黄白色至淡棕褐色，有不整齐的纵皱纹或纵沟，气微，味微甜，嚼之有豆腥气味。

炙黄芪切面皮部黄白色，木部淡黄色，外表皮淡棕黄色或淡棕褐色，略有光泽，稍带黏性，有蜜香气，味甜。

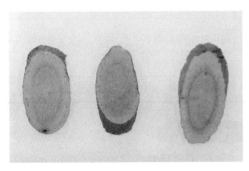

黄芪

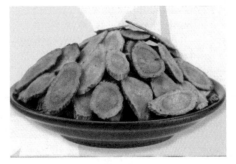

炙黄芪

【炮制作用】

炮制品种	功效影响	临床应用
黄芪	味甘，性温。归肺、脾经。具有补气固表，利尿托毒，排脓，敛疮生肌的作用。生品长于益卫固表，托毒生肌，利尿退肿。	用于表虚自汗，气虚水肿，痈疽难溃，内热消渴；慢性肾炎蛋白尿，糖尿病等。
炙黄芪	长于益气补中。	用于气虚乏力，食少便溏。

甘 草

【来源】本品为豆科植物甘草、胀果甘草或光果甘草的干燥根及根茎。

【处方用名】甘草、炙甘草。

【炮制方法】

1. 甘草：原药材，净制，润透，切厚片，干燥，筛去碎屑。

2. 炙甘草：先取一定量的炼蜜，加适量开水稀释，再与净甘草拌匀，放置闷润，使蜜逐渐渗入药物组织内部，待蜜被吸尽后，置锅内，用文火炒至黄色至深黄色，不粘手时，取出摊晾，凉后及时密封储存。每100kg净甘草，用炼蜜25kg。

【成品规格】

甘草为类圆形或椭圆形的厚片，切面略显纤维性，黄白色，粉性，形成层环明显，射线放射状，外表皮红棕色或灰棕色，气微，味甜微苦。

炙甘草外表皮红棕色或灰棕色，切面黄色至深黄色，微有光泽，质稍黏。具焦香气味，味甜。

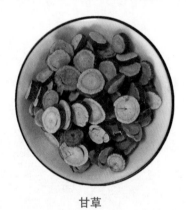

甘草　　　　　　　　　　　　　炙甘草

【炮制作用】

炮制品种	功效影响	临床应用
甘草	味甘，性平。归心、肺、脾、胃经。具有补脾益气，清热解毒，祛痰止咳，缓急止痛，调和诸药的作用。生品长于清热解毒，祛痰止咳。	用于咽喉肿痛，肺热咳嗽、脘腹、四肢挛急疼痛，痈肿疮毒，缓解药物毒性、烈性等。
炙甘草	有补脾和胃，益气复脉的作用。	用于脾胃虚弱、倦怠乏力，心动悸，脉结代等症。

百 部

【来源】本品为百部科植物直立百部、蔓生百部或对叶百部的干燥块根。

【处方用名】百部、蜜百部。

【炮制方法】

1．百部：原药材，净制，润透，切厚片，干燥，筛去碎屑。

2．蜜百部：先取一定量的炼蜜，加适量开水稀释，再与净百部拌匀，放置闷润，使蜜逐渐渗入药物组织内部，待蜜被吸尽后，置锅内，用文火炒至不粘手时，取出摊晾，凉后及时密封储存。每100kg净百部，用炼蜜12.5kg。

【成品规格】

百部为不规则厚片或不规则条形斜片，切面灰白色、淡黄棕色或黄白色，角质样；皮部较厚，中柱扁缩，周边灰白色或棕黄色，有深纵皱纹，质韧软，气微，味甘、苦。

蜜百部表面棕黄色或褐棕色，略带焦斑，稍有黏性，味甜。

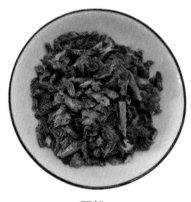

百部

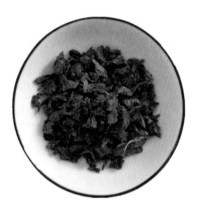

蜜百部

【炮制作用】

炮制品种	功效影响	临床应用
百部	味甘、苦，性微温。归肺经。具有润肺下气止咳、杀虫的作用。生品长于止咳化痰，灭虱杀虫。生品有小毒，对胃有一定刺激性，内服用量不宜过大。	用于新久咳嗽，肺痨咳嗽，百日咳；外用于头虱、体虱、蛲虫病、阴痒。
蜜百部	蜜炙后可缓和对胃的刺激性，并增强润肺止咳的作用。	用于阴虚劳嗽。

款冬花

【来源】本品为菊科植物款冬的干燥花蕾。

【处方用名】款冬花、蜜款冬花。

【炮制方法】

1．款冬花：取原药材，除去杂质及残梗，筛去灰屑。

2．蜜款冬花：先取一定量的炼蜜，加适量开水稀释，再与净款冬花拌匀，放置闷润，使蜜逐渐渗入药物组织内部，待蜜被吸尽后，置锅内，用文火炒至老黄色，不粘手时，取出摊晾，凉后及时密封储存。每100kg净款冬花，用炼蜜25kg。

【成品规格】

款冬花呈长圆棒状，单生或2~3个基部连生，上端较粗，下端渐细或带有短梗，外面被有多数鱼鳞状苞片，苞片的外表面紫红色或淡红色，内表面密被白色絮状茸毛，体轻，气香，味微苦而辛。

蜜款冬花表面棕黄色或棕褐色，稍有黏性，具蜜香气，味微甜。

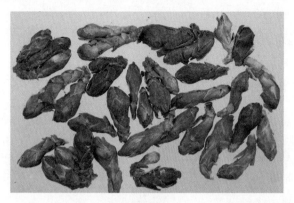 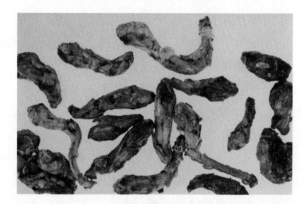

款冬花　　　　　　　　　　　蜜款冬花

【炮制作用】

炮制品种	功效影响	临床应用
款冬花	味辛、微苦，性温。归肺经。具有润肺下气，止咳化痰的作用。生品长于散寒止咳。	用于风寒咳嗽，痰饮咳嗽。
蜜款冬花	蜜炙后药性温润，能增强润肺止咳的作用。	多用于肺虚久咳或阴虚燥咳。

枇杷叶

【来源】本品为蔷薇科植物枇杷的干燥叶。

【处方用名】枇杷叶、蜜枇杷叶。

【炮制方法】

1．枇杷叶：原药材，除去绒毛，用水喷润，切丝，干燥。

2．蜜枇杷叶：先取一定量的炼蜜，加适量开水稀释，再与净枇杷叶拌匀，放置闷润，使蜜逐渐渗入药物组织内部，待蜜被吸尽后，置锅内，用文火炒至不粘手时，取出摊晾，凉后及时密封储存。每100kg净枇杷叶，用炼蜜20kg。

【成品规格】

枇杷叶呈丝条状，上表面灰绿色、黄棕色或红棕色，较光滑，下表面无绒毛，主脉显著突起，革质，显脆性，气微，味微苦。

蜜枇杷叶表面黄棕色或红棕色，略有光泽，略带黏性，具蜜香气，味甜。

【炮制作用】

炮制品种	功效影响	临床应用
枇杷叶	味苦，性微寒。归肺、胃经。具有清肺止咳，降逆止呕的作用。生品长于清肺止咳，降逆止呕。	多用于肺热咳嗽，气逆喘急，胃热呕逆，烦热口渴。
蜜枇杷叶	蜜炙后能增强润肺止咳的作用。	多用于肺燥咳嗽。

知识拓展

去毛枇杷叶与绒毛所含化学成分基本相同，绒毛中不含有能致咳或产生其他副作用的特异化学成分，只是叶中皂苷的含量明显高于绒毛中的含量。在煎煮过程中，绒毛并不易脱落，因此，枇杷叶作为制膏原料可以不刷毛，只需加强过滤即可。若作细粉原料及汤剂配方，则仍需刷净绒毛，以免直接刺激咽喉而引起咳嗽。

百 合

【来源】本品为百合科植物卷丹、百合或细叶百合的干燥肉质鳞叶。

【处方用名】百合、蜜百合。

【炮制方法】

1. 百合：原药材，净制。

2. 蜜百合：先将净百合置锅内，用文火炒至颜色加深时，再加入一定量用温开水稀释的炼蜜，迅速翻动，使炼蜜与药物拌匀，炒至黄色，不粘手时，取出摊凉，凉后及时密封储存。每100kg净百合，用炼蜜5kg。

【成品规格】

百合呈长椭圆形鳞片，边缘薄，略向内弯曲，表面类白色、淡棕黄色或微带紫色，角质样，质硬而脆，断面较平坦，气微，味微苦。

蜜百合表面棕黄色，偶见焦斑，稍带黏性，味甜。

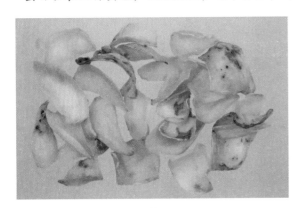

百合

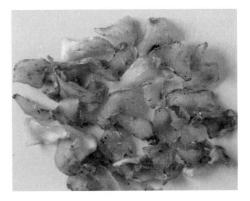

蜜百合

【炮制作用】

炮制品种	功效影响	临床应用
百合	味甘，性寒。归心、肺经。具有养阴润肺，清心安神的作用。生品以清心安神力胜。	用于热病后余热未清，虚烦惊悸，失眠多梦，精神恍惚等。
蜜百合	蜜炙后，增强其润肺止咳作用。	多用于肺虚久咳，肺痨咯血，肺阴亏损，虚火上炎。

🧪 目标检测

一、单项选择题

1. 哪项不是蜜炙的目的（   ）。

A. 增强润肺止咳的作用   B. 增强补中益气作用

C. 缓和药性   D. 矫味矫臭的作用

E. 增强实脾涩精的作用

2. 生用走表，蜜炙入里，增强补中益气的药物是（   ）。

A. 桂枝   B. 黄芪

C. 百部   D. 紫菀

E. 白前

3. 蜜炙黄芪主要用于（　　　　）。

A. 表卫不固的自汗　　　　　　　　　　B. 中气不足

C. 血热妄行　　　　　　　　　　　　　D. 气滞血瘀

E. 脘腹胀痛

4. 蜜炙后可矫正劣味、避免呕吐的药物是（　　　　）。

A. 款冬花　　　　　　　　　　　　　　B. 马兜铃

C. 麻黄　　　　　　　　　　　　　　　D. 瓜蒌皮

E. 桑白皮

5. 若蜜不能与药物拌匀时，可以（　　　　）。

A. 增加蜜的用量　　　　　　　　　　　B. 加适量开水稀释

C. 加适量冷水稀释　　　　　　　　　　D. 加适量冰水稀释

E. 加适量冷开水稀释

6. 蜜炙药物时，蜜的用量一般为（　　　　）。

A. 10%　　　　　　　　　　　　　　　B. 15%

C. 20%　　　　　　　　　　　　　　　D. 25%

E. 30%

二、多项选择题

1. 在药理作用方面，蜜甘草显著强于生甘草的是（　　　　）。

A. 抗心律失常作用　　　　　　　　　　B. 止痛作用

C. 祛痰止咳作用　　　　　　　　　　　D. 增强免疫作用

E. 解毒作用

2. 蜜黄芪突出的药理作用是（　　　　）。

A. 增强免疫作用　　　　　　　　　　　B. 明显的利尿作用

C. 抗病毒作用　　　　　　　　　　　　D. 补气作用

E. 增强对人体受损伤的红细胞的保护作用

3. 蜜炙麻黄对有效成分的影响是（　　　　）。

A. 挥发油含量显著降低　　　　　　　　B. 挥发油含量下降甚微

C. 总生物碱含量有所下降　　　　　　　D. 总生物碱含量增高

E. 麻黄碱减少甚微

4. 蜜炙后能缓和药性，消除副作用的药物是（　　　　）。

A. 枇杷叶　　　　　　　　　　　　　　B. 麻黄

C. 马兜铃　　　　　　　　　　　　　　D. 百部

E. 甘草

三、问答题

1. 试述蜂蜜的炼制方法。

2. 简述蜜百合的炮制方法。

任务六 油炙法

任务引入

将洗净或切制后的药物，与一定量油脂共同加热处理的方法称为油炙法。油炙法又称酥炙法。按照《中国药典》（2020 年版）四部"炮制通则"规定，根据药材的特性，设计合理的炮制工艺，将淫羊藿、蛤蚧等药材进行油炙，以满足临床用药需求。操作中应注意药材的质地、药性和炮制目的的不同要求，采用不同加热火力和加热时间、羊脂油的用量。

油炙法所用的辅料，包括植物油和动物脂（习称动物油）两类。常用的有麻油（芝麻油）、羊脂油。此外，菜油、酥油亦可采用。

一、炮制目的

1.增强疗效　如淫羊藿，用羊脂油炙后能增强温肾助阳的作用。
2.降低毒性　如生马钱子有毒，油炸后毒性降低。
3.利于粉碎　如豹骨、三七、蛤蚧，经油炸或涂酥后，能使其质地酥脆，易于粉碎。

二、操作方法

油炙通常有三种操作方法，即油炒、油炸和油脂涂酥烘烤。

1.油炒　先将羊脂切碎，置锅内加热，炼油去渣，然后取药物与羊脂油拌匀，用文火炒至油被吸尽，药物表面呈油亮时取出，摊开晾凉。一般每 100kg 净药物，用羊脂油（炼油）20kg。

2.油炸　取植物油，倒入锅内加热，至沸腾时，倾入药物，用文火炸至一定程度，取出，沥去油，粉碎。

3.油脂涂酥烘烤　动物骨类药物可锯成短节，放炉火上烤热，用酥油涂布，加热烘烤，待酥油渗入骨内后，再涂再烤，反复操作，直至骨质酥脆，晾凉，粉碎。其他药物可直接涂油烘烤至酥脆。所用酥油或麻油的量，以能使药物质地酥脆为宜。

三、注意事项

1.油炸药物因温度较高，一定要控制好温度和时间，否则，易将药物炸焦，致使药效降低或者丧失药效。

2.油脂涂酥烘烤时，需反复操作，直至药物酥脆为止。

淫羊藿

【来源】本品为小檗科植物淫羊藿、箭叶淫羊藿、柔毛淫羊藿、巫山淫羊藿或朝鲜淫羊藿的干燥地上部分。

【处方用名】淫羊藿、炙淫羊藿。

【炮制方法】

1.淫羊藿：原药材，除去杂质，摘取叶片，喷淋清水，稍润，切丝，干燥。

2.炙淫羊藿：先取一定量的羊脂油置锅内加热融化，加入净淫羊藿丝，文火加热，炒至表面微黄色，油脂被吸尽，微显光泽时，取出凉晾，筛去碎屑。每 100kg 净淫羊藿，用炼羊脂油 20kg。

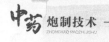

【成品规格】

淫羊藿呈丝状片，上表面黄绿色，下表面灰绿色，细脉两面突起，网脉明显，叶片近革质，气微，味微苦。

炙淫羊藿表面浅黄色，显油亮光泽，微有羊脂油气。

【炮制作用】

炮制品种	功效影响	临床应用
淫羊藿	味辛、甘，性温。归肝、肾经。具有补肾阳，强筋骨，祛风湿的作用。生品长于祛风湿。	用于风湿痹痛，麻木拘挛，中风偏瘫，小儿麻痹。
炙淫羊藿	淫羊藿经羊脂油炙后，能增强其温肾助阳作用。	多用于阳痿、不孕、早泄等肾阳不足之症。

蛤 蚧

【来源】本品为壁虎科动物蛤蚧的干燥体。

【处方用名】蛤蚧、酒蛤蚧、油酥蛤蚧。

【炮制方法】

1.蛤蚧：取原药材，去除竹片，洗净，除去头（齐眼处切除）、足及鳞片，切成小块，干燥。

2.酒蛤蚧：将净制后的蛤蚧块与一定量的酒拌匀，闷润至透，待酒被吸尽后，置炒制容器内，用文火炒干后取出，晾凉，筛去碎屑后收集。每100kg净蛤蚧，用黄酒20kg。

3.油酥蛤蚧：取蛤蚧，涂以麻油，于无烟火上烤至色稍黄质脆，除去头足及鳞片，切成小块。

【成品规格】

蛤蚧呈不规则片状小块，背部灰黑色或银灰色，有黄白色或灰绿色斑点散在或密集成不显著的斑纹，脊椎骨及肋骨突起，质坚韧，气腥，味微咸。

酒蛤蚧色稍黄，质较脆，微有酒气。

油酥蛤蚧色稍黄，质脆，有香酥气味。

【炮制作用】

炮制品种	功效影响	临床应用
蛤蚧	味咸，性平，归肺、肾经。具有补肺益肾，纳气定喘，助阳益精的作用。生品和酥炙品功用相同，以补肺益精，纳气定喘为长。	用于肺虚咳嗽，肾虚作喘等。
酒蛤蚧	酒炙后质酥易碎，腥气减弱，并增强其补肺益肾，助阳益精的作用。	用于肾阳不足，精血亏损的阳痿。
油酥蛤蚧	生品有腥味，不利于服用，油酥后易粉碎，且腥气减弱，便于服用。作用同蛤蚧。	—

三 七

【来源】本品为五加科植物三七的干燥根及根茎。

【处方用名】三七、田七、三七粉、熟三七。

【炮制方法】

1.三七：原药材，除去杂质，用时捣碎。

2.三七粉：三七，洗净，干燥，碾细粉。

3.熟三七：取净三七，捣碎后大小分档，文火油炸至表面棕黄色，取出，沥去油，晾凉，碾成细粉。

【成品规格】

三七呈类圆锥形或圆柱形，表面灰褐色或灰黄色，有断续的纵皱纹及支根痕，顶端有茎痕，周围有瘤状突起，体重，质坚实，气微，味苦回甜。

三七粉灰黄色粉末，气微，味微苦回甜。

熟三七为浅黄色细粉，略有油气，味微苦。

【炮制作用】

炮制品种	功效影响	临床应用
三七	味甘、微苦，性温。归肝、胃经。具有散瘀止血，消肿定痛的作用。有止血而不留瘀，化瘀而不会导致出血的特点。	用于咯血，吐血，衄血，便血，崩漏，外伤出血，胸腹刺痛，跌扑肿痛。
三七粉	作用同三七。	多吞服或外敷用于创伤出血。
熟三七	止血化瘀作用较弱，偏于滋补。	多用于身体虚弱，气血不足的患者。

目标检测

一、单项选择题

1. 蛤蚧的炮制方法，目前除油炙外，还可用（　　　）。

A. 酒炙 　　　　　　　　　　　　　　B. 醋炙

C. 蜜炙 　　　　　　　　　　　　　　D. 盐炙

E. 煅制

2. 淫羊藿油炙时，一般每100kg药物用羊脂油（炼油）（　　　）。

A. 5kg 　　　　　　　　　　　　　　B. 10kg

C. 15kg 　　　　　　　　　　　　　　D. 20kg

E. 30kg

3. 淫羊藿油炙的炮制作用是（　　　）。

A. 增强润肺止咳作用 　　　　　　　　B. 增强补中益气作用

C. 增强温肾助阳作用 　　　　　　　　D. 增强滋阴降火作用

E. 增强降逆止呕作用

4. 熟三七的制备方法是（　　　）。

A. 炒黄 　　　　　　　　　　　　　　B. 炒焦

C. 姜炙 　　　　　　　　　　　　　　D. 蜜炙

E. 油炸

5. 生品长于散瘀止血，消肿定痛；油炸或清蒸后，长于滋补的药物是（　　　）。

A. 三七 　　　　　　　　　　　　　　B. 蛤蚧

C. 蕲蛇 　　　　　　　　　　　　　　D. 马钱子

E. 鳖甲

二、多项选择题

1. 可以用油炙法炮制的药物有（　　　）。

A. 淫羊藿 　　　　　　　　　　　　　B. 马钱子

C. 蛤蚧 　　　　　　　　　　　　　　D. 三七

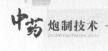

E. 豹骨

三、问答题

1. 试述羊脂油炙淫羊藿的炮制方法。

2. 简述熟三七的制备方法。

项目小结

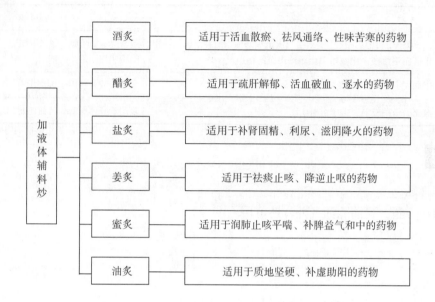

项目九　煅法

任务一　明煅法

任务引入

药物煅制时，不隔绝空气的方法称明煅法，又称直火煅法。该法适用于较易煅制的矿物类和贝壳类、化石类药材。按照《中国药典》（2020年版）四部"炮制通则"规定，根据药材的特性，设计合理的炮制工艺，将白矾、石决明等药材进行明煅，以满足临床用药需求。操作中应注意药材的质地、药性和炮制目的的不同要求，采用不同加热火力和加热时间。

一、炮制目的

1. 使药物质地酥脆，易于粉碎和煎出有效成分，如石决明，生品质地坚硬，煅后质地酥脆，利于粉碎。

2. 增强疗效，如白矾、牡蛎，煅后收敛生肌，固涩作用增强。

3. 改变药性，产生新的作用，如石膏，生品味甘辛，性大寒，具有清热泻火、除烦止渴的功能，煅后增加了涩味，寒性减弱，具有收湿敛疮、生肌、止血的作用。

二、操作方法

1. 炉口煅　质地坚硬的矿物药放于炉火上煅至红透，取出放凉。含结晶水的矿物药、动物的贝壳类、化石类及粒度细小的药物需装入耐火容器或适宜容器内煅透，放凉。

2. 平炉煅　将药物置炉膛内，武火加热，并用鼓风机促使温度迅速升高和升温均匀。在煅制过程中，可根据要求适当翻动，使药材受热均匀，煅至药材发红或红透（通过观察孔可见炉膛发红或红亮）时停止加热，取出放凉或进一步加工。此法煅制效率较高，适用于大量生产。本法适用范围与炉口煅相同。

3. 高温反射炉煅　将燃料投入炉内点燃，并用鼓风机吹旺，然后将燃料口密闭，从投料口内投入药

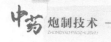
材，再将投料口密闭，鼓风燃至指定时间，适当翻动，使药材受热均匀，煅红后停止鼓风，继续保温煅烧，稍后取出放凉或进一步加工。此法煅制效率较高，适用于大量生产。其适用范围与炉口煅相同。

三、注意事项

1. 明煅时，应将药物大小分档，以免煅制时生熟不均。

2. 煅制过程中宜一次煅透，中途不得停火，以免出现夹生现象。

3. 煅制温度、时间应适度，根据药物的性质而定。

4. 有些药物在煅烧时产生爆溅，可在容器上加盖（但不密闭）以防爆溅。

白　矾

【来源】本品为硫酸盐类矿物明矾石经加工提炼而成，主含含水硫酸铝钾 $\left[KAl(SO_4)_2 \cdot 12H_2O \right]$。

【处方用名】白矾、枯矾。

【炮制方法】

1. 白矾：原药材，净制，用时捣碎或研细。

2. 枯矾：净白矾，砸成小块，置煅锅内，用武火加热至熔化，继续煅至松脆，呈白色蜂窝状固体，完全干燥时，停火，晾凉后取出，研成细粉。

【成品规格】

白矾呈不规则的块状或粒状，无色或淡黄白色，透明或半透明，表面略平滑或凹凸不平，具细密纵棱，有玻璃样光泽，质硬而脆，气微，味酸、微甘而极涩。

枯矾呈白色不透明的蜂窝状或海绵状固体块状物或细粉，体轻，质松脆，手捻易碎，气微，味微甘而极涩，有颗粒感。

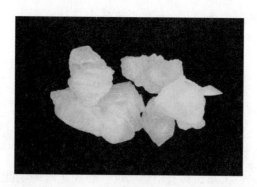

白矾

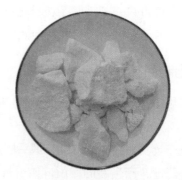

枯矾

【炮制作用】

炮制品种	功效影响	临床应用
白矾	味酸、涩，性寒。归肺、脾、肝、大肠经。外用解毒杀虫，燥湿止痒，内服止血止泻，祛除风痰。	外治用于湿疹，疥癣，聤耳流脓；内服用于久泻不止，便血，崩漏，癫痫发狂。
枯矾	煅后降低酸寒之性，削弱涌吐作用，增强收湿敛疮、生肌、止血化腐作用。	用于湿疹湿疮，阴痒带下，聤耳流脓，鼻衄齿衄，鼻息肉。

知识拓展

煅制白矾不要搅拌，否则会使表面温度下降，结晶水不易除去，内热不断积蓄，传热性能降低，局部温度过高，使煅制品呈枯黄色。在煅制时若中途停火、投药过多或煅锅底部太小，都会使加热后锅底层白矾先熔化、失水形成质地疏松的海绵状枯矾，其具有较强的隔热能力，让上部液态状的白矾难以获得较高温度，结晶水不能很快蒸发，形成凉后的"僵块"，即出现煅不透现象。若选用铁锅煅制，白矾是强酸弱碱盐，显微酸性，高温加热时与铁生成 $FeSO_4$，进一步氧化成 $Fe_2(SO_4)_3$，它能与 $Al(OH)_3$ 生成 $Fe(OH)_3$，$Fe(OH)_3$ 再氧化成红色的 Fe_2O_3，使得接触枯矾的铁锅处附有红褐色锅垢，也使枯矾中铁盐含量超出检查限度。

石决明

【来源】本品为鲍科动物杂色鲍、皱纹盘鲍、羊鲍、澳洲鲍、耳鲍或白鲍的贝壳。

【处方用名】石决明、煅石决明。

【炮制方法】

1. 石决明：原药材，洗净，干燥，碾碎。

2. 煅石决明：取净石决明，置无烟炉火上或置耐火容器内，用武火加热，煅至灰白色或青灰色，易碎时，取出，晾凉，碾碎。

【成品规格】

石决明呈不规则的碎块状，外表面灰棕色、灰褐色等，具有青灰色斑，粗糙，内表面光滑，有珍珠样光泽，质坚硬，不易破碎。无臭，味微咸。本品含磷酸钙（$CaCO_3$）不得少于 93.0%。

煅石决明呈不规则的碎块或细粉状，灰白色，无光泽，质地酥脆，断面呈层状。

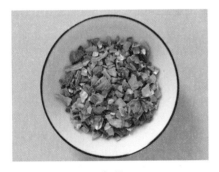

石决明

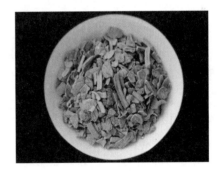

煅石决明

【炮制作用】

炮制品种	功效影响	临床应用
石决明	味咸，性寒。归肝经。具有平肝潜阳，清肝明目的作用。生品偏于平肝潜阳。	用于头痛眩晕，惊痫抽搐。
煅石决明	煅后降低其咸寒之性，缓和平肝潜阳的功效，增强其固涩收敛、明目的作用，且煅后质地疏松，便于粉碎和煎出有效成分。	常用于目赤翳障，青盲雀目，视物昏花等症。

瓦楞子

【来源】本品为蚶科动物毛蚶、泥蚶或魁蚶的贝壳。

【处方用名】瓦楞子、煅瓦楞子。

【炮制方法】

1.瓦楞子：取原药材洗净捞出，干燥，碾碎或研粉。

2.煅瓦楞子：取净瓦楞子，置耐火容器内，武火加热，煅至酥脆，取出，晾凉，碾碎或研粉。

【成品规格】

瓦楞子呈不规则碎片或粒状，白色或灰白色，较大碎块仍显瓦楞线，具光泽，质坚硬，研粉后呈白色粉末，无颗粒，无臭、味淡。

煅瓦楞子呈不规则碎片或颗粒，灰白色至深灰色，光泽消失，质地酥脆，研粉后为灰白色粉末。

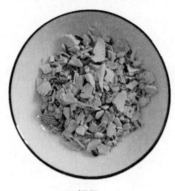
瓦楞子

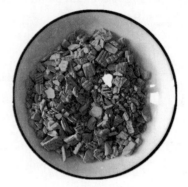
煅瓦楞子

【炮制作用】

炮制品种	功效影响	临床应用
瓦楞子	味咸，性平。归肺、胃、肝经。具有消痰化瘀，软坚散结，制酸止痛的作用。生品长于消痰化瘀，软坚散结。	用于顽痰积结，黏稠难咯，瘿瘤，瘰疬，癥瘕痞块。
煅瓦楞子	煅制后质地酥脆，便于粉碎，长于制酸止痛。	多用于胃痛泛酸。

牡　蛎

【来源】本品为牡蛎科动物长牡蛎、大连湾牡蛎或近江牡蛎的贝壳。

【处方用名】牡蛎、煅牡蛎。

【炮制方法】

1.牡蛎：原药材，洗净晒干，碾碎。

2.煅牡蛎：净牡蛎，置无烟炉火上或置适宜耐火容器内用武火加热，煅至酥脆，取出，晾凉，碾碎。

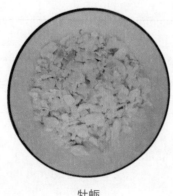
牡蛎

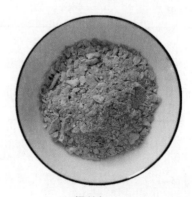
煅牡蛎

【成品规格】

牡蛎呈不规则片状，壳外面多淡紫色、灰白色，壳内面瓷白色，质硬，断面层状，白色，气微腥，味微咸。

煅牡蛎呈不规则片块状，大小不一，灰白色，质酥脆。本品含碳酸钙（$CaCO_3$）不得少于94.0%。

【炮制作用】

炮制品种	功效影响	临床应用
牡蛎	味咸，性微寒。归肝、胆、肾经。具有重镇安神，潜阳补阴，软坚散结的作用。	用于惊悸失眠，眩晕耳鸣，瘰疬痰核，癥瘕痞块。
煅牡蛎	煅后质地酥脆，便于粉碎和煎出有效成分，同时增强了收敛固涩、制酸止痛的作用。	用于遗精滑精，崩漏带下，胃痛吞酸。

石 膏

【来源】 本品为硫酸盐类矿物硬石膏族石膏，主含含水硫酸钙[$CaSO_4 \cdot 2H_2O$]。

【处方用名】 石膏、煅石膏。

【炮制方法】

1. 石膏：原药材，洗净，干燥，打碎，除去杂石，粉碎成粗粉。

2. 煅石膏：取净石膏块，置无烟炉火上或耐火容器内，用武火加热，煅至红透，取出，凉后碾碎。

【成品规格】

生石膏呈长块状、板块状或不规则块状，白色、灰白色或淡黄色，有的半透明，纵断面具绢丝样光泽，体重，质软，气微，味淡。

煅石膏呈白色粉末或酥松块状物，表面透出微红色的光泽，不透明，体较轻，质软，易碎，捏之成粉，气微，味淡。本品含硫酸钙（$CaSO_4$）不得少于92.0%。

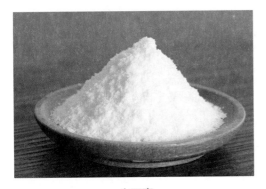

生石膏

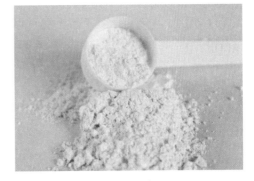

煅石膏

【炮制作用】

炮制品种	功效影响	临床应用
生石膏	味甘、辛，性大寒。归肺、胃经。具有清热泻火，除烦止渴的作用。	外感热病，高热烦渴，肺热喘咳，胃火亢盛，头痛，牙痛。
煅石膏	味甘、辛、涩，性寒。具有收湿，生肌，敛疮，止血的作用。	外用于溃疡不敛，湿疹瘙痒，水火烫伤，外伤出血等。

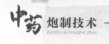

阳起石

【来源】本品为单斜晶系硅酸盐类矿物透闪石或阳起石，主含碱式硅酸镁钙$[Ca_2Mg_5(Si_4O_{11})_2(OH)_2]$。

【处方用名】阳起石、煅阳起石、酒阳起石。

【炮制方法】

1. 阳起石：原药材，除去杂质，洗净，干燥，砸成小块。

2. 煅阳起石：净阳起石小块，置耐火容器内，用武火加热煅至红透，取出，晾凉，研碎。

3. 酒阳起石：按上法煅至红透，趁热投入黄酒中浸淬，如此反复煅淬至药物酥脆，酒尽为度，取出晾干，研碎。每100kg净阳起石，用黄酒20kg。

【成品规格】

阳起石呈不规则碎块，白色、灰白色或淡绿色，通常具有绢丝光泽，体重，味淡。

煅阳起石呈青褐色粉末，纤维明显分离，质较酥，用手可捻碎，纤维有光滑感，气、味皆无。

酒阳起石，质较酥，用手可捻碎，纤维有光滑感，稍带酒气。

【炮制作用】

炮制品种	功效影响	临床应用
阳起石	味咸，性微温。归肾经。具有温肾壮阳，暖下焦，除冷痹的作用。	本品临床均煅用。
煅阳起石	煅后质地酥脆，易于粉碎和煎出有效成分。	用于下焦虚寒，腰膝酸软，遗精，阳痿，宫冷不孕，崩漏等。
酒阳起石	酒淬能进一步使其质地酥脆，利于加工成细粉，并增强温肾壮阳作用。	—

目标检测

一、单项选择题

1. 枯矾的主要成分（　　　）。

A. $KAl(SO_4)_2 \cdot 12H_2O$

B. $KAl(SO_4)_2$

C. Al_2O_3

D. K_2SO_4

E. SO_3

2. 白矾煅制的最佳温度为（　　　）。

A. 50~120℃

B. 120~180℃

C. 180~260℃

D. 260~340℃

E. 300~600℃

3. 煅石膏的作用是（　　　）。

A. 清热泻火

B. 除烦止渴

C. 解毒杀虫

D. 收敛生肌

E. 清热消痰

4. 煅石膏的主要成分（　　　）。

A. $Ca_3(PO_4)_2$

B. $CaSO_4$

C. $CaCl_2$

D. CaO

E. $CaCO_3$

5. 下列药物中煅后具有收敛固涩作用的是（　　　）。

A. 石膏 　　　　　　　　　　　　　B. 枯矾

C. 钟乳石 　　　　　　　　　　　　D. 牡蛎

E. 海浮石

二、多项选择题

1. 明煅时应注意（　　　）。

A. 药物大小分档 　　　　　　　　　B. 一次煅透，中间不得停火

C. 反复煅至酥脆 　　　　　　　　　D. 高温缺氧条件下煅烧

E. 不密闭，不搅拌

2. 枯矾的作用是（　　　）。

A. 质地酥脆，利于粉碎 　　　　　　B. 解毒杀虫

C. 降低酸寒，涌吐作用 　　　　　　D. 清热化痰

E. 增强收敛燥湿生肌作用

3. 白矾煅制温度超过 300℃时，成品所含成分有（　　　）。

A. $KAl(SO_4)_2 \cdot 12H_2O$ 　　　　　B. $KAl(SO_4)_2$

C. K_2SO_4 　　　　　　　　　　　D. Al_2O_3

E. SO_3

4. 煅后具有收敛、固涩或生肌作用的药物是（　　　）。

A. 龙骨 　　　　　　　　　　　　　B. 牡蛎

C. 石膏 　　　　　　　　　　　　　D. 石决明

E. 龙齿

三、问答题

1. 简述煅制枯矾的注意事项。

2. 生石膏和煅石膏的作用有何不同？

任务二　煅淬法

🖐 任务引入

将净药物按明煅法煅烧至红透，立即投入规定的液体辅料中使之骤然冷却，如此反复煅淬至所需程度的方法，称为煅淬。按照《中国药典》（2020 年版）四部"炮制通则"规定，将自然铜、代赭石、磁石等药材进行煅淬炮制，操作中应注意需煅淬药材的质地、药性和炮制目的的不同要求，采用不同加热火力和加热时间，选择适宜的煅淬液、淬液用量及煅淬次数。

煅淬法适用于质地坚硬，经高温仍不能疏松的矿物药，以及临床上因特殊需要而必须煅淬的药物。如煅淬自然铜、煅淬磁石等。

一、炮制目的

1. 增强疗效，降低副作用　如自然铜经煅淬后，可增强散瘀止痛的作用；又如赭石煅淬后有利于赭石中亚铁离子的煎出，由于亚铁离子与肠道内硫化氢的结合，减少了高价铁离子对肠道的刺激，降低

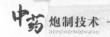

了副作用。

2．利于调剂和制剂　如磁石、自然铜、赭石等药物经高温煅烧，立即投入淬液中骤然冷却，可使药物中所含的各类成分因胀缩比例不同而产生裂隙，从而使质地变得酥脆，易于粉碎，利于煎出有效成分。

二、操作方法

将净制后的药物煅至红透时，立即投入规定的液体辅料中，淬至疏松易碎（若不疏松，可反复煅淬至疏松易碎），取出，干燥，打碎或研粉。煅后的操作程序称为"淬"，所用的液体辅料称为淬液。常用的淬液有水、醋、酒、药汁等，根据临床需要选用。

三、注意事项

1．煅淬应反复进行数次，使液体辅料完全吸尽，药物全部酥脆为度。
2．煅淬时所用淬液的种类及用量应视药物的性质和煅淬目的要求而定。
3．药物应砸成小块，以减少煅淬次数。

赭石

【来源】本品为氧化物类矿物刚玉族赤铁矿，主含三氧化二铁（Fe_2O_3）。

【处方用名】赭石、煅赭石。

【炮制方法】

1．赭石：原药材，除去杂质，砸碎。

2．煅赭石：取净赭石小块，置耐火容器内，用武火加热，煅至红透后，立即取出投入规定量的醋液中淬制，如此反复煅淬至质地酥脆，淬液用尽为度，晾凉，研成粗粉。每100kg净赭石，用醋30kg。

【成品规格】

赭石呈不规则扁平块状，大小不一，暗棕红色或灰黑色，条痕樱红色或红棕色，有的有金属光泽，一面多有圆形突起，习称"钉头"，另一面与突起相对应处有同样大小的凹窝，体重，质硬，砸碎后断面显层叠状，气微，味淡。

煅赭石呈无定形粗粉，暗褐色或紫褐色，光泽消失，质地酥脆，略有醋气。

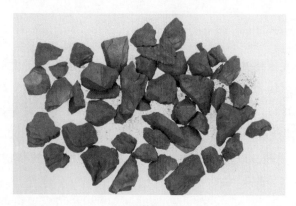

赭石

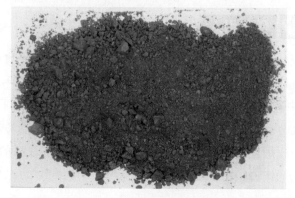

煅赭石

【炮制作用】

炮制品种	功效影响	临床应用
赭石	味苦，性寒。归肝、心经。具有平肝潜阳，重镇降逆，凉血止血的作用，生品偏于平肝潜阳，降逆止呕，凉血止血。	用于眩晕耳鸣，呃逆，呕吐，噫气及血热所致的吐血、衄血。
煅赭石	经煅淬后，使其质地酥脆，易于粉碎和煎出有效成分，同时降低了苦寒之性，具有养血益肝，收敛止血的作用。	用于吐血、衄血，崩漏下血，泄泻。

自然铜

【来源】本品为硫化物类矿物黄铁矿族黄铁矿，主含二硫化铁（FeS_2）。

【处方用名】自然铜、煅自然铜。

【炮制方法】

1. 自然铜：取原药材，除去杂质，洗净，干燥，用时砸碎。

2. 煅自然铜：取净自然铜小块，置耐火容器内，用武火煅至暗红，立即取出，投入醋液中淬制，待冷却后，继续煅烧醋淬至黑褐色，光泽消失，质地酥脆，取出，干燥后碾碎。每100kg净自然铜，用醋30kg。

【成品规格】

自然铜多为小方块状，大小不一，表面亮淡黄色，具金属光泽，有的黄棕色或棕褐色，无金属光泽、条痕绿黑色或棕红色，体重，质坚硬或稍脆，易砸碎。

煅自然铜呈不规则碎粒，呈棕褐色至黑褐色或灰黑色，无金属光泽，质地酥脆，有醋气。

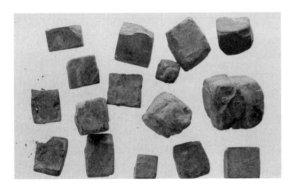

自然铜

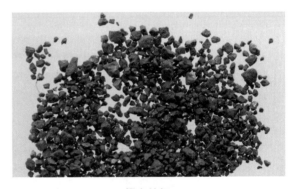

煅自然铜

【炮制作用】

炮制品种	功效影响	临床应用
自然铜	味辛，性平。归肝经。具有散瘀，接骨，止痛的作用。	因质地坚硬，临床多煅淬用。
煅自然铜	经煅淬后，增强散瘀止痛的作用，使其质地酥脆，便于粉碎和煎出有效成分。	用于跌扑肿痛，筋骨折伤。

炉甘石

【来源】本品为碳酸盐类矿物方解石族菱锌矿，主含碳酸锌（$ZnCO_3$）。

【处方用名】炉甘石、煅炉甘石和制炉甘石。

【炮制方法】

1. 炉甘石：原药材，除去杂质，打碎。

2. 煅炉甘石：净炉甘石小块，置耐火容器内，用武火加热煅至红透，取出，立即倒入水中浸淬、研磨、搅拌，倾出上层混悬液，残渣继续煅淬 3~4 次，至不能混悬为度，合并混悬液，静置，待澄清后倾去上层清水，干燥。

3. 制炉甘石：（1）黄连汤制炉甘石：取黄连加水煎汤 2~3 次，过滤去渣，合并药汁浓缩，加入煅炉甘石细粉中拌匀，吸尽后，干燥。每 100kg 煅炉甘石细粉，用黄连 12.5kg。（2）三黄汤制炉甘石：取黄连、黄芩、黄柏加水煎汤 2~3 次，过滤去渣，加入煅炉甘石细粉中拌匀，吸尽后，干燥。每 100kg 煅炉甘石细粉，用黄连、黄芩、黄柏各 12.5kg。

【成品规格】

炉甘石呈不规则碎块状。表面灰白色或淡红色，粉性，无光泽，凹凸不平，多孔，似蜂窝状。体轻，易碎。气微，味微涩。

煅炉甘石呈白色、淡黄色或粉红色细粉，质轻松。本品含氧化锌（ZnO）不得少于 56.0%。

制炉甘石为黄色或深黄色极细粉，质轻松，味苦。

【炮制作用】

炮制品种	功效影响	临床应用
炉甘石	味甘，性平。归肝、脾经。具有解毒明目退翳，收湿止痒敛疮的作用。	一般不内服，多作外敷剂使用。
煅炉甘石	经煅淬后，质地纯洁细腻，消除了对黏膜、创面的刺激性，增强了收敛吸湿的作用。	适用于眼科及皮肤科。用于目赤肿痛，翳膜遮睛，溃疡不敛，浓水淋漓，湿疮瘙痒。
制炉甘石	采用黄连或三黄汤制炉甘石，可增强其清热明目、收湿敛疮的作用。	用于目赤肿痛，眼缘赤烂，翳膜胬肉，溃疡不敛，浓水淋漓，湿疮，皮肤瘙痒。

磁　石

【来源】 本品为氧化物类矿物尖晶石族磁铁矿，主含四氧化三铁（Fe_3O_4）。

【处方用名】 磁石、煅磁石。

【炮制方法】

1. 磁石：原药材，除去杂质，砸碎。

2. 煅磁石：取净磁石小块，置耐火容器内，用武火煅至红透，立即取出投入醋液中淬制，冷却后取出，反复煅淬至酥脆，取出，干燥后碾碎。每 100kg 净磁石，用醋 30kg。

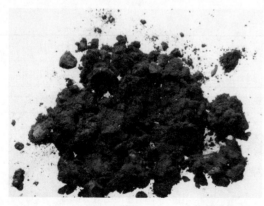

磁石

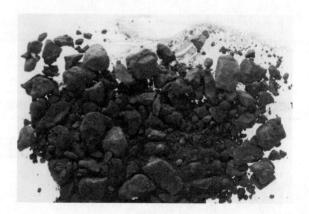

煅磁石

【成品规格】

磁石呈不规则块状，多具棱角，表面灰黑色或棕褐色，条痕黑色，具有金属光泽，体重，质坚硬，断面不整齐，具磁性，有土腥气，味淡。本品含铁（Fe）不得少于50.0%。

煅磁石呈黑色颗粒或粗粉，质硬而酥，无磁性，有醋香气。本品含铁（Fe）不得少于45.0%。

【炮制作用】

炮制品种	功效影响	临床应用
磁石	味咸，性寒。归肝、心、肾经。具有平肝潜阳，聪耳明目，镇惊安神，纳气平喘的作用。生品长于平肝潜阳，镇惊安神。	用于头晕目眩，惊悸，失眠等。
煅磁石	煅磁石长于聪耳明目，纳气平喘，并且质地酥脆，易于粉碎和煎出有效成分。	用于耳鸣耳聋，视物昏花，肾虚气喘等。

目标检测

一、单项选择题

1. 自然铜煅淬的作用是（　　　）。

A. 增强散瘀止痛 　　　　　　　　　　B. 重镇降逆

C. 平肝潜阳 　　　　　　　　　　　　D. 凉血止血

E. 收敛固涩

2. 自然铜煅淬后的主要成分是（　　　）。

A. FeS_2 　　　　　　　　　　　　　B. FeS

C. Fe_2O_3 　　　　　　　　　　　　D. Fe_3O_4

E. FeO

3. 炉甘石煅后的主要成分是（　　　）。

A. $ZnCO_3$ 　　　　　　　　　　　　B. $ZnCl_2$

C. ZnO 　　　　　　　　　　　　　D. Zn

E. $ZnSO_4$

4. 煅淬后增强入肝补血、解毒杀虫作用的药物是（　　　）。

A. 自然铜 　　　　　　　　　　　　　B. 磁石

C. 代赭石 　　　　　　　　　　　　　D. 炉甘石

E. 皂矾

5. 煅淬时用清水作淬液的药物是（　　　）。

A. 自然铜 　　　　　　　　　　　　　B. 紫石英

C. 磁石 　　　　　　　　　　　　　　D. 炉甘石

E. 赭石

6. 生品很少药用，煅淬后能增强散瘀接骨止痛作用的药物是（　　　）。

A. 自然铜 　　　　　　　　　　　　　B. 磁石

C. 钟乳石 　　　　　　　　　　　　　D. 云母石

E. 海浮石

二、多项选择题

1. 煅淬常用的淬液是（　　　）。

A. 醋   B. 酒

C. 药汁   D. 水

E. 盐水

2. 煅淬法操作时的注意事项是（   ）。

A. 煅淬需反复进行几次   B. 使液体辅料吸尽

C. 药物应全部酥脆   D. 煅时不能搅拌

E. 煅红时趁热置冷淬液中淬制

3. 经煅淬后使成品中铁离子增高的药物是（   ）。

A. 自然铜   B. 代赭石

C. 磁石   D. 炉甘石

E. 禹粮石

三、问答题

1. 炉甘石是如何炮制的？各具什么样的炮制作用？

2. 试述煅淬自然铜的炮制方法。

任务三　扣锅煅法

任务引入

药物在高温缺氧条件下煅烧成炭的方法称扣锅煅法，又称密闭煅、闷煅、暗煅。按照《中国药典》（2020 年版）四部"炮制通则"规定，将血余炭、棕榈、灯心草等药材进行扣锅煅炮制，操作中应注意需扣锅煅药材的质地、药性和炮制目的的不同要求，采用不同加热火力和加热时间。

适用于煅制质地疏松，炒炭易灰化及某些中成药在制备过程需要综合制炭的药物。

一、炮制目的

1. 改变药物的性能，产生新的疗效，增强止血作用。如血余炭，棕榈炭等。

2. 降低毒性和刺激性，如干漆等有毒性和刺激性的药物。

二、操作方法

将药物置于锅中，上盖一较小的锅，两锅结合处用盐泥封严，扣锅上压一重物，防止锅内气体膨胀而冲开扣锅。扣锅底部贴一白纸条，或放几粒大米，用武火加热，煅至白纸或大米呈深黄色，药物全部炭化为度。亦有在两锅盐泥封闭处留一小孔，用筷子塞住，时时观察小孔处的烟雾，当有白烟至黄烟转呈青烟减少时，降低火力，煅至基本无烟时，离火，待完全冷却后，取出药物。

三、注意事项

1. 煅烧过程中，由于药物受热炭化，有大量气体及浓烟从锅缝中喷出，应随时用湿泥堵封，以防空气进入，使药物灰化。

2. 药材煅透后应放置冷却再开锅，以免药材遇空气后燃烧灰化。

3.煅锅内药料不宜放得过多，一般为锅容量的 2/3，不宜过紧，以免煅制不透，影响煅炭质量。

4.判断药是否煅透的方法，除观察米和纸的颜色外，还可用滴水于盖子锅底部即沸的方法来判断。

血余炭

【来源】本品为人头发制成的炭化物。

【处方用名】血余炭。

【炮制方法】

血余炭：取人头发，除去杂质，用稀碱水洗去油垢，清水漂净，晒干，装入锅内，上盖一个口径较小的锅，两锅结合处用盐泥（或黄泥）封固，上压重物，盖锅底部贴一白纸或放数粒大米，用武火加热煅至白纸或大米呈焦黄色为度，离火待凉后取出，剁成小块。

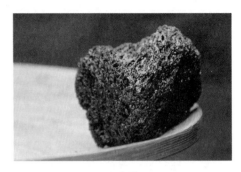

血余炭

【成品规格】

血余炭呈不规则块状，大小不一，乌黑光亮，有多数细孔，体轻，质脆，用火烧之有焦发气，味苦。

本品含酸不溶性成分不得超过 10.0%。

【炮制作用】

炮制品种	功效影响	临床应用
血余炭	味苦，性平。归肝、胃经。具有收敛止血，化瘀的作用。	用于吐血，咯血，衄血，尿血，便血，崩漏下血，外伤出血。

棕　榈

【来源】本品为棕榈科植物棕榈的干燥叶柄。

【处方用名】棕榈、棕榈炭。

【炮制方法】

1.棕榈：原药材，除去杂质，洗净，切段，干燥，筛去灰屑。

2.棕榈炭：将大小分档的棕榈置于锅中，上盖一口径较小的锅，两锅结合处用盐泥封严，盖锅上压一重物，以防止锅内气体受热膨胀而冲开盖锅。再于盖锅底部贴一白纸条或放数粒大米，待泥稍干后，用武火加热，煅至白纸或大米呈焦黄色，停火，待完全冷却后，取出，筛去药屑。

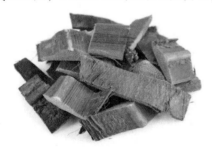

棕榈

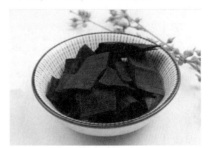

棕榈炭

【成品规格】

棕榈呈长条板状，一端较窄而厚，另一端较宽而稍薄，表面红棕色，粗糙，有纵直皱纹，一面有明显的凸出纤维，纤维两侧着生多数棕色茸毛，质硬而韧，不易折断，断面纤维性，气微，味淡。

棕榈炭表面为黑褐色至黑色，有光泽，有纵直条纹，触之有黑色炭粉，内部焦黄色，纤维性，略具

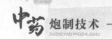
焦香气，味苦涩。

【炮制作用】

炮制品种	功效影响	临床应用
棕榈	生棕榈不入药。	—
棕榈炭	味苦、涩，性平。归肺、肝、大肠经。具有收涩止血的作用。	用于吐血，衄血，尿血，便血，崩漏下血。

灯心草

【来源】本品为灯心草科植物灯心草的干燥茎髓。

【处方用名】灯心草、灯心炭。

【炮制方法】

1.灯心草：原药材，除去杂质，剪成段。

2.灯心炭：将大小分档的灯心草置于锅中，上盖一口径较小的锅，两锅结合处用盐泥封严，盖锅上压一重物，以防止锅内气体受热膨胀而冲开盖锅。再于盖锅底部贴一白纸条或放数粒大米，待泥稍干后，用武火加热，煅至白纸或大米呈焦黄色，停火，待完全冷却后，取出。

【成品规格】

灯芯草呈细圆柱形，表面白色或淡黄白色，有细纵纹，体轻，质软，易拉断，断面白色，略有弹性，气微，味淡。

灯心炭表面为黑色，体轻，质松脆，易碎，气微，味微涩。

【炮制作用】

炮制品种	功效影响	临床应用
灯心草	味甘、淡，性微寒。归心、肺、小肠经。具有清心火，利小便的作用。本品生用擅于利水通淋，清心火。	多用于心烦失眠，尿少涩痛，口舌生疮。
灯心炭	专用于清热敛疮，多作外用。	外用治喉痹、乳蛾、阴疳。

干 漆

【来源】本品为漆树科植物漆树的树脂经加工后的干燥品。

【处方用名】干漆、煅干漆、干漆炭。

【炮制方法】

1.干漆：取净干漆砸成小块，置锅中炒至枯焦，待烟尽后取出，放凉。

2.煅干漆：将净干漆置于锅中，上盖一口径较小的锅，两锅结合处用盐泥封严，盖锅上压一重物，以防止锅内气体受热膨胀而冲开盖锅。再于盖锅底部贴一白纸条或放数粒大米，待泥稍干后，用武火加热，煅至白纸或大米呈焦黄色，停火，待完全冷却后，取出，剁成小块。

【成品规格】

干漆呈大小不一的颗粒状，焦黑色，质坚硬，具孔隙，无臭，味淡。

煅干漆表面棕褐色至黑色，粗糙，呈蜂窝状或颗粒状。质松脆，断面多孔隙。微具特殊臭气。

【炮制作用】

炮制品种	功效影响	临床应用
干漆	味辛，性温，有毒。归肝、脾经。具有破瘀通经，消积、杀虫的功能。生干漆辛温有毒，伤营血，损脾胃。	不宜生用。
煅干漆	煅后其毒性和刺激性降低。	用于妇女经闭，癥瘕积聚，虫积腹痛等症。

🧪 目标检测

一、单项选择题

1.血余炭能缩短凝血时间，与下列哪些离子有关（　　　）。

A.钙、钠　　　　　　　　　　　　　B.钠、铁

C.铁、锌　　　　　　　　　　　　　D.钙、铁

E.锌、钠

2.宜用扣锅煅法炮制的药材是（　　　）。

A.龙骨　　　　　　　　　　　　　　B.干漆

C.石决明　　　　　　　　　　　　　D.磁石

E.炉甘石

3.下列除哪项外，均用扣锅煅法炮制（　　　）。

A.丝瓜络　　　　　　　　　　　　　B.灯心草

C.荷叶　　　　　　　　　　　　　　D.蜂房

E.大蓟

4.灯心炭的炮制方法宜选用（　　　）。

A.炒炭法　　　　　　　　　　　　　B.明煅法

C.煅淬法　　　　　　　　　　　　　D.扣锅煅法

E.砂烫法

5.关于扣锅煅的操作，下列叙述不正确的是（　　　）。

A.药物要净选、分档　　　　　　　　B.装药量一般为煅锅容积的2/3

C.两锅结合处要密封　　　　　　　　D.至上锅脐处的大米呈焦黄时，即为程度适中

E.为防止锅内药物程度加重，煅好后要立即打开盖锅

6.宜用扣锅煅法炮制的药物是（　　　）。

A.石膏　　　　　　　　　　　　　　B.血余炭

C.赭石　　　　　　　　　　　　　　D.磁石

E.炉甘石

二、多项选择题

1.扣锅煅时的注意事项有（　　　）。

A.煅烧时有气体冒出及时用盐泥封固　　B.一次煅透中间不得停火

C.煅透后需放凉再启锅　　　　　　　D.锅内药料不宜放得过多过紧

E.必须存性

2.生品不入药，煅炭产生止血作用的药物是（　　　）。

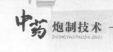

A. 荷叶炭   B. 灯心炭

C. 血余炭   D. 棕榈炭

E. 干漆炭

三、问答题

1. 扣锅煅时，如何判断药物的程度是否适中？

2. 试述棕榈炭的炮制方法及作用特点。

📖 项目小结

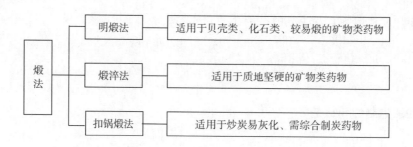

项目十 蒸煮焯法

学习目标

知识要求：

1. 掌握蒸煮焯法的操作技术；常用代表性中药的炮制方法。

2. 熟悉蒸煮焯法的目的，蒸、煮辅料的用量；黑豆汁、甘草汁的制备方法；常用代表性中药的成品性状、炮制作用；某些药物的炮制原理。

3. 了解蒸煮焯法的含义。

技能要求：

具有蒸煮焯法操作的能力；能正确判定炮制后药物的成品质量。

任务一 蒸法

任务引入

将净制或切制后的药物加辅料或不加辅料装入蒸制容器内隔水加热至一定程度的方法，称为蒸法。按照《中国药典》（2020 年版）四部"炮制通则"规定，根据药材的特性，设计合理的炮制工艺，将地黄、何首乌等药材进行相应炮制，以满足临床用药需求。操作中应注意药材的质地、药性和炮制目的的不同要求，采用不同的蒸制方法。

其中不加辅料者为清蒸，加辅料者为加辅料蒸。直接利用流通蒸汽蒸煮称为"直接蒸法"，药物在密闭条件下隔水蒸者称"间接蒸法"。

一、炮制目的

1. 改变药物性能，扩大用药范围　如地黄生品性寒，清热凉血，蒸制后使药性转温，功能由清变补，滋阴补血。

2. 减少副作用　如大黄生用气味重浊，走而不守，直达下焦，泻下作用峻烈，易伤胃气，酒蒸后泻下作用缓和，能减轻腹痛等副作用。黄精生品刺激咽喉，蒸后消除其副作用。

3. 保存药效，利于贮存　如桑螵蛸生品经蒸后杀死虫卵，便于贮存。黄芩蒸后破坏酶类，保存苷类有效成分。

4. 便于软化切片　如木瓜、天麻、玄参等药物或质地坚硬，或含糖类成分较多，若用水浸润则水分不易渗入，久泡则损失有效成分。采用蒸后切片的方法软化效果好，效率较高，饮片外表美观，容易干燥。

5. 降低毒性　如藤黄生品有大毒，经豆腐蒸后，毒性降低，便于内服。

二、操作方法

将待蒸的药物洗涤干净，并大小分开，质地坚硬者可适当先用水浸润 1~2 小时以加速蒸的效果。用液体辅料同蒸者，可利用该辅料润透药物。然后将洗净润透或拌匀辅料后润透的药物，置笼屉或铜罐等蒸制容器内，隔水加热至所需程度取出。蒸制时间一般视药物而不同，短者 1~2 小时，长者数十小时，有的还要求反复蒸制（如九蒸九晒）。

三、注意事项

1. 蒸前要将药物大小分档、使蒸制药物的程度均匀一致。

2. 须用液体辅料拌蒸的药物应待辅料被吸尽后再蒸制。

3. 蒸制过程中一般先用武火，待"圆气"后改为文火，保持锅内有足够的蒸汽即可。但在非密闭容器内酒蒸时，要先用文火，防止酒很快挥散出去，达不到酒蒸的目的。

4. 蒸制时要注意火候，若时间太短则达不到炮制目的，若蒸得过久，则影响药效，有的药物可能"上水"难以干燥。

5. 须长时间蒸制的药物宜不断添加开水，以免蒸气中断，特别注意不要将水煮干，影响药物质量。需日夜继续蒸制者应有专人值班，以保安全。

6. 加液体辅料蒸制后，若剩余部分辅料，应拌入药物后再干燥。

地 黄

【来源】本品为玄参科植物地黄的新鲜或干燥块根。

【处方用名】鲜地黄、生地黄、熟地黄、生地炭和熟地炭。

【炮制方法】

1. 鲜地黄：鲜药材，净制，用时切厚片或捣烂绞汁。

2. 生地黄：取地黄干燥品，净制，闷润，切厚片，干燥后筛去碎屑。

3. 熟地黄：（1）清蒸：先将生地黄净制并进行大小分档，再置笼屉内直接蒸至黑润时，取出，晒至近干，切厚片，干燥。（2）酒蒸：先将生地黄净制并进行大小分档，用黄酒与生地黄拌匀，置笼屉内，隔水蒸或炖至酒被吸尽，药物内外均呈乌黑色，有光泽，味转甜时取出，晾晒至外皮黏液稍干时，切厚片或块，干燥。每 100kg 净生地黄，用黄酒 30~50kg。

4. 生地炭：取净生地黄片放入已经预热的炒制容器中，使用武火加热，炒至表面焦黑色，内部棕褐色，喷淋少许清水，灭尽火星，取出，放凉，筛去碎屑。

5. 熟地炭：取净熟地片放入已经预热的炒制容器中，使用武火加热，炒至表面焦褐色，喷淋少许清水，灭尽火星，取出，放凉，筛去碎屑。

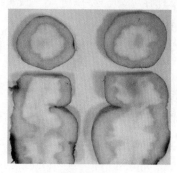
鲜地黄

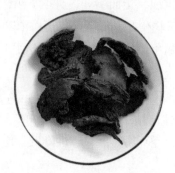
生地黄

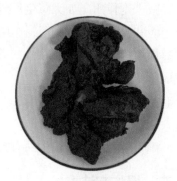
熟地黄

【成品规格】

鲜地黄呈纺锤形或条状，外皮薄，表面浅红黄色，具弯曲的纵皱纹、芽痕、横长皮孔及不规则疤痕，肉质，易断，断面皮部淡黄白色，可见橘红色油点，气微，味微甜、微苦。

生地黄呈不规则类圆形厚片，切面棕黑色或乌黑色，有光泽，具黏性，外表皮棕黑色或棕灰色，极皱缩，体重，质较软而韧，不易折断，气微，味微甜。

熟地黄表面乌黑色，有光泽，黏性大，质柔软而带韧性，不易折断，断面乌黑色，有光泽，味甜。

生地炭表面焦黑色，质轻松鼓胀，外皮焦脆，中心部呈棕黑色并有蜂窝状裂隙，有焦苦味。

熟地炭较生地炭色深，表面焦黑而光亮，质脆，味甜，微苦涩。

【炮制作用】

炮制品种	功效影响	临床应用
鲜地黄	味甘、苦，性寒，归心、肝、肾经。具有清热生津，凉血，止血的作用。	用于热病伤阴，舌绛烦渴，发斑发疹，吐血，衄血，咽喉肿痛。
生地黄	味甘，性寒，归心、肝、肾经。具清热凉血，养阴，生津的作用。	用于热病，舌绛烦躁，阴虚内热，骨蒸劳热，内热消渴，吐血，衄血，发斑发疹。
熟地黄	味甘，性微温，归肝、肾经。蒸制成熟地黄后可使药性由寒转温，味由苦转甜，由清转补，具有滋阴补血，益精填髓的作用。	用于肝肾阴虚，腰膝酸软，骨蒸潮热，盗汗遗精，内热消渴，血虚萎黄，心悸怔忡，月经不调，崩漏下血，眩晕，耳鸣，须发早白。
生地炭	主入血分，以凉血止血为主。	用于血热引起的吐血，衄血，尿血，崩漏等各种出血症。
熟地炭	以补血止血为主。	用于崩漏或虚损性出血。

何首乌

【来源】何首乌为蓼科植物何首乌的干燥块根。

【处方用名】何首乌、制首乌、酒何首乌。

【炮制方法】

1. 何首乌：原药材，净制，润透，切厚片或块，干燥后筛去碎屑。

2. 制首乌：何首乌片或块，用黑豆汁（水）拌匀，润透，置非铁质的适宜容器内，炖或蒸至汁液吸尽，内外均呈棕褐色时，取出，干燥。每100kg净何首乌，用黑豆10kg。

黑豆汁制法：取黑豆10kg，加入适量清水，煮制4小时，浓缩至约15kg，黑豆渣再加水煎煮3小时，浓缩至约10kg，合并共得黑豆汁25kg。

3. 取净何首乌片或块，用黄酒拌匀闷润至酒被吸尽，置笼屉等适宜的蒸制容器内，蒸至内外均呈褐黑色时，取出，干燥。每100kg净何首乌，用黄酒25kg。

【成品规格】

何首乌呈不规则圆形厚片或小方块，切面浅黄棕色或浅红棕色，显粉性，皮部有类圆形异型维管束环列，形成云锦状花纹，中央木部较大，周边红棕色或红褐色，皱缩不平，有浅沟，体重，质坚实，气微，味微苦而甘涩。

制首乌呈表面黑褐色或棕褐色，质坚硬，断面角质样，棕褐色或黑色，气微，味微甘而苦涩。

酒何首乌为不规则皱缩的块片，表面褐黑色，质坚硬，断面角质样，棕褐色或黑色，有酒香气。

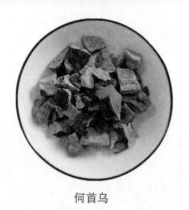

何首乌

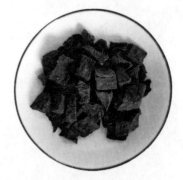

制何首乌

【炮制作用】

炮制品种	功效影响	临床应用
何首乌	味苦、甘、涩，性温。归肝、心、肾经。具有补肝肾，益精血，乌须发，强筋骨的作用。生品苦涩，性平兼发散，有解毒、消痈、润肠通便的作用。	用于瘰疬疮痈，风疹瘙痒，肠燥便秘，高血脂。
制首乌	经黑豆汁拌蒸后，增强了补肝肾、益精血、乌须发、强筋骨的作用。同时消除了生首乌滑肠致泻的副作用，慢性病人长期服用不会造成腹泻的副作用。	用于血虚萎黄，眩晕耳鸣，须发早白，腰膝酸软，肢体麻木；高血脂。
酒何首乌	专补下焦，补气血，乌须发，坚阳道，消除了生首乌滑肠致泻的作用，味甘入阴。	用于血虚萎黄，须发早白。

知识拓展

　　首乌含有卵磷脂及蒽醌类衍生物，其中蒽醌类衍生物遇铁起化学反应，出现红棕色，故本品忌铁器。

山茱萸

【来源】本品为山茱萸科植物山茱萸的干燥成熟果肉。

【处方用名】山萸肉、蒸山萸肉、酒萸肉。

【炮制方法】

　1. 山萸肉：原药材，去杂质及残留果核，干燥。

　2. 蒸山萸肉：取净山萸肉置笼屉内，先武火达到圆气，再文火蒸至外皮呈紫黑色时，熄火后闷过夜，取出干燥。

　3. 酒萸肉：先将山萸肉净制并进行大小分档，用黄酒与生地黄拌匀，置笼屉内，隔水蒸或炖至酒被吸尽，色变黑润时，取出，干燥。每100kg净山萸肉，用黄酒20kg。

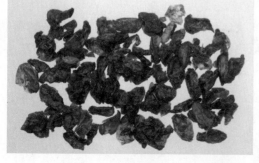

山萸肉

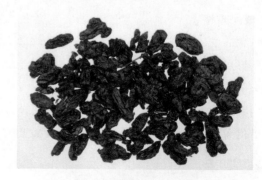

酒萸肉

【成品规格】

山萸肉呈不规则片状或囊状，表面紫红色至紫黑色，皱缩，有光泽，顶端有的有圆形宿萼痕，基部有果梗痕。质柔软，气微，味酸、涩、微苦。

蒸山萸肉形如酒萸肉，表面紫黑色，质润柔软。

酒萸肉表面紫黑色或黑色，质滋润柔软，微有酒气。

【炮制作用】

炮制品种	功效影响	临床应用
山萸肉	味酸、涩，性微温。归肝、肾经。具有补益肝肾，涩精固脱的作用。生品长于敛汗固脱。	多用于自汗或大汗不止，阴虚盗汗，遗精，遗尿。
蒸山萸肉	蒸制后补肾涩精，固精缩尿作用增强。	常用于眩晕耳鸣，阳痿遗精，遗尿尿频，崩漏带下，腰膝酸痛。
酒萸肉	酒蒸后借酒的温通之性降低其酸性，滋补作用更强。	—

黄　芩

【来源】 本品为唇形科植物黄芩的干燥根。

【处方用名】 黄芩片、酒黄芩和黄芩炭

【炮制方法】

1. 黄芩片：取净黄芩，除去杂质，大小分档。将蒸制容器加水加热至圆气后，放入净黄芩，继续蒸半小时，质地软化时，取出，趁热切薄片，干燥。或将净黄芩置沸水中煮10分钟，取出，闷约12小时，至内外湿度一致时，切片，干燥。

2. 酒黄芩：将净制后的黄芩与一定量的酒拌匀，闷润至透，待酒被吸尽后，置炒制容器内，用文火炒干，表面深黄色时取出，晾凉，筛去碎屑后收集。每100kg净黄芩，用黄酒10kg。

3. 黄芩炭：取净黄芩放入已经预热的炒制容器中，使用武火加热，炒至表面黑褐色，内部深黄色，喷淋少许清水，灭尽火星，取出，放凉，筛去碎屑。

【成品规格】

黄芩片呈类圆形或不规则形薄片，切面黄棕色或黄绿色，呈放射状纹理，老根中心呈枯朽状或中空，暗棕色或棕黑色，周边黄棕色至棕褐色，质硬而脆，气微，味苦。

酒黄芩呈切面棕黄色，略带焦斑，中心部分有的呈棕色，表面棕褐色，有酒气。

黄芩炭呈表面黑褐色，内部存性体轻，质松，易断，有焦炭气。

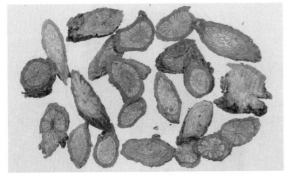

黄芩

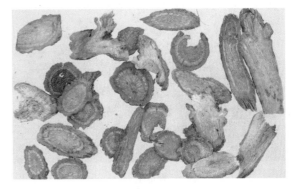

酒黄芩

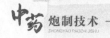

【炮制作用】

炮制品种	功效影响	临床应用
黄芩片	味苦,性寒。归肺、胆、脾、大肠、小肠经。具有清热燥湿,泻火解毒,止血,安胎的作用。生品清热泻火作用强,蒸制或沸水煮后能灭活与苷共存的酶,保存药效,又能使药物软化,便于切片。	多用于热病,湿温,黄疸,泻痢和痈疽疔疮等。
酒黄芩	酒制后,能缓和黄芩的苦寒之性,以免伤害脾阳,导致腹泻。并可引药入血分,借黄酒向上升腾和外行之力,清上焦肺热及四肢肌表之湿热。	用于目赤肿痛,瘀血壅盛,上部积血失血,上焦肺热咳嗽等。
黄芩炭	具清热止血作用。	用于崩漏下血,吐血,衄血等。

知识拓展

　　黄芩在软化过程中,采用冷水进行软化处理后,黄芩中所含的黄芩苷酶和汉黄芩苷酶在适宜的条件下,可使黄芩苷和汉黄芩苷水解生成相应的苷元(黄芩素和汉黄芩素),而黄芩素不溶于水,易沉积在黄芩表面,且黄芩素性质又不稳定,容易被氧化成绿色的醌类衍生物。有药理实验表明,黄芩苷和汉黄芩苷水解后形成的醌类化合物无抗菌作用。因此黄芩饮片变绿,其疗效降低。通过蒸制或沸水煮后,可利用高温杀灭酶的活性,既可保存有效成分,又可使药物软化,便于切片。也保证了饮片的质量和原有的色泽。

女贞子

【来源】 本品为木犀科植物女贞的干燥成熟果实。

【处方用名】 女贞子、酒女贞子。

【炮制方法】

　1.女贞子:原药材,净制。用时捣碎。

　2.酒女贞子:先将女贞子净制并进行大小分档,用黄酒与女贞子拌匀,置笼屉内,隔水蒸或炖至酒被吸尽,色变黑润时,取出,干燥。每100kg净女贞子,用黄酒20kg。

【成品规格】

　女贞子呈卵形、椭圆形或肾形,表面紫黑色或灰黑色,皱缩不平,基部有果梗痕或具宿萼及短梗,味甘,微苦涩。

　酒女贞子呈表面黑褐色或灰黑色,多附有白色粉霜,略具酒气。

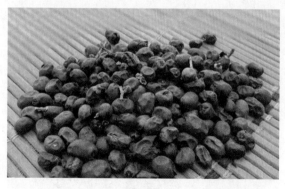

女贞子

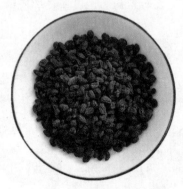

酒女贞子

【炮制作用】

炮制品种	功效影响	临床应用
女贞子	味甘、苦，性凉。归肝、肾经。具有滋补肝肾，明目乌发的作用。生品以清肝明目，滋阴润燥为主。	多用于肝热目赤，肠燥便秘和肾虚下消。
酒女贞子	酒制后能提高有效成分的溶出率，提高药效，减弱寒滑之性，增强补肝肾作用。	多用于肝肾阴虚，眩晕耳鸣，目暗不明，须发早白等症。

五味子

【来源】本品为木兰科植物五味子的干燥成熟果实。

【处方用名】五味子、醋五味子、酒五味子和蜜五味子。

【炮制方法】

1．五味子：原药材，净制。用时捣碎。

2．醋五味子：先将五味子净制并进行大小分档，用醋与五味子拌匀，置笼屉内，蒸至醋被吸尽，表面紫黑色时，取出，干燥。每100kg净五味子，用醋20kg。

3．酒五味子：先将五味子净制并进行大小分档，用黄酒与五味子拌匀，置笼屉内，隔水蒸至酒被吸尽，色变黑时，取出，干燥。每100kg净五味子，用黄酒20kg。

4．蜜五味子：先取一定量的炼蜜，加适量开水稀释，再与净五味子拌匀，放置闷润，使蜜逐渐渗入药物组织内部，待蜜被吸尽后，置锅内，用文火炒至不粘手时，取出摊晾，凉后及时密封储存。每100kg净五味子，用炼蜜10kg。

【成品规格】

五味子呈不规则球形或扁球形，表面红色、紫红色或暗红色，皱缩，有的表面呈黑红色或出现"白霜"，果肉柔软，气微，味酸。

醋五味子表面乌黑色，油润，稍有光泽，果肉柔软，有黏性，微有醋香气。

酒五味子表面棕黑色或黑褐色，油润，稍有光泽，果肉柔软，有黏性，微具酒香气。

蜜五味子色泽加深，略显光泽，味酸，兼有甘味。

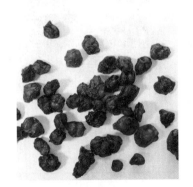
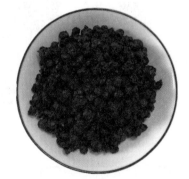
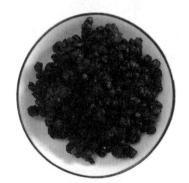

五味子　　　　　　　　　醋五味子　　　　　　　　　酒五味子

【炮制作用】

炮制品种	功效影响	临床应用
五味子	味酸、甘，性温。归肺、心、肾经。具有收敛固涩，益气生津，补肾宁心的作用。生品长于敛肺止咳，生津敛汗。	用于咳喘，体虚多汗，津伤口渴等。

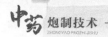

续表

炮制品种	功效影响	临床应用
醋五味子	醋制后增强酸涩收敛的作用，涩精止泻作用更强。	多用于遗精滑泄，久泻不止等。
酒五味子	酒制后能增强益肾固精的作用。	多用于心肾虚损，梦遗滑精，心悸失眠。
蜜五味子	蜜炙后能增强补肾益肺的作用。	用于久咳虚喘。

<h2 style="text-align:center">黄　精</h2>

【来源】本品为百合科植物滇黄精、黄精或多花黄精的干燥根茎。

【处方用名】黄精、酒黄精和蒸黄精。

【炮制方法】

1．黄精：原药材，净制，稍润，切厚片，干燥。

2．酒黄精：先将黄精净制并进行大小分档，用黄酒与黄精拌匀，置笼屉内，隔水蒸至酒被吸尽，内外均呈黑色，口尝无麻味时取出。稍晾，切厚片，干燥，筛去碎屑。每100kg净黄精，用黄酒20kg。

3．蒸黄精：先将黄精净制并进行大小分档，置笼屉内，清蒸至内外均呈黑色，口尝无麻味时取出，切厚片，干燥。

【成品规格】

黄精呈不规则厚片，切面淡黄色至黄棕色，角质，周边淡黄色至黄棕色，偶见"鸡眼"状的茎痕，质硬而韧，气微，味甜，嚼之有黏性。

酒黄精表面棕褐色至黑色，有光泽，中心棕色至浅褐色，可见筋脉小点，质柔软，味甜，略有酒气。

蒸黄精表面棕黑色，味甜而微苦。

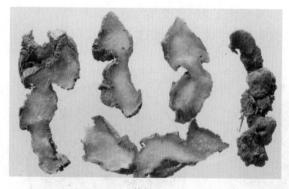
黄精

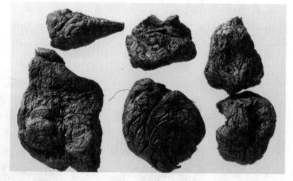
酒黄精

【炮制作用】

炮制品种	功效影响	临床应用
黄精	味甘，性平。归脾、肺、肾经。具有补气养阴，健脾，润肺，益肾的作用。生品具麻味，刺人咽喉。	临床多蒸用。
酒黄精	酒制后可除去麻味，以免刺激咽喉，并能助其药势，使之滋而不腻，更好地发挥补肾益血作用。	多用于气血亏损，肾虚精亏，头晕目眩。
蒸黄精	蒸后能消除麻味，以免刺激咽喉，增强补气养阴、健脾润肺的作用。	用于肺虚燥咳，脾胃虚弱，体倦乏力，口干食少，内热消渴。

天　麻

【来源】本品为兰科植物天麻的干燥块茎。

【处方用名】天麻。

【炮制方法】

天麻：原药材，净制，润透或蒸软，切薄片，干燥。

【成品规格】

天麻呈不规则的圆薄片，外表皮淡黄色至黄棕色，有时可见点状排成的横环纹，切面黄白色至淡棕色，角质样，半透明，气微，味甘。

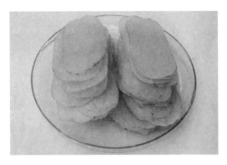

天麻

【炮制作用】

炮制品种	功效影响	临床应用
天麻	味甘，性平。归肝经。具有平肝息风止痉的作用。	用于小儿惊风，破伤风，头痛眩晕。
蒸天麻	主要是为了便于软化切片，同时可破坏酶，保存苷类有效成分。	用于头痛眩晕，肢体麻木，小儿惊风，癫痫抽搐，破伤风。

木　瓜

【来源】本品为蔷薇科植物贴梗海棠的干燥近成熟果实。

【处方用名】木瓜。

【炮制方法】

木瓜：原药材，净制，润透或蒸软，切薄片，干燥，筛去碎屑。

【成品规格】

木瓜呈类月牙形薄片，切面棕红色，凹陷部呈棕黄色，外表紫红色或棕红色，有不规则的深皱纹，气微清香，味酸。

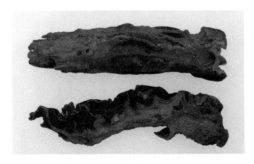

木瓜

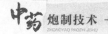
【炮制作用】

炮制品种	功效影响	临床应用
木瓜	味酸，性温。归肝、脾经。具有平肝舒筋，和胃化湿的作用。	用于湿痹拘挛，腰膝关节酸重疼痛，吐泻转筋，脚气水肿。

桑螵蛸

【来源】本品为螳螂科昆虫大刀螂、小刀螂或巨斧螳螂的干燥卵鞘。

【处方用名】桑螵蛸、盐桑螵蛸。

【炮制方法】

1. 桑螵蛸：原药材，净制后蒸透，取出，干燥。用时剪碎。

2. 盐桑螵蛸：将净制的桑螵蛸与一定量的盐水拌匀，闷润至透，待盐水被吸尽后，置炒制容器内，用文火炒至有香气逸出时，取出，晾凉，筛去碎屑后收集。每100kg净桑螵蛸，用食盐2.5kg。

【成品规格】

桑螵蛸呈圆柱形、半圆形、长条形或类平行四边形，由多层膜质薄片叠成，表面浅黄褐色至灰褐色，上面有一带状隆起，腹面平坦或有凹沟，体轻，气微腥，味淡或微咸。

盐桑螵蛸略带焦斑，味微咸。

【炮制作用】

炮制品种	功效影响	临床应用
桑螵蛸	味甘、咸，性平。归肝、肾经。具有益肾固精，缩尿，止浊的作用。生品令人泄泻，蒸后可消除致泻的副作用，又可杀死虫卵，利于保存药效。	用于遗精滑精，遗尿尿频，小便白浊。
盐桑螵蛸	盐制后可引药下行入肾，增强益肾固精、缩尿止遗的作用。	用于肾虚阳痿，遗精，遗尿，小便白浊。

🧪 目标检测

一、单项选择题

1. 制首乌泻下作用减弱的原因是（　　　）。

A. 游离蒽醌含量减少　　　　　　　　B. 卵磷脂含量减少

C. 糖的含量减少　　　　　　　　　　D. 二苯乙烯含量减少

E. 结合型蒽醌含量减少

2. 酒蒸女贞子的作用是（　　　）。

A. 滋阴润燥　　　　　　　　　　　　B. 增强补肝肾

C. 酸涩收敛　　　　　　　　　　　　D. 滋阴补血

E. 引药上行，清上焦热

3. 具有滋阴补血、益精填髓功能的地黄炮制品是（　　　）。

A. 鲜地黄　　　　　　　　　　　　　B. 生地黄

C. 熟地黄　　　　　　　　　　　　　D. 生地炭

E. 熟地炭

4. 地黄蒸制后单糖含量（　　　）。

A. 出现　　　　　　　　　　　　　　B. 减少

C. 不变

D. 增加

E. 消失

5. 蒸黄精的作用是（　　　）。

A. 除去麻味，增强补脾润肺益肾

B. 除去麻味，使之补而不腻

C. 补肾涩精，固精缩尿

D. 增强补肾助阳

E. 滋阴补血

6. 酒苁蓉的作用是（　　　）。

A. 敛阴止汗

B. 补肾止浊

C. 补肾助阳

D. 固精缩尿

E. 滋阴补血

7. 酒蒸五味子的作用是（　　　）。

A. 敛肺止咳

B. 酸涩收敛

C. 益肾固精

D. 滋补肝肾

E. 补气生精

二、多项选择题

1. 制首乌的炮制原理是（　　　）。

A. 游离蒽醌含量减少

B. 结合型蒽醌含量减少

C. 毒性成分减少

D. 还原糖含量增高

E. 卵磷脂含量增高

2. 蒸法软化黄芩的优点是（　　　）。

A. 避免黄芩饮片色变绿

B. 利于软化切片

C. 破坏酶保存苷

D. 保持饮片色黄

E. 避免黄芩苷的流失

3. 熟地黄具有的作用是（　　　）。

A. 清热凉血

B. 凉血止血

C. 滋阴补血

D. 补血止血

E. 益精填髓

4. 五味子不同炮制品的作用是（　　　）。

A. 生五味子敛肺止咳

B. 醋五味子增强酸涩收敛

C. 醋五味子增强入肝经止痛

D. 酒五味子增强益肾固精

E. 酒五味子引药上行清上焦之热

5. 下列常用酒蒸的药物有（　　　）。

A. 女贞子

B. 山茱萸

C. 肉苁蓉

D. 黄精

E. 熟地

三、问答题

1. 黄芩水浸软化时为什么发绿？若防止发绿可采用什么方法炮制？

2. 试述熟地黄的制备方法、成品性状和作用特点。

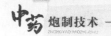

任务二　煮法

任务引入

将净选后的药物加辅料或不加辅料放入锅内（固体辅料需先捣碎），加适量清水同煮的方法称为煮法。按照《中国药典》（2020年版）四部"炮制通则"规定，根据药材的特性，设计合理的炮制工艺，将川乌、远志、硫黄等药材进行相应炮制，以满足临床用药需求。操作中应注意药材的质地、药性和炮制目的的不同要求，采用不同的煮制方法。

一、炮制目的

1.清除或降低药物的毒性或副作用，以煮法最为理想，有"水煮三沸，百毒俱消"之说。如川乌生品有毒，经煮制后毒性显著降低。

2.改变药性、增强疗效。如远志用甘草水煮减其燥性，增强安神益志的作用。

3.清洁药物。如珍珠经豆腐煮后可去其油腻，便于服用。

二、操作方法

煮法的操作方法因各药物的性质，辅料来源及炮制要求不同而异，其工艺程序及要求如下：先将待煮药物大小分开，淘洗干净后备用。再将药物放入锅中，加水加热共煮，用辅料者可同时加入（或稍后加入），一般要求在100℃下较长时间的加热，可以先用武火后用文火。一般煮至中心无白心，刚透心为度。若用辅料起协同作用，则辅料汁液应被药物吸尽。

加水量多少需看要求而定。如煮的时间长用水宜多，短者可少加；若需煮熟、煮透或弃汁、留汁的加水宜多，要求煮干者，则加水要少。

煮好后出锅，即时晒干或烘干，如需切片则可趁湿润时先切成饮片再进行干燥。

三、注意事项

1.药物要大小分档，分别煮制。

2.药物常用煮制方法有清水煮、甘草汁煮、豆腐煮法。

3.清水煮品应无白心，口尝微有麻舌感。

4.甘草汁煮品颜色加深，味甜。

草　乌

【来源】本品为毛茛科植物北乌头的干燥块根。

【处方用名】生草乌、制草乌。

【炮制方法】

1.生草乌：取原药材，除去杂质，洗净，干燥。

2.制草乌：取大小分档的净草乌，用水浸泡至内无干心，取出，加水煮沸4~6小时（或蒸6~8小时）至取大个及实心者切开内无白心，口尝微有麻舌感时，取出，晾至六成干，切薄片，干燥。

【成品规格】

生草乌呈不规则长圆锥形，略弯曲，顶端常有残留茎和少数不定根残基，表面灰褐色或黑棕褐色，皱缩，有纵皱纹，点状须根痕和数个瘤状侧根，质硬，断面为灰白色或暗灰色，有裂隙，髓部较大或中空，气微，味辛辣，麻舌。

制草乌呈不规则圆形或近三角形的薄片，表面黑褐色，有灰白色多角形形成层环及点状维管束，并有空隙，周边皱缩或弯曲，质脆，味微辛辣，稍有麻舌感。

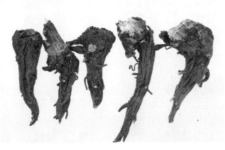

生草乌

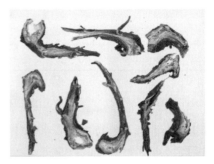

制草乌

【炮制作用】

炮制品种	功效影响	临床应用
生草乌	味辛、苦，性热；有大毒。归心、肝、肾、脾经。具有祛风除湿、温经止痛的作用，以祛寒止痛、消肿为主。	生品有大毒，多作外用。用于喉痹，痈疽，疔疮，瘰疬。
制草乌	制后毒性降低，可供内服，以祛风除湿、温经止痛力强。	用于风寒湿痹，关节疼痛，心腹冷痛，寒疝作痛。

川　乌

【来源】本品为毛茛科植物乌头的干燥母根。

【处方用名】生川乌、制川乌。

【炮制方法】

1. 生川乌：取原药材拣净杂质，洗净灰屑，干燥。用时捣碎。

2. 制川乌：取大小分档的净川乌，用水浸泡至内无干心，取出，加水煮沸 4~6 小时（或蒸 6~8 小时）至取大个及实心者切开内无白心，口尝微有麻舌感时，取出，晾至六成干，切厚片，干燥。

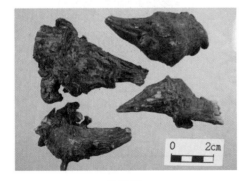

生川乌

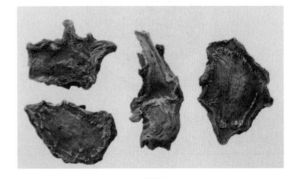

制川乌

【成品规格】

生川乌呈不规则的圆锥形，稍弯曲，顶端常有残留茎，中部多向一侧膨大，表面棕褐色或灰棕色，皱缩，有小瘤状侧根及子根脱落后的痕迹，质坚实，断面类白色或浅灰黄色，形成层环纹呈多角形，气微，味辛辣。

制川乌呈不规则或长三角形厚片，表面黑褐色或黄褐色，有灰棕色多角形环纹，体轻，质脆，断面有光泽，气微，微有麻舌感。

【炮制作用】

炮制品种	功效影响	临床应用
生川乌	味辛、苦，性热；有大毒。归心、肝、脾、肾经。具有祛风除湿，温经止痛的作用。	多外用于风冷牙痛，疥癣，痈肿。
制川乌	制后毒性降低，可供内服。	用于风寒湿痹，关节疼痛，心腹冷痛，寒疝作痛，麻醉止痛。

远 志

【来源】本品为远志科植物远志或卵叶远志的干燥根。

【处方用名】远志、制远志、蜜远志。

【炮制方法】

1. 远志：原药材，净制，润透，切段，干燥。

2. 制远志：取适量甘草，加水煎煮两次，合并煎液，浓缩至甘草量的10倍，再加入净远志段，用文火加热，煮至汤液被吸尽，取出，干燥。每100kg净远志段，用甘草6kg。

3. 蜜远志：先取一定量的炼蜜，加适量开水稀释，再与净远志拌匀，放置闷润，使蜜逐渐渗入药物组织内部，待蜜被吸尽后，置锅内，用文火炒至深黄色，略带焦斑，不粘手时，取出摊晾，凉后及时密封储存。每100kg净远志段，用炼蜜20kg。

【成品规格】

远志呈小圆筒形结节状小段，表面灰黄色至灰棕色，有较密并深陷的横皱纹、纵皱纹及裂纹，断面皮部棕黄色，木部黄白色，易折断，气微，味苦、微辛，嚼之有刺喉感。

制远志表面黄棕色，味略甜，嚼之无刺喉感。

蜜远志显棕红色，稍带焦斑，略有黏性，气焦香，味甜。

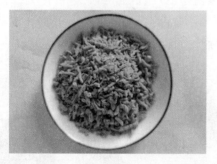

远志

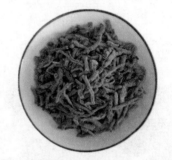

制远志

【炮制作用】

炮制品种	功效影响	临床应用
远志	味苦、辛，性温。归心、肾、肺经。具安神益智，祛痰，消肿的作用。	远志生品"戟人咽喉"。多外用。用于痈疽肿毒，乳房肿痛。
制远志	甘草水制后既能缓其苦燥性，又能消除刺喉的麻味，以安神益智为主。	用于心肾不交引起的健忘惊悸，失眠多梦，神志恍惚。
蜜远志	蜜炙后能增强化痰止咳的作用。	多用于寒痰咳喘，咳嗽痰多，咳痰不爽等。

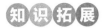知识拓展

远志传统加工方法要求抽去木心，取根皮入药。一些化学试验表明，远志皮和远志木心的化学成分种类相同，皮部皂苷含量是木心的 25 倍。药理研究表明，远志皮的祛痰作用、抗惊厥作用和溶血作用及急性毒性均较远志木心为强。说明远志去心的目的不是降低毒副作用，而是去除非药用部位。远志木心所占比重较小，远志木心的毒性和溶血作用均小于皮部，又同样有镇静、祛痰作用，且抽去木心较为费工。《中华人民共和国药典》（2020 版）已规定远志不去心应用。

吴茱萸

【来源】本品为芸香科植物吴茱萸、石虎或疏毛吴茱萸的干燥近成熟果实。

【处方用名】吴茱萸、制吴茱萸、盐吴茱萸。

【炮制方法】

1. 吴茱萸：原药材，净制，干燥。

2. 制吴茱萸：取适量甘草，加水煎煮两次，去渣，加入净吴茱萸拌匀，闷润吸尽甘草汁后，用文火加热，炒干，取出，晾凉。每 100kg 净吴茱萸，用甘草 6kg。

3. 盐吴茱萸：取净吴茱萸，加盐水拌匀，稍闷，置于热锅内；用文火炒至裂开，稍鼓起时，取出，晾凉，筛去药屑。每 100kg 净吴茱萸，用食盐 3kg。

【成品规格】

吴茱萸呈球形或略呈五角状扁球形，表面暗黄绿色至褐色，粗糙，质硬而脆，气香浓烈，味辛辣而苦。

制吴茱萸表面棕褐色至暗褐色，略鼓起，香气浓郁，辣味稍弱。

盐吴茱萸表面色泽加深，香气浓郁，味较辛辣而微苦咸。

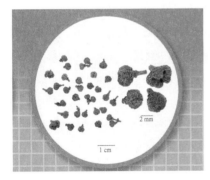

吴茱萸

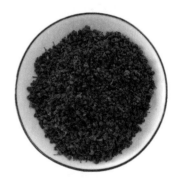

制吴茱萸

【炮制作用】

炮制品种	功效影响	临床应用
吴茱萸	味辛、苦，性热；有小毒。归肝、脾、胃、肾经。有散寒止痛，降逆止呕，助阳止泻的作用。生品有小毒多外用，长于祛寒燥湿。	用于口疮，湿疹，牙疼等。
制吴茱萸	制后能降低毒性，缓和燥性。	用于厥阴头痛，寒疝腹痛，经行腹痛，脘腹胀痛，呕吐吞酸，五更泄泻，寒湿脚气。
盐吴茱萸	降低毒性，增强入肾的作用。	用于疝气疼痛。

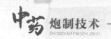

珍　珠

【来源】本品为珍珠贝科动物乌氏珍珠贝、蚌科动物三角帆蚌或褶纹冠蚌等双壳类动物受刺激形成的珍珠。

【处方用名】珍珠、珍珠粉。

【炮制方法】

1. 珍珠：原药材，净制，干燥。

2. 珍珠粉：取珍珠，洗净污垢（垢重者，可先用碱水洗涤，再用清水漂去碱性），用纱布包好，放入豆腐块内，加清水淹没豆腐寸许，煮制 2 小时，至豆腐呈蜂窝状为止。取出，除去豆腐，用清水洗净晒干，研细过筛，用冷水水飞至舌舔无渣感为度。取出放入铺好纸的竹筐内晒干或烘干，再研细。每100kg 净珍珠，用豆腐 400kg。

【成品规格】

珍珠呈大小不等的类球形、长圆形等，表面类白色、浅粉红色、浅蓝色等，半透明，平滑或微有凹凸，具特有的彩色光泽，质坚硬，破碎面显层纹，气微，无味。

珍珠粉呈白色粉末，无光点，质重，味淡，尝之无渣，手捻之无砂粒感。

【炮制作用】

炮制品种	功效影响	临床应用
珍珠	味甘、咸，性寒。归心、肝经。具有安神定惊，明目消翳，解毒生肌的作用。	没有经过炮制的珍珠不作药用。
珍珠粉	珍珠质地坚硬，不溶于水，水飞成极细粉后易被人体吸收。	用于惊悸失眠，惊风癫痫，目生云翳，疮疡不敛。

知识拓展

做过装饰品的珍珠，习称"花珠"，其外有油腻，用豆腐煮制，可令其洁净。

硫　磺

【来源】本品为自然元素类矿物硫族自然硫，采挖后，加热熔化，除去杂质；或用含硫矿物经加工制得。

【处方用名】硫磺、制硫磺。

【炮制方法】

1. 硫磺：原药材拣去杂质，净制，敲成碎块。

2. 制硫磺：净硫黄块与豆腐同煮，至豆腐显黑绿色呈蜂窝状时，取出，漂净，阴干。每100kg 净硫黄，用豆腐 200kg。

【成品规格】

硫磺呈不规则的块状，黄色或略呈绿黄色，表面不平坦，有脂肪样光泽，常有多数小孔。用手握紧置于耳旁，可闻轻微的爆裂声，体轻，质松，易碎，断面常呈针状结晶形，有特异的臭气，味淡。

制硫磺呈不规则的结晶块，表面黄褐色或黄绿色，臭气不明显。

【炮制作用】

炮制品种	功效影响	临床应用
硫磺	味酸，性温；有毒。归肾、大肠经。外用解毒杀虫疗疮，内服助阳益火通便。	本品生用有毒，多外用。多外用于疥癣，秃疮，阴疽恶疮。
制硫磺	制后降低毒性，可供内服。以补火助阳通便为主。	用于阳痿足冷，尿频，虚寒腹痛，虚寒冷哮，虚寒便秘。

知识拓展

本品有毒，炮制用过的豆腐应妥善处理。炮制硫黄时，豆腐显黑绿色，是由于硫黄与铁锅在加热过程中发生化学反应，形成铁的化合物和硫的混合物，其组分除硫以外，主要是硫化亚铁。硫黄在铜中产生的黑色物质，主要是硫与铜的化合物。当炮制所用容器为铝锅、不锈钢锅或非金属锅时，豆腐不显黑绿色。

目标检测

一、单项选择题

1. 川乌炮制的最佳方法是（　　　）。

A. 清水煮　　　　　　　　　　　　　　B. 豆腐煮

C. 甘草煮　　　　　　　　　　　　　　D. 醋煮

E. 甘草、双花煮

2. 川乌炮制去毒的原理是（　　　）。

A. 使乌头碱溶于水　　　　　　　　　　B. 使乌头碱水解

C. 使总生物碱含量降低　　　　　　　　D. 乌头碱被破坏

E. 使乌头碱含量降低

3. 炮附片的作用是（　　　）。

A. 回阳救逆　　　　　　　　　　　　　B. 散寒止痛

C. 温肾暖脾　　　　　　　　　　　　　D. 祛风除湿

E. 温经止痛

4. 硫黄的炮制方法是（　　　）。

A. 提净　　　　　　　　　　　　　　　B. 豆腐煮

C. 豆腐蒸　　　　　　　　　　　　　　D. 清蒸

E. 甘草汁煮

5. 制吴茱萸采用的辅料是（　　　）。

A. 甘草汁　　　　　　　　　　　　　　B. 盐水

C. 黄酒　　　　　　　　　　　　　　　D. 白矾水

E. 米醋

二、多项选择题

1. 宜用药汁煮的药物有（　　　）。

A. 附子　　　　　　　　　　　　　　　B. 吴茱萸

C. 远志   D. 珍珠

E. 藤黄

2. 煮制后可降低毒性的药物有（   ）。

A. 吴茱萸   B. 硫黄

C. 藤黄   D. 珍珠

E. 朱砂

三、问答题

1. 叙述川乌的炮制工艺及炮制作用。阐明其炮制原理。

2. 豆腐煮的代表性药物有哪些？煮时其程度要求各是什么？

任务三 　婵法

🌿 任务引入

将药物置沸水中浸煮短暂时间，取出，分离种皮的方法称为婵法。按照《中国药典》（2020年版）四部"炮制通则"规定，根据药材的特性，设计合理的炮制工艺，将苦杏仁、桃仁等药材进行相应炮制，以满足临床用药需求。

一、炮制目的

1. 在保存有效成分的前提下，除去非药用部分。如杏仁、桃仁通过"婵"分离非药用部位——种皮。

2. 分离不同的药用部分。如白扁豆通过"婵"分离不同的药用部位——扁豆仁和扁豆衣。

二、操作方法

先将多量清水加热至沸，再将药物连同具孔盛器，一齐投入沸水中，稍微翻烫片刻，约5~10分钟左右，加热烫至种皮由皱缩到膨胀，易于挤脱时，立即取出，浸漂于冷水中，捞起，搓开种皮与种仁，晒干，簸去或筛去种皮。

三、注意事项

1. 水量要大，一般为待炮制品量的10倍，若水量过少投入药物后，水温迅速降低，酶不能很快被灭活，且药物在温水中时间太长，使苷被酶解或水解，影响药效。

2. 婵制后，应当天晒干或低温烘干，否则易变黄，影响成品质量。

苦杏仁

【来源】本品为蔷薇科植物山杏、西伯利亚杏、东北杏或杏的干燥成熟种子。

【处方用名】苦杏仁、婵苦杏仁、炒苦杏仁。

【炮制方法】

1. 苦杏仁：原药材，净制。用时捣碎。

2.燁苦杏仁：取净杏仁置10倍量沸水中略煮，加热约5分钟，至种皮微鼓起即捞出，浸没于凉水中，取出，搓开种皮与种仁，干燥后筛去种皮。用时捣碎。

3.炒苦杏仁：取净苦杏仁放入已经预热的炒制容器中，使用文火加热，炒至表面微黄色并逸出香气时，取出，放凉，筛去碎屑。用时捣碎。

【成品规格】

苦杏仁呈扁心形，表面黄棕色至深棕色，一端尖，另一端钝圆、肥厚，左右不对称，富油性，气微，味苦。

燁苦杏仁呈无种皮或分离为单瓣，表面乳白色或黄白色，有特殊的香气，味苦。

炒苦杏仁表面黄色至棕黄色，偶带焦斑，有香气。

【炮制作用】

炮制品种	功效影响	临床应用
苦杏仁	味苦，性微温，有小毒。归肺、大肠经。具有降气止咳平喘，润肠通便的作用。生品有小毒，性微温而质润，长于润肺止咳，润肠通便。	多用于咳嗽气喘，胸满痰多，肠燥便秘等。
燁苦杏仁	燁后可降低毒性，除去非药用部位，便于有效成分煎出，又能破坏与苷共存的酶，以利于保存苦杏仁苷。作用与苦杏仁相同。	同上。
炒苦杏仁	性温，长于温肺散寒，并可去小毒。	多用于肺寒咳嗽，久喘肺虚等。

知识拓展

有实验表明，取同质量带皮苦杏仁和去皮苦杏仁在同样条件下煎煮，后者煎出的苦杏仁苷为前者的1倍，所以苦杏仁燁后提取是符合科学道理的。

桃　仁

【来源】本品为蔷薇科植物桃或山桃的干燥成熟种子。

【处方用名】桃仁、燁桃仁、炒桃仁。

【炮制方法】

1.桃仁：原药材，净制。用时捣碎。

2.燁桃仁：净桃仁置10倍量沸水中略煮，加热约5分钟，至种皮微鼓起即捞出，浸没于凉水中，取出，搓开种皮与种仁，干燥后筛去种皮。用时捣碎。

3.炒桃仁：取净桃仁放入已经预热的炒制容器中，使用文火加热，炒至表面微黄色，略带焦斑时，取出，放凉，筛去碎屑。用时捣碎。

【成品规格】

桃仁呈扁长卵形，表面黄棕色至红棕色，密布颗粒状突起，一端尖，中间膨大，另一端钝圆稍偏斜，边缘较薄，富油性，气微，味微苦。

燁桃仁无种皮，表面浅黄白色，有细皱纹，气微香，味微苦。

炒桃仁表面黄色至棕黄色，略具焦斑，有香气。

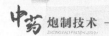

【炮制作用】

炮制品种	功效影响	临床应用
桃仁	味苦、甘，性平。归心、肝、大肠经。具有活血祛瘀，润肠通便的作用。生品以行血祛瘀力强。	多用于血瘀经闭不通及产后瘀滞腹痛，跌扑损伤。
燀桃仁	燀制后除去非药用部位，利于煎出有效成分，提高药效。其功效与生品一致。	—
炒桃仁	炒后偏于润燥和血。	多用于肠燥便秘，心腹胀满等。

白扁豆

【来源】本品为豆科植物扁豆的干燥成熟种子。

【处方用名】白扁豆、扁豆衣和炒扁豆。

【炮制方法】

1. 白扁豆：原药材，净制。用时捣碎。

2. 扁豆衣：取净扁豆置沸水中，稍煮至能搓去种皮时，捞出，稍浸泡于凉水中，取出，搓开种皮与仁，干燥，簸取种皮（其仁亦供药用）。

3. 炒扁豆：取净扁豆或仁，放入已经预热的炒制容器中，使用文火加热，炒至表面微黄色，略带焦斑时，取出，放凉，筛去碎屑。

【成品规格】

白扁豆呈扁椭圆形或扁卵圆形，表面淡黄白色或淡黄色，平滑，略有光泽，质坚硬，种皮薄而脆，子叶黄白色，气微，味淡，嚼之有豆腥气。

扁豆衣呈不规则的卷缩状种皮，乳白色，质脆易碎。

炒扁豆表面微黄色，略具焦斑，有香气。

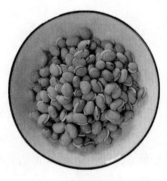

白扁豆

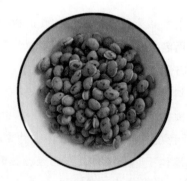

炒扁豆

【炮制作用】

炮制品种	功效影响	临床应用
白扁豆	味甘，性微温。归脾、胃经。具有健脾化湿，和中消暑的作用。生扁豆以清暑化湿力强。	用于暑湿及消渴。
扁豆衣	作用与白扁豆相同，但气味及健脾作用均较弱，偏于祛暑化湿。	可用于暑热所致的身热、头目眩晕。
炒扁豆	能健脾和胃，长于健脾止泻。	用于脾虚泄泻，白带过多。

目标检测

一、单项选择题

1.苦杏仁的炮制条件是（　　）。

A.10 倍量沸水，加热 5 分钟　　　　　　　B.5 倍量沸水，加热 10 分钟

C.10 倍量清水，投药后加热 5 分钟　　　　D.10 倍量沸水，加热 10 分钟

E.15 倍量沸水，加热 2 分钟

2.苦杏仁焯制的作用是（　　）。

A.使苦杏仁入汤剂有更多氢氰酸（HCN）溶出　　B.促进酶解反应

C.使苦杏仁煎后内服迅速释放 HCN　　　　　　D.使苦杏仁酶受热变性失活，防止苦杏仁苷水解

E.利于润肠通便作用的发挥

3.偏于健脾止泻的炮制品是（　　）。

A.白扁豆　　　　　　　　　　　　　　　　B.扁豆衣

C.炒扁豆　　　　　　　　　　　　　　　　D.扁豆炭

E.以上都不是

4.具有活血祛瘀、润肠通便功能的是（　　）。

A.桃仁皮　　　　　　　　　　　　　　　　B.生桃仁

C.炒桃仁　　　　　　　　　　　　　　　　D.酒炙桃仁

E.以上都不是

二、多项选择题

1.苦杏仁炮制的目的是（　　）。

A.除去非药用部位　　　　　　　　　　　　B.便于煎出有效成分

C.杀酶保苷　　　　　　　　　　　　　　　D.促进苦杏仁苷水解

E.提高氢氰酸含量

2.可用焯法炮制的药物有（　　）。

A.白附子　　　　　　　　　　　　　　　　B.苦杏仁

C.白扁豆　　　　　　　　　　　　　　　　D.吴茱萸

E.桃仁

3.下列关于白扁豆的叙述，正确的是（　　）。

A.扁豆衣偏于健脾止泻　　　　　　　　　　B.炒扁豆偏于健脾止泻

C.焯制利于杀酶保苷　　　　　　　　　　　D.焯制能破坏其毒性成分

E.焯制可分离不同的药用部位

三、问答题

试述焯制苦杏仁的方法和操作注意事项。

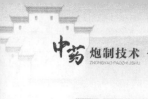

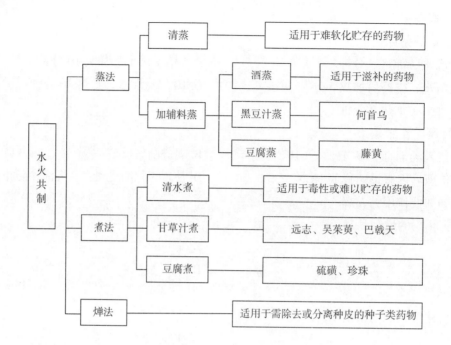

项目十一　复制法

知识要求：

1. 掌握复制的操作技术；常用代表性中药的炮制方法。

2. 熟悉复制法的目的；常用代表性中药的成品性状、炮制作用；某些药物的炮制原理。

3. 了解复制法的含义。

技能要求：

会制备姜半夏、清半夏、法半夏、制天南星、胆南星。

任务引入

将净选后的药物加入一种或数种辅料，按规定操作程序反复炮制的方法，称复制法。按照《中国药典》（2020年版）四部"炮制通则"规定，根据药材的特性，设计合理的炮制工艺，将半夏、天南星、白附子等药材进行相应炮制，以满足临床用药需求。操作中应注意药材的质地、药性和炮制目的的不同要求，采用不同的辅料种类和操作方法。

一、炮制目的

1. 增强疗效　如白附子用鲜姜、白矾制后，增强了祛风逐痰的作用。

2. 降低或消除药物的毒性　如半夏用甘草、明矾、皂角、石灰、生姜等制后均可降低毒性。

3. 矫臭矫味　如紫河车用黄酒、花椒制后能削弱其腥臭气味，便于服用。

4. 改变药性　如天南星用胆汁制后，其性味由辛温变为苦凉。其作用由温化寒痰转为清化热痰。

二、操作方法

由于药物性质不同，复制法比较复杂，没有统一的操作方法。一般将净选后的药物置一定容器内，加入一种或数种辅料，按照工艺程序或浸、泡、漂，或蒸、煮，或数法共用，反复炮制至规定的质量要求为度。

三、注意事项

1. 药物复制前，要大小分档，使浸漂或煮制的时间一致。

2. 时间可选择在春、秋季，避免"化缸"。

3. 地点应选择在阴凉处，避免曝晒，浸漂时应每天定时反复换水，并要勤检查，以免腐烂。

4. 加热处理时，火力要均匀，水量要适当，以免糊汤。可加适量明矾防腐。

半 夏

【来源】半夏为天南星科植物半夏的干燥块茎。

【处方用名】生半夏、清半夏、姜半夏、法半夏、半夏曲和炒半夏曲。

【炮制方法】

1．生半夏：原药材，净制，干燥。用时捣碎。

2．清半夏：取大小分档的净半夏，用8%白矾水溶液浸泡至内无干心，口尝微有麻舌感，取出。洗净，切厚片，干燥。每100kg净半夏，用白矾20kg。

3．姜半夏：取大小分档的净半夏，用清水浸泡至内无干心时，取出；另取生姜切片煎汤，加白矾与半夏共煮透，取出，干燥。或晾至半干，切薄片，干燥。每100kg净半夏，用生姜25kg、白矾12.5kg。

4．法半夏：取大小分档的净半夏，用清水浸泡至内无干心，取出；另取甘草适量，加水煎煮两次，合并煎液，倒入用适量水配制成的石灰液中，搅匀，加入上述已浸透的半夏，浸泡，每日搅拌1~2次，并保持浸液pH12以上，至剖面黄色均匀，口尝微有麻舌感时，取出，洗净，阴干或烘干。每100kg净半夏，用甘草15kg、生石灰10kg。

5．半夏曲：取法半夏、赤小豆、苦杏仁共碾成粉，与面粉混合均匀后，加入鲜青蒿、鲜辣蓼、鲜苍耳的煎出液，搅拌均匀，堆置发酵，压成片状，切成小块，晒干。

每100kg法半夏，用赤小豆30kg、苦杏仁30kg、面粉400kg、鲜青蒿30kg、鲜辣蓼30kg、鲜苍耳30kg。

6．炒半夏曲：取麦麸均匀撒入已经预热的炒制容器中，烟起时即刻投入净半夏曲，使用中火加热，不断拌炒，炒至药物表面深黄色时，取出，筛去麸皮，放凉。每100kg净半夏曲，用麸皮10kg。

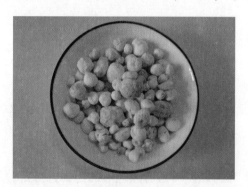

生半夏

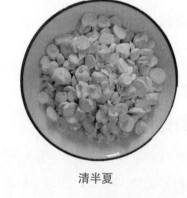

清半夏

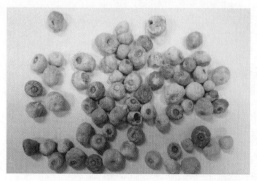

法半夏

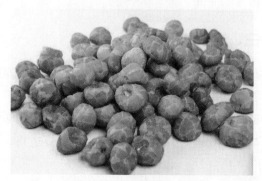

姜半夏

【成品规格】

生半夏呈类球形，有的稍偏斜，表面白色或浅黄色，顶端有凹陷的茎痕，周围密布麻点状根痕，下面钝圆，较光滑，质坚实，断面洁白，富粉性，气微，味辛辣，麻舌而刺喉。

清半夏呈椭圆形、类圆形或不规则片状，切面淡灰色至灰白色或黄白色至黄棕色，质脆，易折断，气微，味微涩，微有麻舌感。

姜半夏呈片状、不规则颗粒状或类球形，表面棕色至棕褐色，断面淡黄棕色，质硬脆，常具角质样光泽，气微香，味淡，微有麻舌感，嚼之略粘牙。

法半夏呈类球形或不规则颗粒状，表面淡黄白色、黄色或棕黄色，质较松脆或硬脆，断面黄色或淡黄色，气微，味淡略甘、微有麻舌感。

半夏曲呈浅黄色的小立方块，质疏松，有细蜂窝眼。

炒半夏曲呈表面深黄色，具麸香气。

【炮制作用】

炮制品种	功效影响	临床应用
生半夏	味辛，性温；有毒。归脾、胃、肺经。具有燥湿化痰，降逆止呕，消痞散结的作用。生品有毒，能"戟人咽喉"，使人呕吐，咽喉肿痛，失音。	多作外用于痈肿痰核，以化痰止咳，消肿散结为主，用于疮痈肿毒，湿痰咳嗽。
清半夏	降低毒性，善于燥湿化痰。	用于湿痰咳嗽，痰热内结，风痰吐逆，痰涎凝聚，咯吐不出。
姜半夏	降低毒性，善于止呕，以温中化痰，降逆止呕为主。	用于痰饮呕吐，胃脘痞满，瘰疬，喉痹。
法半夏	降低毒性，善于燥湿化痰，偏于祛寒痰。	用于痰多咳喘，痰饮眩晕，痰厥头痛。
半夏曲	味甘、微辛，性温。归脾、胃经。半夏经发酵制成曲剂后，具有化痰止咳、健脾温胃、消食积、止呕的作用。	临床上以化痰止咳、消食积为主，用于咳嗽痰多，胸脘痞满，饮食不消等。
炒半夏曲	半夏曲经麸炒后，产生焦香气，增强健胃消食的作用。	—

天南星

【来源】天南星为天南星科植物天南星、异叶天南星或东北天南星的干燥块茎。

【处方用名】生天南星、制天南星和胆南星。

【炮制方法】

1. 生天南星：原药材，除去杂质，洗净，干燥。

2. 制天南星：取大小分档的净天南星，用清水浸泡，每日换水 2~3 次，如水面起白沫时，换水后加白矾（每 100kg 天南星，加白矾 2kg），泡一日后，再进行换水，漂至切开口尝微有麻舌感时取出。另取白矾、生姜片置锅内加适量水煮沸后，倒入天南星共煮至无白心时取出。除去姜片，晾至四至六成干，切薄片，干燥，筛去碎屑。每 100kg 净天南星，用生姜、白矾各 12.5kg。

3. 胆南星：制天南星细粉，加入净胆汁（或胆膏粉及适量清水）拌匀，蒸 60 分钟至透，取出，晾凉，制成小块，干燥。或取生天南星粉，加入净胆汁（或胆膏粉及适量清水）拌匀，放温暖处，发酵 5~7 天后，再连续蒸或隔水炖 9 昼夜，每隔 2 小时搅拌一次，除去腥臭气，至呈黑色浸膏状，口尝无麻味为度，取出，晾干。再蒸软，趁热制成小块，干燥。每 100kg 制天南星细粉，用牛（或猪、羊）胆汁 400kg（或胆膏粉 40kg）。

【成品规格】

生天南星呈扁球形，外表类白色或淡棕色，顶端有凹陷的茎痕，周围有麻点状根痕，质坚硬，不易破碎，断面白色，粉性，气微辛，味麻辣。

制天南星呈黄白色或淡棕色薄片，半透明，质脆易碎，味涩微麻。

胆南星呈棕黄色或棕黑色方块，断面色稍浅，质坚实。具特异的腥气，味苦。

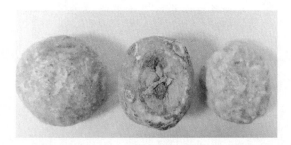
生天南星

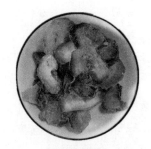
制天南星

【炮制作用】

炮制品种	功效影响	临床应用
生天南星	味苦、辛，性温；有毒。归肺、肝、脾经。具有燥湿化痰，祛风止痉，散结消肿的作用。生品辛温燥烈，有毒。	多外治痈肿，蛇虫咬伤。也有内服者，以祛风止痉为主，多用于破伤风，中风抽搐，癫痫等。
制天南星	毒性降低，燥湿化痰作用增强。	多用于顽痰咳嗽，胸膈胀闷，痰阻眩晕。
胆南星	毒性降低，其燥烈之性缓和，药性由温转凉，味由辛转苦，作用由温化寒痰转为清化热痰。以清化热痰、熄风定惊力强。	多用于痰热咳喘，咯痰黄稠，急惊风，癫痫，中风痰迷。

白附子

【来源】白附子为天南星科植物独角莲的干燥块茎。

【处方用名】生白附子、制白附子。

【炮制方法】

1. 生白附子：原药材，净制，干燥。

2. 制白附子：取大小分档的净白附子，用清水浸泡，每日换水2~3次，数日后如起黏沫，换水后加白矾（每100kg白附子，用白矾2kg），泡一日后再进行换水，至口尝微有麻舌感为度，取出。另取白矾及生姜片加适量水，煮沸后，倒入白附子共煮至内无白心为度，捞出，除去生姜片，晾至六七成干，切厚片，干燥。筛去碎屑。每100kg白附子，用生姜、白矾各12.5kg。

【成品规格】

生白附子呈椭圆形或卵圆形，表面白色至黄白色，略粗糙，有环纹及须根痕，顶端有茎痕或芽痕，质坚硬，断面白色，粉性，气微，味淡、麻辣刺舌。

制白附子呈类圆形或椭圆形厚片，外表皮淡棕色，切面黄色，角质。味淡，微有麻舌感。

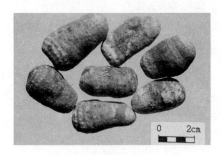
生白附子

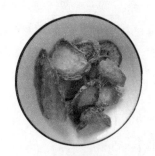
制白附子

【炮制作用】

炮制品种	功效影响	临床应用
生白附子	味辛，性温；有毒。归胃、肝经。具有祛风痰，定惊搐，解毒散结止痛的作用。	一般多外用，用于口眼斜，破伤风；外治瘰疬痰核，毒蛇咬伤。
制白附子	炮制后可降低毒性，清除麻辣味，能增强祛风痰作用。	多用于偏头痛，痰湿头痛，咳嗽痰多等。

紫河车

【来源】紫河车为健康人的干燥胎盘。

【处方用名】紫河车、酒紫河车。

【炮制方法】

1．紫河车：将新鲜胎盘，除去羊膜及脐带，反复冲洗至去净血液，加黄酒、适量花椒蒸或置沸水中略煮后，干燥。用时研成细粉或砸成小块。每100kg紫河车块，用黄酒10kg、花椒2.5kg。

2．酒炒紫河车：将净制后的紫河车块与一定量的酒拌匀，闷润至透，待酒被吸尽后，置炒制容器内，用文火炒至酥脆为度，取出，晾凉，筛去碎屑后收集。用时研末。每100kg净紫河车，用酒10kg。

【成品规格】

紫河车呈不规则的碎块，大小不一，黄色或黄棕色，一面凹凸不平，有不规则沟纹，另一面较平滑，质坚而脆，有腥气。

酒炒紫河车质酥脆，腥气较弱，具酒香气，粉末黄棕色。

【炮制作用】

炮制品种	功效影响	临床应用
紫河车	味甘、咸，性温。归心、脾、肾经。具有温肾补精，益气养血的作用。生紫河车有腥气，内服易产生恶心呕吐的副作用。	多入片剂或胶囊剂使用。
酒炒紫河车	酒制后可除去腥臭味，便于服用，还可使其质地酥脆，便于粉碎，增强疗效。	用于肺肾两虚，虚劳咳嗽、阳痿遗精。

松香

【来源】松香为松科植物油松、马尾松或云南松树干中取得的油树脂，经蒸馏除去挥发油后的遗留物。

【处方用名】松香、制松香。

【炮制方法】

1．松香：原药材，除去杂质，置锅内，用文火加热，熔化后倾入清水中，晾凉，取出晾干，捣碎。

2．制松香：取葱煎汁，去渣，加入净松香及适量水，加热煮至松香完全熔化，趁热倒入冷水中，待凝固后，取出晾干。每100kg净松香块，用葱10kg。

【成品规格】

松香呈不规则半透明块状，大小不一，表面淡黄色，常有一层黄白色霜粉，常温时质坚而脆，易碎，断面光亮，似玻璃状，具有松节油香气，味苦，加热则软化甚至熔化，燃烧时产生棕色浓烟。

制松香颜色加深，味微苦。

【炮制作用】

炮制品种	功效影响	临床应用
松香	味苦、甘、性温。归肝、脾经。具有燥湿祛风，拔毒排脓，生肌止痛的作用。生品多外用，入膏药或研细末贴敷患处。	多用于风湿痹痛，痈疽，疥癣，湿疮，金疮出血。
制松香	除去部分油脂及杂质，使其洁净，质地酥脆，便于制剂和粉碎，还可矫正其不良气味，减少刺激性。	对多种致病性真菌具有不同程度的抑制作用。

目标检测

一、单项选择题

1. 清半夏的主要功用是（　　）。

A. 长于化痰　　　　　　　　　　　　　B. 善于止呕

C. 专供外用　　　　　　　　　　　　　D. 适于配散剂内服

E. 偏于祛寒痰

2. 半夏炮制品中善于止呕的是（　　）。

A. 清半夏　　　　　　　　　　　　　　B. 法半夏

C. 姜半夏　　　　　　　　　　　　　　D. 半夏曲

E. 生半夏

3. 制清半夏时每100kg半夏，所用的辅料和数量是（　　）。

A. 白矾10kg　　　　　　　　　　　　　B. 白矾12.5kg

C. 白矾20kg　　　　　　　　　　　　　D. 生姜12.5kg

E. 生姜20kg

4. 制法半夏时每100kg半夏，所用甘草、石灰的量分别是（　　）。

A. 10kg、15kg　　　　　　　　　　　　B. 20kg、15kg

C. 15kg、15kg　　　　　　　　　　　　D. 15kg、20kg

E. 15kg、10kg

5. 制天南星时每100kg天南星，所用生姜、白矾的量分别是（　　）。

A. 10kg、10kg　　　　　　　　　　　　B. 10kg、12.5kg

C. 12.5kg、10kg　　　　　　　　　　　D. 12.5kg、12.5kg

E. 12.5kg、20kg

二、多项选择题

1. 用生姜、白矾炮制而成的炮制品主要有（　　）。

A. 姜半夏　　　　　　　　　　　　　　B. 制天南星

C. 胆南星　　　　　　　　　　　　　　D. 制白附子

E. 松香

2. 需要用复制法炮制的药物主要有（　　）。

A. 何首乌　　　　　　　　　　　　　　B. 半夏

C. 天南星　　　　　　　　　　　　　　D. 松香

E. 紫河车

3. 胆南星的炮制作用主要有（　　）。

A. 改变药性，由辛温变苦凉　　　　　　B. 增强化痰作用

C. 除去燥烈之性及毒性　　　　　　　　D. 用于痰热惊风抽搐等证

E. 偏于清热而治痈肿

4. 复制法的炮制目的是（　　　）。

A. 增强疗效　　　　　　　　　　　　　B. 改变药性

C. 降低或消除药物的毒性　　　　　　　D. 易于保存

E. 矫臭矫味，便于服用

三、问答题

1. 试述半夏的炮制方法和炮制作用。

2. 复制法的目的有哪些? 举例说明。

项目小结

```
┌─────────┐   ┌──────────────────┐   ┌──────────┐
│ 复制法  │───│ 数法共用，反复炮制 │───│ 减毒增效 │
└─────────┘   └──────────────────┘   └──────────┘
```

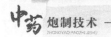

项目十二 发酵法、发芽法

学习目标

知识要求：

1.掌握发酵法、发芽法的操作技术；常用代表性中药的炮制方法。

2.熟悉发酵法、发芽法的炮制目的；常用代表性中药的成品性状、炮制作用；某些药物的炮制原理。

3.了解发酵法、发芽法的含义。

技能要求：

能制备六神曲、半夏曲、淡豆豉、麦芽、大豆黄卷。

任务一 发酵法

任务引入

经净制或处理后的药物，在一定温度和湿度条件下，由于霉菌和酶的催化分解作用，使药物发泡、生衣的方法称为发酵法。根据《中国药典》（2020年版）四部"炮制通则"要求，将六神曲、淡豆豉药材进行相应炮制，操作中应注意药材的质地、药性和炮制目的等不同要求，采用相应的发酵方法。

一、炮制目的

1.改变药物的原有性能，增加或产生新的疗效，扩大药用范围。如六神曲、淡豆豉、半夏曲等。

2.增强疗效，如半夏经发酵制成曲后，增强了健脾温胃，燥湿化痰的功能。

二、操作方法

根据不同品种，采用不同方法对药料进行加工处理后，再置具有适宜的温度、湿度环境下进行发酵。常用的方法有药料与面粉混合发酵，如六神曲、半夏曲等，另一种方法是药料直接进行发酵，如淡豆豉。药料发酵的过程是微生物新陈代谢的过程，因此，只有满足微生物生长繁殖的条件，才能保证发酵品的质量。主要条件如下：

1.**菌种** 多数是利用空气中的微生物进行自然发酵，但有时会因菌种不纯，影响发酵质量。

2.**营养物质（培养基）** 主要为含氮物质、含碳物质和无机盐类等，如六神曲中面粉为菌种的生长繁殖提供了充足的碳源，赤小豆中所含的大量蛋白质为菌种提供了丰富的氮源。

3.**温度** 一般发酵的最佳温度为30℃~37℃。若温度太高，菌种易老化，甚至死亡，不能发酵；温度过低，菌种繁殖慢，不利于发酵，甚至不能发酵。

4.**湿度** 一般发酵的相对湿度宜控制在70%~80%，若湿度太大，药料发黏，容易生虫霉烂，造成药物发暗；过分干燥，药物易散则不能成形。老药工经验认为：药料以"握之成团，指间可见水迹，放

238

下轻击则碎"为宜。

5.其他方面 pH 值以 4~7 为宜，在有充足的氧气和二氧化碳条件下进行。

三、注意事项

1.原料在发酵前应进行杀菌、杀虫处理，以防杂菌感染，影响发酵品质量。

2.发酵过程必须一次完成，不能中断或中途停顿。

3.温度和湿度对发酵速度影响很大，温度过低或待发酵料过于干燥，发酵速度慢甚至不能发酵，温度过高则能杀死菌种，不能发酵。

4.发酵制品以曲块表面霉衣为黄白色，内部有斑点为佳，同时具有酵香气味。不能出现黑色、霉味及酸败味。

5.发酵过程中，前期要注意保温，后期应适当通风，使发酵有适宜的温度和充足的氧气。

六神曲

【来源】本品为杏仁、赤小豆、青蒿、辣蓼等药加入面粉（或麸皮）混合后，经发酵而成的曲剂。

【处方用名】六神曲、神曲、炒神曲、麸炒神曲和焦神曲。

【炮制方法】

1.六神曲：取面粉 100kg，杏仁、赤小豆各 4kg，鲜青蒿、鲜辣蓼、鲜苍耳草各 7kg；将杏仁、赤小豆碾成细粉，与面粉拌匀，或将杏仁碾成泥状，赤小豆煮烂与面粉混匀；加入鲜青蒿、鲜苍耳草、鲜辣蓼的混合药汁（药汁约占原药量的 25%~30%）；将药汁陆续加入药粉中，搅拌混匀，揉搓成以手握成团，掷之即散的粗颗粒软材；置木制模具中压制成扁平方块；用粗纸（或鲜苘麻叶）包严，放入木箱内，按品字形堆放，上面覆盖鲜青蒿、湿物；将温度控制在 30~37℃，经 4~6 天发酵；待药料表面生出黄白色霉衣时，取出，除去覆盖物，切成 2 cm 见方的小块，干燥。

2.麸炒神曲：取麦麸均匀撒入已经预热的炒制容器中，烟起时即刻投入净神曲，使用中火加热，不断拌炒，炒至药物表面深黄色时，取出，筛去麸皮，放凉。每 100kg 净神曲，用麸皮 10kg。

3.焦神曲：取净神曲放入已经预热的炒制容器中，使用中火加热，炒至表面焦黄色时，内部微黄色，有焦香气逸出时，取出，放凉，筛去碎屑。

【成品规格】

六神曲呈立方形小块状，表面灰黄色，粗糙，质脆易断，微有香气。

炒神曲表面棕黄色，偶有焦斑，质坚脆，有麸香气。

焦神曲表面焦黄色，内部微黄色，有焦香气。

【炮制作用】

炮制品种	功效影响	临床应用
六神曲	味甘、辛，性温。归脾、胃经。具有消食健胃的作用。生用健脾开胃，并有发散作用。	常用于感冒食滞。
炒神曲	炒后产生甘香之气。以醒脾和胃为主。	用于食积不化，脘腹胀满，不思饮食，肠鸣泄泻等。
焦神曲	炒焦后消食化积力强。以治食积泄泻为主。	用于食积不化，不思饮食，脘腹胀满。

建神曲

【来源】本品为面粉、麸皮、藿香、青蒿等中药混合后，经发酵制成的曲剂。

【处方用名】建神曲、炒建神曲和焦建神曲。

【炮制方法】

1．建神曲：取藿香6kg，青蒿6.5kg，辣蓼草6.5kg，苍耳草6.5kg，苦杏仁4kg，赤小豆4kg，炒麦芽9kg，炒谷芽9kg，炒山楂9kg，陈皮6kg，紫苏6kg，香附6kg，苍术6kg，炒枳壳3kg，槟榔3kg，薄荷3kg，厚朴3kg，木香3kg，白芷3kg，官桂1.5kg，甘草1.5kg，面粉10.5kg，生麸皮21kg；将以上各药共研细粉，与生麸皮混匀；再将面粉制成稀糊，趁热与上述混合物揉搓成以手握成团，掷之即散的粗颗粒软材，压成块状，发酵，取出，干燥。

2．炒建神曲：取净建神曲放入已经预热的炒制容器中，使用文火加热，炒至表面深黄色并逸出香气时，取出，放凉，筛去碎屑。

3．焦建神曲：取净建神曲放入已经预热的炒制容器中，使用武火加热，炒至表面焦黄色，有焦香气逸出时，取出，放凉，筛去碎屑。

【成品规格】

建神曲呈不规则的小块，土黄色，具清香气，味淡微苦。

炒建神曲表面深黄色，具香气。

焦建神曲表面焦黄色，具焦香气。

【炮制作用】

炮制品种	功效影响	临床应用
建神曲	味辛、甘，性温。归脾、胃经。具有消食化积，发散风寒，健脾和胃的作用。	用于饮食积滞，感冒头痛，胸腹胀满，脾虚泄泻。
炒建神曲	炒后可增强消食化积，健脾和胃的作用。	用于饮食积滞。
焦建神曲	炒焦后健脾和胃的作用增强，常与健脾消食药同用。	用于胸腹胀满，脾虚泄泻。

淡豆豉

【来源】本品为豆科植物大豆的成熟种子的发酵加工品。

【处方用名】淡豆豉、豆豉。

【炮制方法】

淡豆豉：大豆洗净备用，另取桑叶、青蒿各7~10kg加水煎煮、滤过，将煎液拌入净大豆100kg中，待汤液被吸收后，置蒸制容器内蒸透，取出，稍凉；将蒸制后的大豆置适宜的容器内，用煎过的桑叶、青蒿渣覆盖，在25~28℃，相对湿度70%~80%的条件下，闷至发酵并长满黄衣时，取出，除去药渣，洗净；置适宜的容器内，保持温度50~60℃，闷15~20天，至充分发酵，有香气逸出时，取出，略蒸，干燥。

【成品规格】

淡豆豉呈椭圆形，略扁，表面黑色，皱缩不平。质柔软，

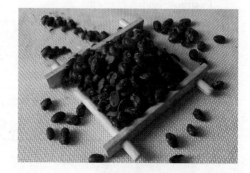

淡豆豉

断面棕黑色。气香，味微甘。

【炮制作用】

炮制品种	功效影响	临床应用
淡豆豉	味苦、辛，性凉。归肺、胃经。具有解表，除烦，宣发郁热的作用。	用于感冒，寒热头痛，烦躁胸闷，虚烦不眠。

目标检测

一、单项选择题

1.药物发酵最适宜的室温是（　　　　）。

A. 18~25℃ 　　　　　　　　　　　　B. 22~27℃

C. 25~35℃ 　　　　　　　　　　　　D. 30~37℃

E. 35~45℃

2.发酵法一般要求空气的相对湿度为（　　　　）。

A. 30%~40% 　　　　　　　　　　　B. 40%~50%

C. 60% 　　　　　　　　　　　　　　D. 60%~70%

E. 70%~80%

3.既具消食化积作用，又具化痰止咳作用的药物是（　　　　）。

A. 六神曲 　　　　　　　　　　　　B. 半夏曲

C. 淡豆豉 　　　　　　　　　　　　D. 红曲

E. 以上都是

4.淡豆豉是由下列哪组原料与黑大豆经发酵而制得的（　　　　）。

A.桑叶、苍耳草 　　　　　　　　　B. 杏仁、青蒿

C.青蒿、桑叶 　　　　　　　　　　D. 苍耳草、辣蓼

E.桑叶、甘草

5.淡豆豉的作用是（　　　　）。

A.清热解毒 　　　　　　　　　　　B. 解表除烦

C.补肝益肾 　　　　　　　　　　　D. 醒脾开胃

E.消食导滞

6.制备六神曲的原料是（　　　　）。

A.面粉、苦杏仁、赤小豆、鲜青蒿、鲜苍耳草、鲜辣蓼

B.面粉、苦杏仁、赤小豆、鲜桑叶、鲜苍耳草、鲜辣蓼

C.面粉、苦杏仁、鲜辣蓼、鲜青蒿、鲜苍耳草、鲜荷麻

D.面粉、苦杏仁、赤小互、鲜青蒿、鲜苍耳草、鲜荷麻

E.面粉、苦杏仁、赤小豆、鲜青蒿、鲜荷麻、鲜辣蓼

二、多项选择题

1.发酵法的目的是（　　　　）。

A.降低毒性 　　　　　　　　　　　B. 缓和药性

C.增强疗效 　　　　　　　　　　　D. 产生新的作用

E.矫味

2. 药物发酵时，要求（　　　）。

A. 菌种纯 　　　　　　　　　　　B. 有营养物质做培养基

C. 室温在 30~37℃ 　　　　　　　D. 相对湿度在 70%~80%

E. 有充足的氧气或二氧化碳

3. 发酵法的成品质量要求是（　　　）。

A. 无霉臭气 　　　　　　　　　　B. 气味芳香

C. 表面布满黄白色霉衣 　　　　　D. 杂质不超过 1%

E. 水分不超过 13%

4. 发酵法制得的药物是（　　　）。

A. 淡豆豉 　　　　　　　　　　　B. 大豆黄卷

C. 六神曲 　　　　　　　　　　　D. 半夏曲

E. 法半夏

三、问答题

1. 简述发酵法的成品质量。

2. 试述六神曲的制备方法。

任务二　发芽法

🥣 任务引入

将净选后的新鲜成熟果实或种子，在一定的温度或湿度条件下，促使其萌发幼芽的方法称为发芽法。根据《中国药典》（2020 年版）四部"炮制通则"要求，将大麦、大豆等进行发芽炮制，操作中应注意药材的质地、药性和炮制目的等不同要求，采用适宜的方法。

一、炮制目的

通过发芽，使麦芽、稻芽等产生新的功效，扩大用药品种。

二、操作方法

选取新鲜、粒大、饱满、无病虫害的种子或果实，用适量清水浸泡至膨胀鼓起。捞出后，置能透气漏水的容器中，或已垫好竹席的地面上，用湿物盖严，一般将温度保持在 18~25℃，每日喷淋清水 2~3 次，保持湿润。2~3 天后萌发幼芽。当芽长至 0.2~1cm 左右时，取出干燥。

三、注意事项

1. 发芽前应检测果实或种子的发芽率，要求发芽率达到 85% 以上。

2. 浸渍后的种子或果实含水量应控制在 42%~45% 为宜。

3. 发芽过程中，注意控制温度和湿度，保持充足的氧气，勤检查，及时去除发霉、腐烂的果实和种子。

4. 发芽时先长根后生芽，芽长以 0.2~1cm 为宜，过长则影响药效。

麦　芽

【来源】本品为禾本科植物大麦的成熟果实，经发芽干燥而得。

【处方用名】麦芽、炒麦芽和焦麦芽。

【炮制方法】

1.麦芽：取新鲜成熟饱满的净大麦，用清水浸泡至六七成透，捞出，置能排水的容器内，用湿物盖严，每日喷淋清水 2~3 次，保持适宜的温湿度，约经 5~7 天，待芽长约 0.2~1cm 时，晒干或低温干燥即得。

2.炒麦芽：取净麦芽放入已经预热的炒制容器中，使用文火加热，炒至棕黄色，鼓起，有香气透出时，取出，放凉，筛去碎屑。

3.焦麦芽：取净麦芽放入已经预热的炒制容器中，使用中火加热，炒至表面焦褐色，逸出焦香气时，取出，放凉，筛去碎屑。

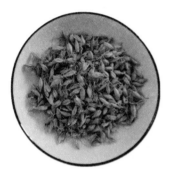 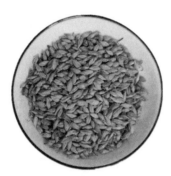 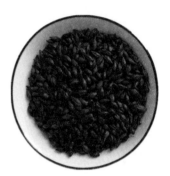

麦芽　　　　　　　　　　炒麦芽　　　　　　　　　　焦麦芽

【成品规格】

麦芽呈梭形，表面淡黄色，基部胚根处生出幼芽及数条须根，幼芽长披针状条形，须根数条，纤细而弯曲。质硬，断面白色，粉性，无臭，味微甘。

炒麦芽表面有裂隙，棕黄色，偶见焦斑，具香气，味微苦。

焦麦芽表面有裂隙，焦褐色，有焦香气，有焦斑，味微苦。

【炮制作用】

炮制品种	功效影响	临床应用
麦芽	味甘，性平。归脾、胃经。具有行气消食，健脾开胃，退乳消胀的作用。生品健脾和胃，疏肝行气。	用于脾虚食少，乳汁郁积，乳房胀痛。
炒麦芽	炒黄后偏温而气香，具有行气消食回乳的作用。	用于食积不消，妇女断乳。
焦麦芽	性偏温而味甘微涩，长于消食化滞。	用于食积不消，脘腹胀痛。

稻　芽

【来源】本品为禾本科植物稻的成熟果实，经发芽干燥而成。

【处方用名】稻芽、炒稻芽和焦稻芽。

【炮制方法】

1.稻芽：取新鲜成熟饱满的净稻芽，用清水浸泡至六七成透，捞出，置能排水的容器内，用湿物盖严，每日喷淋清水 2~3 次，保持适宜的温湿度，约经 5~7 天，待芽长约 0.2~1cm 时，晒干或低温干燥即得。

2. 炒稻芽：取净稻芽放入已经预热的炒制容器中，使用文火加热，炒至棕黄色，大部分爆裂开，有香气透出时，取出，放凉，筛去碎屑。

3. 焦稻芽：取净稻芽放入已经预热的炒制容器中，使用中火加热，炒至表面焦褐色，大部分爆裂开，逸出焦香气时，取出，放凉，筛去碎屑。

【成品规格】

稻芽呈长椭圆形，两端略尖，外表黄色，有白色细茸毛，具5脉。一端有2枚对称的白色条形浆片，于一个浆片内侧伸出弯曲的须根1~3条，质硬，断面白色，粉性，无臭，味淡。

炒稻芽表面深黄色，偶有焦斑，具香气，味微苦。

焦稻芽表面焦黄色，有焦斑，具焦香气，味微苦。

【炮制作用】

炮制品种	功效影响	临床应用
稻芽	味甘，性温，归脾、胃经。具有和中消食，健脾开胃的作用。	用于食积不消，腹胀口臭，脾胃虚弱，不思饮食。
炒稻芽	偏于消食。	用于不饥食少。
焦稻芽	善于化积滞。	用于积滞不消。

大豆黄卷

【来源】本品为豆科植物大豆的成熟种子，经发芽干燥而得。

【处方用名】大豆黄卷、制大豆黄卷和炒大豆黄卷。

【炮制方法】

1. 大豆黄卷：取新鲜成熟饱满的净大豆，用清水浸泡至表皮起皱，捞出，置能排水的容器内，用湿物覆盖，每日淋水2~3次，以保持湿润，待芽长至0.2~1cm时，取出，干燥。

2. 制大豆黄卷：将净大豆黄卷置锅内，加入灯心草、淡竹叶煎好的汤液，用文火加热，煮至药汁被吸尽，取出干燥。每100kg大豆黄卷，用淡竹叶2kg、灯心草1kg。

3. 炒大豆黄卷：取净大豆黄卷放入已经预热的炒制容器中，使用文火加热，炒至颜色加深时，取出，放凉，筛去碎屑。

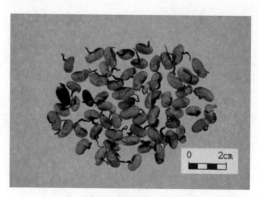

大豆黄卷

【成品规格】

大豆黄卷呈肾形，黄色或黑色，微皱缩，一侧有明显的脐点，一端有黄色卷曲的胚根，外皮质脆易裂开，断面黄色或绿色，无臭，嚼之有豆腥味。

制大豆黄卷粒坚韧，豆腥气较轻，味清香。

炒大豆黄卷质地坚韧，颜色加深，偶见焦斑，略有香气。

【炮制作用】

炮制品种	功效影响	临床应用
大豆黄卷	味甘，性平。归脾、胃经。具有利湿，清热的作用。生品善于通达宣利，其性偏凉，善于清利湿热，清解表邪。	常用于暑湿感冒，水肿胀满，小便不利等。
制大豆黄卷	宣发作用减弱，清热利湿作用增强。	用于暑湿，湿温。
炒大豆黄卷	清解表邪的作用极弱，长于利湿舒筋，兼益脾胃。	常用于湿痹筋挛疼痛，水肿胀满。

目标检测

一、单项选择题

1. 药物发芽时，一般要求种子的发芽率为（ ）。

A. 60% 以上 　　　　　　　　　　B. 70% 以上

C. 80% 以上 　　　　　　　　　　D. 85% 以上

E. 100%

2. 发芽时室温应控制在（ ）。

A. 10℃以下 　　　　　　　　　　B. 10~15℃

C. 18~25℃ 　　　　　　　　　　D. 20~28℃

E. 30~37℃

3. 发芽法一般要求芽长为（ ）。

A. 0.5cm 以下 　　　　　　　　　B. 0.5~1cm

C. 0.8~1.2cm 　　　　　　　　　D. 1~1.5cm

E. 1~2cm

4. 下列关于大麦发芽操作的叙述，不正确的是（ ）。

A. 应选用新鲜成熟饱满的大麦 　　B. 先用清水浸泡至六七成透

C. 发芽时要每天喷水 2~3 次，以保持湿润　D. 待芽长 0.5cm 左右时，停止发芽

E. 待芽长 1cm 以上时，停止发芽

5. 具有清热利湿解表作用的药物是（ ）。

A. 淡豆豉 　　　　　　　　　　　B. 谷芽

C. 稻芽 　　　　　　　　　　　　D. 麦芽

E. 大豆黄卷

6. 生品健脾和胃，疏肝行气；炒焦后能消食化滞的药物是（ ）。

A. 麦芽 　　　　　　　　　　　　B. 山楂

C. 牛蒡子 　　　　　　　　　　　D. 莱菔子

E. 酸枣仁

二、多项选择题

1. 发芽法制得的药物是（ ）。

A. 淡豆豉   B. 大豆黄卷

C. 麦芽   D. 谷芽

E. 稻芽

2. 善于健脾消食的药物是（   ）。

A. 大豆黄卷   B. 六神曲

C. 麦芽   D. 淡豆豉

E. 稻芽

三、问答题

1. 简述发芽法的成品质量。

2. 简述麦芽的饮片规格及其作用特点。

项目小结

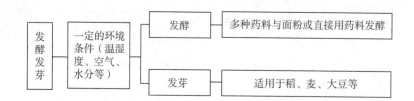

项目十三　制霜法

知识要求：

1. 掌握制霜法的操作技术；常用代表性中药的炮制方法。

2. 熟悉制霜的目的；常用代表性中药的成品性状、炮制作用；某些药物的炮制原理。

3. 了解制霜法的含义。

技能要求：

会用制备巴豆霜、千金子霜、柏子仁霜、西瓜霜。

药物经过去油制成松散粉末或析出细小结晶或升华、煎煮成粉渣的方法称为制霜法。制霜法根据操作方法不同，分为去油制霜法、渗析制霜法、升华制霜法和煎煮制霜法。

任务一　去油制霜

任务引入

药物经过适当加热、压榨去油，制成松散粉末的炮制方法称为去油制霜法。根据《中国药典》（2020年版）四部"炮制通则"要求，将巴豆、柏子仁等药材进行去油制霜，操作中应注意药材的质地、药性和炮制目的等不同要求，采用适宜的方法。

一、炮制目的

1. 降低毒性，缓和药性　如巴豆有大毒，泻下作用猛烈，制成巴豆霜后毒性降低，泻下作用缓和，保证了临床用药的安全有效。

2. 降低或消除副作用　如柏子仁中的柏子仁油，有滑肠通便的作用，不适于体虚便溏患者，制成霜后，油脂减少，降低了滑肠的副作用。

二、操作方法

1. 热榨去油制霜法　取原药材，去壳取仁，碾成细末，用多层吸油纸（布）包裹、蒸热或在较高的温度下加热处理，压榨去油，如此反复多次，制成松散粉末，不再黏结为度。

2. 冷榨去油制霜法　将去壳的种子或果实直接压榨去油，使之成为松散粉末。

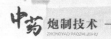

三、注意事项

1. 压榨去油之前，将药物进行加热处理，以利于油脂的渗出。

2. 含有毒性成分的药物，去油制霜用过的纸或布要及时烧毁，以免误用，引起中毒。

3. 纸上吸满油分后，要勤换吸油纸，缩短炮制时间。

巴　豆

【来源】本品为大戟科植物巴豆的干燥成熟果实。

【处方用名】生巴豆、巴豆霜。

【炮制方法】

1. 生巴豆：原药材，除去杂质，浸湿后用稠米汤或稠面汤拌匀，置日光下曝晒或烘裂后去壳取仁。

2. 巴豆霜：（1）加热去油制霜法：取净巴豆仁，碾成泥状，里层用吸油纸包裹，外层用布包严，蒸热（约20~30分钟），用压榨器压榨去油，如此反复操作数次，使其成松散粉末，不再黏结成饼为度。量少时，可将巴豆仁碾成泥状后，用数层吸油纸包裹，置炉台上，受热后反复压榨，达到上述要求。（2）淀粉稀释法：取净巴豆仁碾细，按《中国药典》（2020版）含量测定项下规定的方法，测定巴豆中的脂肪油含量。根据巴豆油含量添加适量淀粉稀释混匀，使脂肪油含量达到18.0%~20.0%。

【操作注意】

生巴豆有毒，为防止中毒，操作时应戴手套及口罩防护，工作结束时，要用冷水洗涤裸露部位，用过的布或纸应立即烧毁，以免误用。

【成品规格】

生巴豆种子呈椭圆形，略扁，表面棕色或灰棕色，有隆起的种脊及种阜的疤痕；外种皮薄而脆，内种皮有白色薄膜，种仁黄白色，富油性，无臭，味辛辣。

巴豆霜呈粒度均匀、疏松的淡黄色粉末，显油性，味辛辣。

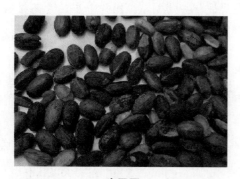

生巴豆

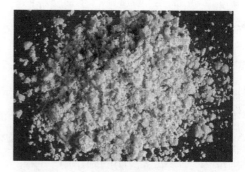

巴豆霜

【炮制作用】

炮制品种	功效影响	临床应用
生巴豆	味辛，性热；有大毒。归胃、大肠经。具有峻下积滞，逐水消肿，祛痰利咽的作用。	生品毒性强烈，仅供外用。多用于恶疮，疥癣等。
巴豆霜	加热去油制霜后降低毒性，缓和其泻下作用。	多用于寒积便秘，乳食停滞，下腹水肿，二便不通，喉风，喉痹。

柏子仁

【来源】本品为柏科植物侧柏的干燥成熟种仁。

【处方用名】柏子仁、柏子仁霜和炒柏子仁。

【炮制方法】

1. 柏子仁：原药材，除净杂质及残留的种皮。

2. 柏子仁霜：取净柏子仁，碾成泥状，里层用吸油纸包裹，外层用布包严，蒸热（约 20~30 分钟），用压榨器压榨去油，如此反复操作数次，使其成松散粉末，不再黏结成饼为度，取出研细。

3. 炒柏子仁：取净柏子仁放入已经预热的炒制容器中，使用文火加热，炒至油黄色，有香气逸出时，取出，放凉，筛去碎屑。

【成品规格】

柏子仁呈长卵圆形或长椭圆形，表面黄白色或淡黄棕色，外包膜质内种皮，顶端略尖，有深褐色小点，基部钝圆，质软，富油性，气微香，味淡。

柏子仁霜呈散状粉末状，淡黄色，气微香。

炒柏子仁表面油黄色，偶见焦斑，具有焦香气。

【炮制作用】

炮制品种	功效影响	临床应用
柏子仁	味甘，性平。归心、肾、大肠经。具有养心安神，止汗，润肠作用。生品长于润肠通便，养心安神。	常用于肠燥便秘。但生品气味不佳，易致恶心或呕吐。
柏子仁霜	制霜后可消除呕吐和滑肠致泻的副作用。	适用于心神不宁，虚烦失眠而又大便溏泄者。
炒柏子仁	炒后产生焦香气味，使药性缓和，消除呕吐的副作用。	适用于脾胃虚弱患者。常用于心烦失眠，心悸怔忡。

千金子

【来源】本品为大戟科植物续随子的干燥成熟种子。

【处方用名】千金子、千金子霜。

【炮制方法】

1. 千金子：原药材，除去杂质，洗净，捞出，干燥，用时打碎。

2. 千金子霜：取净千金子，除去种皮，碾成泥状，里层用吸油纸包裹，外层用布包严，蒸热（约 20~30 分钟），用压榨器压榨去油，如此反复操作数次，使其成松散粉末，不再黏结成饼为度，取出研细。

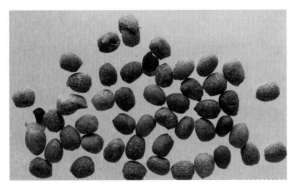

千金子

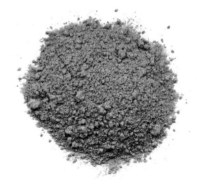

千金子霜

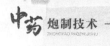

【成品规格】

千金子呈椭圆形或倒卵形，表面灰棕色或灰褐色，有不规则网状皱纹，网孔凹陷处灰黑色，形成细斑点，一侧有纵沟状种脊，顶端为突起的合点，下端为线形种脊，基部有类白色突起的种阜或具脱落后的疤痕，种皮薄脆，种仁白色或黄白色，富油性，味辛辣。

千金子霜呈淡黄色粉末，微显油性，味辛辣。

【炮制作用】

炮制品种	功效影响	临床应用
千金子	味辛，性温；有毒。归肝、肾、大肠经。具有逐水消肿，破血消癥的作用。生品毒性较大，作用峻烈，多外用。	常用于治疗顽癣、疣赘及毒蛇咬伤。
千金子霜	制霜后泻下作用缓和，并能降低毒性。	可内服。用于水肿，痰饮，积滞胀满，二便不通，血瘀经闭。

目标检测

一、单项选择题

1. 巴豆霜的炮制作用不包括（　　　）。

A. 缓和泻下作用　　　　　　　　　　B. 增强疗效

C. 降低毒性　　　　　　　　　　　　D. 破坏巴豆毒蛋白

E. 降低巴豆油的含量

2. 巴豆含的主要成分是（　　　）。

A. 生物碱　　　　　　　　　　　　　B. 黏液质

C. 脂肪油　　　　　　　　　　　　　D. 淀粉

E. 多糖

3. 《中国药典》规定，巴豆霜中脂肪油的含量应控制在（　　　）。

A. 1.0% 以下　　　　　　　　　　　　B. 5.0%

C. 10.0%~15.0%　　　　　　　　　　D. 18.0%~20.0%

E. 20.0%~50.0%

4. 能消除致吐、致泻副作用，用于便溏而心神不宁者的药物是（　　　）。

A. 千金子霜　　　　　　　　　　　　B. 木鳖子霜

C. 瓜蒌子霜　　　　　　　　　　　　D. 柏子仁霜

E. 苦杏仁霜

二、多项选择题

1. 下列属于去油制霜的是（　　　）。

A. 百草霜　　　　　　　　　　　　　B. 柏子仁霜

C. 西瓜霜　　　　　　　　　　　　　D. 千金子霜

E. 巴豆霜

2. 去油制霜的主要目的是（　　　）。

A. 降低毒性，缓和药性　　　　　　　B. 增强药物疗效

C. 制造新药，扩大用药品种　　　　　D. 消除滑肠副作用

E. 便于贮存保管

3.去油制霜是为了降低毒性的药物是（　　　）。

A.巴豆

B.柏子仁

C.千金子

D.木鳖子

E.大风子

三、问答题

制备巴豆霜时有哪些注意事项？

任务二　渗析制霜

任务引入

渗析制霜是将物料放入容器内，经过长时间放置，在容器外形成结晶的炮制方式。根据《中国药典》（2020年版）四部"炮制通则"要求，将西瓜进行渗析制霜，操作中应注意药材的质地、药性和炮制目的等不同要求，采用适宜的方法。

一、炮制目的

制造新药，增强疗效，扩大用药品种。如西瓜和芒硝制成西瓜霜，二者起协同作用增强药物清热泻火的功效。

二、炮制方法

渗析制霜是将物料按照比例放入沙罐内，经过长时间放置，部分物料从沙罐内渗出，在沙罐外形成白霜时，随时刮下收集，至无白霜析出为度。

三、注意事项

容器主要为无釉的黄沙罐或瓦罐，需要放在阴凉通风处，析出的霜需要及时收集。

西瓜霜

【来源】本品为葫芦科植物西瓜的成熟新鲜果实与芒硝经加工制成的白色结晶粉末。

【处方用名】西瓜霜。

【炮制方法】

西瓜霜：将新鲜西瓜切碎，放入不带釉的瓦罐内，一层西瓜一层芒硝，逐层码放，将口封严，悬挂于阴凉通风处，数日后，瓦罐外面析出白色结晶物，随析随收集，至无结晶析出为止。每100kg西瓜，用芒硝15kg。

【操作注意】

1.宜在秋季气候凉爽干燥季节制备，夏季湿度大时难以得到结晶。

2.应随时刷下结晶，否则会影响霜的析出，刷下的结晶应密封贮藏。

【成品规格】

西瓜霜呈类白色至黄白色的结晶性粉末，气微，味咸，有清凉感。制得的西瓜霜含硫酸钠（Na_2SO_4）不得少于90.0%。

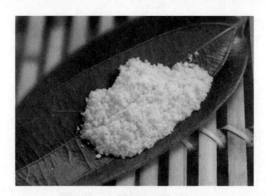

西瓜霜

【炮制作用】

炮制品种	功效影响	临床应用
西瓜霜	味咸，性寒。归肺、胃、大肠经。具有清热泻火，消肿止痛的作用。西瓜能清热解暑，芒硝能清热泻火，两药合制能起协同作用，增强药物清热泻火的功效。	多用于咽喉肿痛，口舌生疮等。

一、单项选择题

1.用渗析制霜法制得的药物是（　　　）。

A.西瓜霜　　　　　　　　　　　　　B.木鳖子霜

C.瓜子霜　　　　　　　　　　　　　D.柏子仁霜

E.苦杏仁霜

2.制备西瓜霜时，每100kg西瓜用芒硝（　　　）。

A.10kg　　　　　　　　　　　　　　B.15kg

C.20kg　　　　　　　　　　　　　　D.25kg

E.30kg

二、多项选择题

1.制备西瓜霜的操作注意事项是（　　　）。

A.西瓜要成熟新鲜　　　　　　　　　B.应使用不带釉的瓦罐

C.装量应为罐容量的4/5　　　　　　 D.应悬挂于阴凉通风处以利析霜

E.应随时刷下析出的结晶

三、问答题

试述西瓜霜的两种主要制备方法。

任务三　升华制霜

任务引入

升华制霜为采用暗煅法炮制，具有升华性的物质凝结于盖锅上，于盖锅上收集结晶的方法。根据《中国药典》（2020年版）四部"炮制通则"要求，将信石药材进行升华制霜，操作中应注意药材的质地、药性和炮制目的等不同要求，采用适宜的方法。

一、炮制目的

纯净药物，保证剧毒药物用量准确。如信石通过升华，具有升华性的成分和其他物质分离，得到单一成分的砒霜。

二、炮制方法

将物料置锅内，上置一口径较小的锅，两锅接口处先用湿草纸再用盐泥封固，上压重物，盖锅上贴一白纸条或放几粒大米。用武火加热，煅至白纸或大米成老黄色时，凉后收集盖锅上的结晶。

本方法物料在密闭环境中进行，加工的程度难以判定，传统通过观察盖锅上的白纸条或大米颜色控制停火时机，也有用在盖锅上是否滴水即沸来控制程度。

三、注意事项

1. 制霜的过程中应特别注意防止中毒。
2. 制霜后的残留废弃物应当妥善处理，防止污染环境。

信 石（砒霜）

【来源】本品为天然产矿物砷华、硫化物矿物毒砂或雄黄等含砷矿物经加工制成。

【处方用名】信石、砒霜。

【炮制方法】

1. 信石：原药材，除去杂质，碾细。

2. 砒霜：取信石细粉，置煅锅中，上盖一口径较小的锅，两锅结合处用盐泥封严，盖锅上压一重物，以防止锅内气体受热膨胀而冲开盖锅。再于盖锅底部贴一白纸条或放数粒大米，待泥稍干后，先武后文加热，煅至白纸或大米呈焦黄色，停火，待完全冷却后，收集盖锅上的结晶。

【成品规格】

信石呈不规则碎块状，略透明或不透明，具玻璃样光泽或无光泽，质脆，易砸碎，断面凹凸不平或呈层状纤维样的结构，红信石粉红色，具黄色与红色彩晕；白信石无色或白色。

砒霜呈白色结晶或粉末状，无臭。

【炮制作用】

炮制品种	功效影响	临床应用
信石	味酸、辛，性大热；有大毒。归脾、肺、胃、大肠经。具有祛痰，截疟，杀虫，蚀腐的作用。	内服用于寒痰哮喘，疟疾；外治痔漏，瘰疬，癣疮等。
砒霜	经制霜后，除去了大量杂质，提高了 As_2O_3 的含量，药性更纯，毒性更大。内服可祛痰截疟平喘，外用可蚀疮祛腐杀虫。	用于寒痰哮喘，久疟，久痢，瘰疬，癣疮，溃疡等。

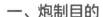 目标检测

一、单项选择题

1. 用升华制霜法制得的药物是（ ）。

A. 西瓜霜   B. 木鳖子霜

C. 砒霜   D. 柏子仁霜

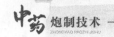

E. 大风子霜

二、问答题

信石制成砒霜采用哪种制霜法？说明制备过程。

任务四　煎煮制霜

🥣 任务引入

　　煎煮制霜一般为药物去胶后所剩下的残留物另作药用的方法，往往为热胶类药材的副产品。根据《中国药典》（2020 年版）四部"炮制通则"要求，将鹿角熬制后残留物制鹿角霜，操作中应注意药材的质地、药性和炮制目的等不同要求，采用适宜的方法。

一、炮制目的

1. 提高利用率　药渣跟所熬制的胶功效类似，常可以进一步利用，综合利用资源。
2. 改变药性　胶质和药渣成分不同，药性缓和，功效又略有区别。

二、炮制方法

　　药物经过多次长时间煎熬后所剩下的粉渣，如将熬胶后的鹿角收集晒干，然后研碎过筛得到松散粉末。

鹿角霜

【来源】本品为鹿角去胶质的角块。

【处方用名】鹿角霜。

【炮制方法】

　　鹿角霜：取熬去胶的鹿角骨块，除去杂质，研碎即得。

【成品规格】

　　鹿角霜呈不规则的块状或颗粒状，表面灰白色，显粉性，常具纵棱，偶见灰色或灰棕色斑点，体轻，质酥，断面外层较致密，白色或灰白色，内层有蜂窝状小孔，灰褐色或灰黄色。有吸湿性，气微、味淡，嚼之有粘牙感。

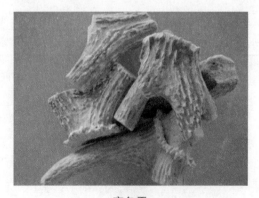

鹿角霜

【炮制作用】

炮制品种	功效影响	临床应用
鹿角霜	味咸，性温。归肝、肾经。具有温肾助阳，收敛止血的作用。	多用于脾肾阳虚，食少吐泻，尿频遗尿，遗精白带，崩漏下血，痈疽痰核。

目标检测

一、多项选择题

1. 属于副产品制霜的药物是（　　　　）。

A. 柏子仁霜　　　　　　　　　　　B. 砒霜

C. 木鳖子霜　　　　　　　　　　　D. 西瓜霜

E. 鹿角霜

二、问答题

试述鹿角霜的制备方法。

项目小结

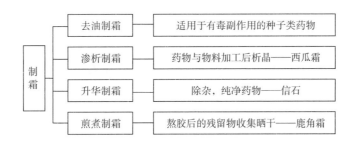

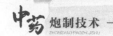
项目十四　其他制法

任务一　煨法

☺ 任务引入

煨法为将待炮制品用面皮或湿纸包裹，或用吸油纸均匀地隔层分放，进行加热处理，或将其与麦麸同置炒制容器内，用文火炒至规定程度。根据《中国药典》（2020年版）四部"炮制通则"要求，将肉豆蔻、诃子、木香等药材进行煨法炮制，操作中应注意药材的质地、药性和炮制目的等不同要求，采用适宜的方法。

一、炮制目的

1. 降低不良反应，缓和药性　通过煨制，除去药物中部分挥发油和刺激性成分，降低不良反应。如肉豆蔻。

2. 增强疗效　肉豆蔻、诃子、木香、葛根等通过煨制可以提高收涩之性，增强止泻作用。

二、炮制方法

1. 面裹煨：取面粉加适量水做成团块，再压成薄片，将药物逐个包裹，或将药物表面湿润，如水泛丸法包裹面粉3~4层，晾至半干，投入已炒热的滑石粉或热砂中，适当翻动，炒至面皮呈焦黄色时取出，筛去滑石粉或砂子，放凉，剥去面皮，筛去碎屑，即得。每100kg药物，用面粉、滑石粉各50kg。

2. 纸煨：药物切片后，趁湿平铺于吸油纸上，一层药物一层纸，如此间隔平铺数层，下用平坦木板夹住，以绳捆扎结实，使药物与吸油纸紧密接触，置于烘干室或温度较高的地方，煨至油渗透到纸上，取出，放凉，除去纸，即得。或将净制或切制后的药物用三层湿纸包裹，埋于无烟热火灰或热滑石粉中，煨至纸呈焦黑色，药物表面呈微黄色时，取出，剥去纸，放凉，即得。

3. 滑石粉煨：取滑石粉置锅内，加热炒至灵活状态，投入药物，文火加热，翻埋至药颜色加深，并有香气逸出时取出，筛去滑石粉，放凉，即得。每100kg药物，用滑石粉50kg。

4.麦麸煨：将麦麸和药物同置锅内，用文火加热并适当翻动，至麦麸呈焦黄色，药物颜色加深时取出，筛去麦麸，放凉，即得。每100kg药物，用麦麸50kg。

<h2 style="text-align:center">肉豆蔻</h2>

【来源】本品为肉豆蔻科植物肉豆蔻的干燥种仁。

【处方用名】肉豆蔻和煨肉豆蔻。

【炮制方法】

1.肉豆蔻：原药材，除去杂质及灰屑，洗净，干燥。

2.煨肉豆蔻：（1）面裹煨肉豆蔻：取面粉加适量水揉成面团，压成薄片，将净肉豆蔻逐个包裹，或将肉豆蔻表面用水湿润，如水泛丸法包裹面粉3~4层，稍晾，倒入已炒热的滑石粉中，用文火加热，适当翻动，煨至面皮呈焦黄色并逸出香气时，取出，筛去滑石粉，晾凉，剥去面皮。用时捣碎。每100kg净肉豆蔻，用面粉50kg、滑石粉50kg。（2）麸皮煨肉豆蔻：将麸皮和肉豆蔻同置锅内用文火加热并适当翻动，至麸皮呈焦黄色，肉豆蔻呈深棕色时取出，筛去麸皮，晾凉，用时捣碎。每100kg净肉豆蔻，用麸皮40kg。（3）滑石粉煨肉豆蔻：将滑石粉置锅内，加热炒至灵活状态，投入肉豆蔻，翻埋至肉豆蔻呈深棕色，并有香气逸出时取出，筛去滑石粉，晾凉，用时捣碎。每100kg净肉豆蔻，用滑石粉50kg。

【成品规格】

肉豆蔻呈卵圆形或椭圆形，表面灰黄色或灰棕色，粗糙，全体有浅色纵行沟纹及不规则网状沟纹，质坚硬，断面显棕黄色相杂的大理石花纹，富油性，香气浓烈，味辛。

面裹煨肉豆蔻表面棕黄色或淡棕色，稍显油润，香气更浓郁，味辛辣。

麸煨肉豆蔻表面棕褐色。

滑石粉煨肉豆蔻表面深棕色或棕黄色。

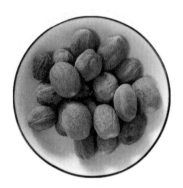

肉豆蔻

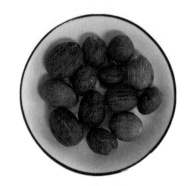

麸煨肉豆蔻

【炮制作用】

炮制品种	功效影响	临床应用
肉豆蔻	味辛，性温。归脾、胃、大肠经。具有温中行气，涩肠止泻的作用。生品辛温气香，长于暖胃消食，下气止呕。	由于生品含大量油脂，有滑肠之弊，并具刺激性，故多制用。
煨肉豆蔻	煨制后可除去部分油脂，免于滑肠，减轻刺激性，增强了固肠止泻的作用。	常用于心腹胀痛，脾胃虚寒，久泻不止，宿食不消，呕吐等。

诃 子

【来源】本品为使君子科植物诃子或绒毛诃的干燥成熟果实。

【处方用名】诃子、诃子肉、炒诃子和煨诃子。

【炮制方法】

1. 诃子：原药材，净制，干燥。

2. 诃子肉：取净诃子，稍浸，闷润至软，砸破去核，取肉，干燥。

3. 炒诃子：取净诃子肉放入已经预热的炒制容器中，使用文火加热，炒至表面深棕色时，取出，放凉，筛去碎屑。

4. 煨诃子：（1）面裹煨诃子：取面粉加适量水揉成面团，压成薄片，将净诃子逐个包裹，或将净诃子表面用水湿润，如水泛丸法包裹面粉3~4层，稍晾，倒入已炒热的滑石粉中，用文火加热，适当翻动，煨至面皮呈焦黄色并逸出香气时，取出，筛去滑石粉，剥去面皮，砸破去核，取肉。每100kg净诃子，用面粉50kg、滑石粉50kg。

（2）麸皮煨诃子：将麸皮和净诃子同置锅内用文火加热并适当翻动，至麸皮呈焦黄色，诃子呈深棕色时取出，筛去麸皮，砸破去核，取肉。每100kg净诃子，用麸皮30kg。

【成品规格】

诃子呈长圆形或卵圆形，表面黄棕色或暗棕色，略具光泽，有5~6条纵棱线及不规则的皱纹，质坚实，气微，味酸涩而后甜。

诃子肉呈不规则片块状，外表深褐色或黄褐色，表面有纵皱纹、沟、棱，内表面粗糙，颗粒性，质坚实，味酸涩而后甜。

炒诃子肉表面深黄褐色，有焦斑，断面黄褐色，微有焦香气，味涩。

煨诃子表面深棕色，偶见附有焦糊面粉，质地较松脆，味略酸涩，略有焦香气。

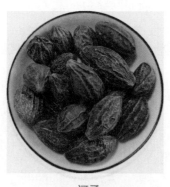

诃子

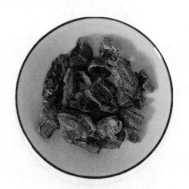

诃子肉

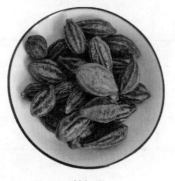

炒诃子

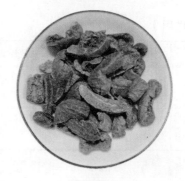

煨诃子

【炮制作用】

炮制品种	功效影响	临床应用
诃子、诃子肉	味苦，酸，涩，性平。归肺、大肠经。具有涩肠敛肺，降火利咽的作用。生品长于清金敛肺利咽。	用于肺虚久咳，咽痛音哑等。
炒诃子	炒后酸涩之性缓和，具有涩肠止泻，温散寒气的作用。	用于消食化积，虚寒久泻，久痢，腹痛等。
煨诃子	煨后药性缓和，收涩之性增强，增强了涩肠止泻的功效。	用于久泻久痢及脱肛。

木　香

【来源】本品为菊科植物木香的干燥根。

【处方用名】木香、煨木香。

【炮制方法】

1. 木香：原药材，除去杂质，大小分档，洗净润透，切厚片，晾干或低温干燥。

2. 煨木香：取未干燥的木香片，用一层草纸、一层木香片，间隔平铺数层，上下用平坦木板夹住，用绳捆扎结实，置炉火旁或烘干室内，烘煨至木香所含的挥发油渗到纸上，取出木香，晾凉。

【成品规格】

木香呈类圆形厚片。切面灰褐色或棕黄色，中部有菊花心状的放射纹理，间有暗褐色或灰褐色环纹，褐色油点散在。周边外皮显黄棕色至灰褐色，有纵皱纹。质坚，有特异香气，味苦。

煨木香呈棕黄色，气微香。

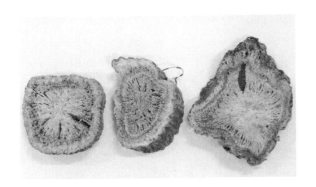

木香

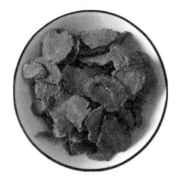

煨木香

【炮制作用】

炮制品种	功效影响	临床应用
木香	味辛、苦，性温。归脾、胃、大肠、三焦、胆经。具有行气止痛，健脾消食的作用。生品行气作用强。	多用于胸脘胀痛，食积不化，不思饮食，泻痢后重。
煨木香	煨制后除去部分油脂，增强实肠止泻作用。	用于脾虚泄泻，泄泻腹痛。

葛　根

【来源】本品为豆科植物野葛的干燥根。

【处方用名】葛根、煨葛根。

【炮制方法】

1. 葛根：原药物，除去杂质，洗净，稍泡，捞出润透，切厚片，晒干，筛去碎屑。

2．煨葛根：（1）湿纸煨葛根：用三层湿纸包裹葛根片或块，浸湿，埋于无烟热火灰中，煨至纸成焦黑色，葛根呈微黄色时取出，去纸，晾凉。（2）麸皮煨葛根：取少量麸皮撒入热锅中，中火加热，烟起投入净葛根，上面再撒剩余的麦麸，煨至下层麦麸呈焦黄色时，开始不断翻炒，至葛根呈焦黄色时取出，筛去麸皮，晾凉。每100kg净葛根，用麸皮30kg。

【成品规格】

葛根呈不规则的厚片或小方块，切面类白色或黄白色，周边淡棕色，有纵皱纹，粗糙，质韧，纤维性强。气微，味略甜。

煨葛根呈表面焦黄色，气微香。

【炮制作用】

炮制品种	功效影响	临床应用
葛根	味甘、辛，性凉。归脾，胃经。具有解肌退热，生津止渴，透疹，升阳止泻的作用。生品长于解肌退热，生津，透疹。	多用于外感发热头痛，热病口渴，消渴，麻疹不透，高血压颈项强痛等。
煨葛根	煨后发散作用减轻，止泻作用增强。	多用于湿热泻痢、脾虚泄泻。

目标检测

一、单项选择题

1.采用纸煨方法的药物是（   ）。

A.肉豆蔻　　　　　　　　　　　　　B.木香

C.诃子　　　　　　　　　　　　　　D.干姜

2.适用于肉豆蔻、诃子和葛根煨制的共同辅料是（   ）。

A.滑石粉　　　　　　　　　　　　　B.麦麸

C.面粉　　　　　　　　　　　　　　D.吸油纸

3.肉豆蔻、诃子、木香和葛根煨制的共同作用是（   ）。

A.消食化积且行气止痛　　　　　　　B.温散寒气

C.解肌退热　　　　　　　　　　　　D.增强止泻

4.煨肉豆蔻和煨木香增强固肠止泻作用的共同原理是（   ）。

A.脂肪油含量降低　　　　　　　　　B.挥发油含量降低

C.挥发油理化性质改变　　　　　　　D.鞣质增加

5.煨法操作时，为了利于油的溢出，宜（   ）。

A.温度低，时间短　　　　　　　　　B.温度低，时间长

C.温度高，时间短　　　　　　　　　D.温度高，时间长

E.以上都不是

6.面裹煨诃子，每100kg净诃子，用面粉（   ）。

A.40kg　　　　　　　　　　　　　　B.45kg

C.50kg　　　　　　　　　　　　　　D.55kg

E.60kg

二、多项选择题

1.关于麸炒和麸煨的区别，描述不正确的是（   ）。

A. 辅料用量不同　　　　　　　　B. 加热温度不同

C. 加热时间不同　　　　　　　　D. 炮制目的不同

E. 使用设备不同

2. 可采用煨法炮制的药物有（　　　）。

A. 诃子　　　　　　　　　　　　B. 葛根

C. 木香　　　　　　　　　　　　D. 肉豆蔻

E. 瓜蒌

3. 煨肉豆蔻可用辅料包括（　　　）。

A. 麦麸　　　　　　　　　　　　B. 滑石粉

C. 蛤粉　　　　　　　　　　　　D. 面粉

E. 纸

4. 滑石粉或麦麸煨与加滑石粉或加麦麸炒的区别是（　　　）。

A. 辅料用量多　　　　　　　　　B. 受热程度低

C. 加热时间长　　　　　　　　　D. 加辅料方式一样

E. 所用设备不一样

5. 煨葛根的作用是（　　　）。

A. 解肌退热　　　　　　　　　　B. 生津止渴

C. 透疹　　　　　　　　　　　　D. 减轻发汗

E. 增强止泻

三、问答题

说出面裹煨肉豆蔻的操作方法。

任务二　提净法

任务引入

　　提净法是指将某些矿物药，特别是一些可溶性无机盐类药物，经过溶解，过滤，除尽杂质后，再进行重结晶的方法，也称精提法。根据《中国药典》（2020年版）四部"炮制通则"要求，将芒硝、硇砂等药材进行提净，操作中应注意药材的质地、药性和炮制目的等不同要求，采用适宜的方法。

一、炮制目的

　　1. 药物纯净，提高疗效，缓和药性　如芒硝炮制后可提高纯净度，缓和咸寒之性，并借萝卜消积滞、化痰热的作用，增强芒硝润燥软坚、消导、下气通便之功。

　　2. 降低毒性　如硇砂醋制后使药物纯净，并降低毒性，同时借助醋的散瘀之性，增强软坚化瘀的作用。

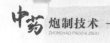

二、操作方法

根据重结晶时药物溶液的温度不同，提净方法可分为两种：

1. 冷结晶法（降温结晶法） 冷结晶法又称降温结晶法，是将药物与辅料加水共煮后，滤去杂质，将滤液置阴凉处，使之冷却重新结晶。如芒硝。

2. 热结晶法（蒸发结晶法） 热结晶法又称蒸发结晶法，是将药物先适当粉碎，加适量水加热溶化后，滤去杂质，将滤液置于搪瓷盆中，加入适量米醋，再将容器隔水加热，使液面析出结晶，随析随捞取，至析尽为止；或将原药与醋共煮后，滤去杂质，将滤液加热蒸发至一定体积后再使之自然干燥。如硇砂。

三、注意事项

1. 冷结晶法适宜在秋末冬初进行提净，此时气温低有利于结晶的析出。
2. 芒硝制备玄明粉在自然风化时，气温不宜超过30℃，否则容易液化。
3. 蒸发结晶时，不应使用金属器皿，以防被腐蚀。

芒　硝

【来源】本品为硫酸盐类矿物芒硝族芒硝，经加工精制而成的结晶体，主含含水硫酸钠（$Na_2SO_4 \cdot 10H_2O$）。芒硝经风化干燥所得品为玄明粉。

【处方用名】芒硝、玄明粉。

【炮制方法】

1. 芒硝：将芒硝置适量的萝卜汁液中，煮至全部溶化，取出过滤，澄清后取上清液，放阴凉处。取出析出的结晶；母液加热浓缩，晾凉后可继续析出结晶，如此反复至不再析出结晶为止。将结晶置避风处适当干燥即得芒硝。每100kg芒硝，用萝卜20kg。

2. 玄明粉：将重结晶的芒硝打碎，用适宜材料包裹，悬挂于阴凉通风处，使其水分自然消失，成为白色粉末。

【成品规格】

芒硝呈棱柱状、长方形或不规则的块状及粒状，无色透明或类白色半透明，质脆易碎，断面呈玻璃样光泽，气微，味咸。

玄明粉呈白色粉末，气微，味咸，有引湿性。

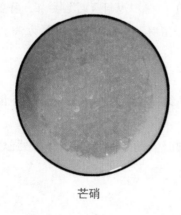

芒硝

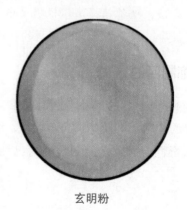

玄明粉

【炮制作用】

炮制品种	功效影响	临床应用
芒硝	味咸、苦，性寒。归胃、大肠经。具有泻热通便，润燥软坚，消火消肿的作用。芒硝炮制后可提高纯净度，缓和咸寒之性，并借萝卜消积滞、化痰热、下气、宽中的作用，增强芒硝润燥软坚、消导、下气通便之功。	内服用于实热便秘，大便燥结，积滞腹痛，肠痈肿痛；外用治乳痈，痔疮肿痛。
玄明粉	味咸、苦，性寒。归胃、大肠经。具有泻热通便，润燥软坚，清火消肿的作用。	用于实热便秘，大便燥结，积滞腹痛；外治咽喉肿痛，口舌生疮，牙龈肿痛，目赤，痈肿，丹毒。

硇　砂

【来源】本品为氯化物矿物硇砂或紫色石盐的晶体。前者称白硇砂，主含氯化铵；后者称紫硇砂，主含氯化钠。

【处方用名】硇砂和醋硇砂。

【炮制方法】

1. 硇砂：原药材，除去杂质，砸成小块。

2. 醋硇砂：净硇砂块，置沸水中溶化，过滤，倒入搪瓷盆中，加入适量醋，隔水加热，当液面出现结晶时随时捞起，直至无结晶析出为止，干燥。或将滤液置锅中，加入适量醋，加热蒸发至干，取出。每100kg净硇砂，用米醋50kg。

【成品规格】

白硇砂呈不规则碎块状结晶，表面灰白色或暗白色，质酥脆，易碎，土腥气，味咸、苦而刺舌。紫硇砂多呈不规则块状，多呈紫色，但深浅不一，断面平滑光亮，有玻璃样光泽，质重而脆，有氨臭味，味极咸而刺舌。

醋硇砂呈灰白色或微带黄色或紫红色结晶性粉末。味咸、苦，刺舌。

【炮制作用】

炮制品种	功效影响	临床应用
硇砂	味咸、苦、辛，性温；有毒。归肝、脾、胃经。具有消积软坚，破瘀散结的作用。	生硇砂具有腐蚀性，只限外用。用于息肉，疣赘，疔疮，瘰疬，痈肿，恶疮等。
醋硇砂	醋制后使药物纯净，并降低毒性，同时借助醋的散瘀之性，增强软坚化瘀、消癥瘕积块之功。	用于癥瘕痃癖，噎膈反胃，外治目翳。现多用于各种恶性肿瘤，如宫颈癌、食管癌、贲门癌等。

目标检测

1. 芒硝提净后主要成分是（　　　　）。

A. Na_2SO_4

B. $Na_2SO_4 \cdot 10H_2O$

C. NaCl

D. NH_4Cl

2. 芒硝的提净工艺为（　　　　）。

A. 药材溶于规定热溶剂中—过滤—得结晶

B. 药材溶于规定热溶剂中—过滤—滤液静置—冷却得结晶

C. 药材溶于规定热溶剂中—过滤—滤液浓缩—得结晶

D. 药材溶于规定热溶剂中—过滤—滤液加一定辅料—浓缩—得结晶

E. 药材加热熔融—过滤—滤液—浓缩—得结晶

3. 关于芒硝的炮制，下列叙述中错误的一项是（   ）。

A. 芒硝与萝卜共煮，可提高芒硝的纯净度

B. 芒硝与萝卜共煮，可提高芒硝的产量

C. 芒硝与萝卜共煮，可增强润燥软坚、消导作用

D. 芒硝结晶最佳温度为 10℃

E. 当温度大于 34℃时芒硝溶解度开始减少

4. 芒硝结晶的最不适宜的温度是（   ）。

A. 0℃   B. 2~4℃

C. 15℃   D. 8~10℃

E. 35℃

5. 提净硇砂用的辅料是（   ）。

A. 食盐   B. 白酒

C. 黄酒   D. 米汤

E. 米醋

6. 提净后增强消导降气作用的药物是（   ）。

A. 玄明粉   B. 雄黄

C. 芒硝   D. 硫黄

E. 藤黄

二、多项选择题

1. 芒硝提净后的作用是（   ）。

A. 除去杂质，使药物纯净   B. 缓和咸寒之性

C. 增强润燥软坚、下气通便作用   D. 降低毒性

E. 用于消坚化瘀

2. 提净时常用的辅料有（   ）。

A. 酒   B. 醋

C. 盐水   D. 豆腐

E. 萝卜

3. 用提净法炮制的药物是（   ）。

A. 朱砂   B. 芒硝

C. 硇砂   D. 炉甘石

E. 雄黄

三、问答题

说出提净芒硝的操作方法。

任务三　水飞法

任务引入

利用粗细粉末在水中悬浮性的不同，将不溶于水的矿物、贝壳类药物经反复研磨制备成极细腻粉末的方法，称为水飞法。根据《中国药典》（2020 年版）四部"炮制通则"要求，将朱砂、雄黄等药材进行水飞，操作中应注意药材的质地、药性和炮制目的等不同要求，采用适宜的方法。

一、炮制目的

1.使药物更加纯净，降低毒性，便于制剂　如雄黄水飞后可降低毒性，且药粉纯净细腻，便于制剂和服用。

2.使药物质地细腻，便于临床应用　如朱砂经水飞后使药物纯净、细腻，便于制剂及服用，且可降低毒性。

3.防止粉尘飞扬，污染环境　水飞过程是在水中完成的，因此不会像粉碎那样产生粉尘飞扬，从而避免污染环境，还可减少药物损失。

二、操作方法

将药物适当破碎，置乳钵中或其他适宜容器内，加入适量清水，研磨成糊状，再加多量水搅拌，粗粉即下沉，静置片刻后倾出混悬液，下沉的粗粒再行研磨，如此反复操作，至研细为止，最后将不能混悬的杂质除去。将前后倾出的混悬液合并静置，待沉淀后，倾去上面的清水，将干燥后的沉淀物研磨成极细粉末。

三、注意事项

1.在研磨过程中，水量宜少，以药物研磨时呈糊状为度。

2.搅拌混悬时加水量宜大，以便形成混悬液和除去溶解度小的有毒物质或杂质。

3.干燥时温度不宜过高，以晾干为宜。

4.朱砂和雄黄粉碎要忌铁器，并要注意温度。

朱　砂

【来源】本品为硫化物类矿物辰砂族辰砂，主含硫化汞（HgS）。

【处方用名】朱砂、朱砂粉、丹砂。

【炮制方法】

朱砂粉：原药材，除去杂质，用磁铁吸净铁屑，置乳钵内，加少量清水研磨成糊状，然后加多量清水搅拌，倾取上层混悬液。下沉的粗粉再按上法反复操作多次，直至手捻细腻，无亮星为止，弃去杂质。合并混悬液，静置后倾去上清液，取沉淀物，晾干或 40℃以下干燥，研散。

【成品规格】

朱砂粉呈朱红色极细粉末，体轻，以手指撮之无粒状物，以磁铁吸之，无铁末。气微，无味。本品含硫化汞（HgS）不得少于 98.0%。

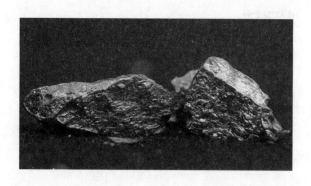

朱砂

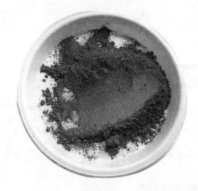

朱砂粉

【炮制作用】

炮制品种	功效影响	临床应用
朱砂	味甘，性微寒；有毒。归心经。具有清心镇惊，安神解毒的作用。	—
朱砂粉	经水飞后使药物纯净、细腻，便于制剂及服用，降低毒性。	用于心悸易惊，失眠多梦，癫痫发狂，小儿惊风，口疮，喉痹，疮疡肿毒。

知识拓展

　　朱砂水飞后可使朱砂中的游离汞和可溶性汞盐含量下降，同时也降低了铅、铁等金属的含量，从而降低毒性，使药物纯净细腻，便于内服。此外水飞次数越多可溶性汞盐含量越少，而对 HgS 含量基本无影响。

雄　黄

【来源】本品为硫化物类矿物雄黄族雄黄，主含二硫化二砷（As_2S_2）。

【处方用名】雄黄、雄黄粉。

【炮制方法】

　　雄黄：取原药材，除去杂质。

　　雄黄粉：净雄黄加适量清水共研细，再加大量清水搅拌，倾取上层混悬液，下沉粗粉再按上法重复操作数次，除去杂质，合并混悬液，静置后分取沉淀，晾干，研细。

【成品规格】

　　雄黄为块状或粉状的集合体，呈不规则块状，深红色或橙红色，条痕淡，橘红色晶面有金刚石样光泽，质脆，易碎，断面具树脂样光泽，微有臭气，无味。

　　雄黄粉呈极细腻的粉末，橙红色或橙黄色。质重。气特异而刺鼻，味淡。

【炮制作用】

炮制品种	功效影响	临床应用
雄黄	味辛，性温；有毒。归肝、大肠经。具有解毒杀虫，燥湿祛痰，截疟的作用。	—
雄黄粉	水飞后降低毒性，且药粉纯净细腻，便于制剂和服用。	用于痈肿疔疮，疥癣，蛇虫咬伤，虫积腹痛，惊痫，疟疾。

知识拓展

自古就有雄黄"忌火煅"的说法，现代实验发现，雄黄主含的硫化砷（As_2S_2）毒性很小，但其中夹杂的 As_2O_3 为剧毒成分。雄黄加热时，当温度升至 180℃以上，至 220~250℃时，As_2S_2 在空气中受热大量转化生成 As_2O_3 和 SO_2，前者即为砒霜，故雄黄不能在有氧条件下加热。采用干研法炮制雄黄不能减少 As_2O_3 的含量，水飞法可明显降低 As_2O_3 的含量，从而降低其毒性，且用水量越大，成品中的 As_2O_3 越低。

目标检测

一、单项选择题

1. 水飞法适应的药物是（　　　）。

A. 所有矿物药　　　　　　　　　　　　B. 溶于水的矿物药

C. 不溶于水的矿物　　　　　　　　　　D. 贝壳类药

2. 雄黄水飞降低毒性的原理是（　　　）。

A. As_2S_2 含量降低　　　　　　　　　B. As_2S_2 含量增高

C. As_2O_3 含量降低　　　　　　　　　D. As_2O_3 含量增高

3. 雄黄炮制忌用的方法是（　　　）。

A. 加水研磨　　　　　　　　　　　　　B. 加水球磨

C. 煅后水飞　　　　　　　　　　　　　D. 水飞

E. 水飞后再以稀盐酸水飞 1 次

4.《中国药典》规定，雄黄粉中含砷量以二硫化砷计不得少于（　　　）。

A. 50.0%　　　　　　　　　　　　　　B. 60.0%

C. 70.0%　　　　　　　　　　　　　　D. 80.0%

E. 90.0%

5. 下列何药炮制时忌用铁器（　　　）。

A. 硫黄　　　　　　　　　　　　　　　B. 自然铜

C. 朱砂　　　　　　　　　　　　　　　D. 雄黄

E. 藤黄

6.《中国药典》规定，水飞后的朱砂，若用烘干法干燥，温度应不超过（　　　）。

A. 40℃　　　　　　　　　　　　　　　B. 50℃

C. 60℃　　　　　　　　　　　　　　　D. 70℃

E. 100℃

二、多项选择题

1. 朱砂水飞工艺是（　　　）。

A. 吸尽铁屑　　　　　　　　　　　　　B. 加水研磨成糊状

C. 加入大量清水搅拌　　　　　　　　　D. 倾取混悬液静置，取沉淀

E. 沉淀加热干燥

2. 常用水飞法炮制的药物有（　　　）。

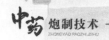

A. 朱砂

B. 滑石

C. 玛瑙

D. 硇砂

E. 蛤粉

3. 水飞法的炮制目的包括（　　　）。

A. 去除杂质，洁净药物

B. 使药物更加细腻

C. 降低毒性

D. 防止粉尘飞扬，污染环境

E. 改变药性

三、问答题

雄黄为什么要水飞？如何解释"雄黄见火毒如砒"的传统论述？

任务四　烘焙法

任务引入

将净选或切制后的药物用文火直接或间接加热，使之充分干燥的方法，称为烘焙法。根据《中国药典》（2020年版）四部"炮制通则"要求，将蜈蚣、虻虫等药材进行烘焙，操作中应注意药材的质地、药性和炮制目的等不同要求，采用适宜的方法。

一、炮制目的

1. 降低毒性　通过加热，使烘焙药物毒性成分破坏或减少，达到降低毒性的目的，如蜈蚣、虻虫。

2. 便于应用药物　烘焙后药物更加干燥酥脆，便于粉碎应用。

3. 矫臭矫味　昆虫类药物一般具有特殊的臭气和腥味。通过烘焙可以降低不良气味，如蜈蚣、虻虫等。

二、炮制方法

烘焙法实际上包括烘和焙两种操作方法。

烘是将药物置于近火处或利用烘箱、干燥室等设备，使药物所含水分徐徐蒸发，从而使药物充分干燥。焙则是将净选后的药物置于金属容器或锅内，用文火进行短时间加热，并不断翻动，焙至颜色加深，质地酥脆为度。

在实际加工中需要根据药物特点，恰当选择烘或焙的方式炮制药材。

三、注意事项

1. 烘焙药物要控制好温度，防止药物焦化。一般烘法用文火，焙法多用微火，少数用文火并勤加翻动。

2. 烘焙药物一般有毒，要注意防护。

3. 须凉透后再收贮，否则会出现结露现象或霉变。

虻　虫

【来源】虻虫为虻科昆虫复带虻的雌虫干燥全体。

【处方用名】虻虫、焙虻虫和米炒虻虫。

【炮制方法】

1. 虻虫：原药材，除去杂质，筛去泥屑，去掉足翅。

2. 焙虻虫：净虻虫置热锅内，用微火焙至黄褐色或棕黑色，质地酥脆时取出，晾凉。

3. 米炒虻虫：取米均匀撒入已经预热的炒制容器中，烟起时即刻投入净虻虫，使用中火加热，不断拌炒，炒至米呈焦黄色时取出，筛去米，晾凉后收集。每100kg净虻虫，用米20kg。

【成品规格】

虻虫呈椭圆形，头部呈黑棕色，有光泽，有凸出的两眼及长形的吸吻，背部黑棕色，有光泽，腹部黄褐色，有横纹节，体轻质脆，具腥臭气味，味苦咸。

焙虻虫表面黄褐色或棕黑色，无足翅，质地酥脆，微有腥臭气味。

米炒虻虫表面深黄色，略具米香气。

【炮制作用】

炮制品种	功效影响	临床应用
虻虫	味苦，性微寒；有小毒。归肝经。具有破血逐瘀，散积消癥的作用。生品腥味较强，破血力猛，并有致腹泻的副作用。	不宜生用。
焙虻虫、米炒虻虫	焙后或米炒后，降低毒性，减弱其腥臭气味和致泻的副作用，便于粉碎。	用于血滞经闭，癥瘕积聚以及跌扑损伤等。

蜈　蚣

【来源】本品为蜈蚣科动物少棘巨蜈蚣的干燥体。

【处方用名】蜈蚣、焙蜈蚣。

【炮制方法】

1. 蜈蚣：原药材，除去竹片及头足，剪成长段。

2. 焙蜈蚣：净蜈蚣，除去头足，用微火焙至灰褐色，质酥脆时，取出，晾凉，剪断或研成细粉。

【成品规格】

蜈蚣呈扁平的小段，背部棕绿色或黑绿色，有光泽，腹部淡黄色或棕黄色。质脆，断面有裂隙。气微腥，具有特殊的刺鼻臭气，味辛、微咸。

焙蜈蚣呈棕褐色或灰褐色，有焦腥气。

【炮制作用】

炮制品种	功效影响	临床应用
蜈蚣	味辛，性温；有毒。归肝经。具有息风镇痉，攻毒散结，通络止痛的作用。生品有毒，搜风定搐力强，但气味腥臭。	外用于疮疡肿毒，瘰疬溃烂，毒蛇咬伤等；入煎剂多生用，用于小儿惊风，抽搐痉挛，中风口㖞，半身不遂，破伤风等。
焙蜈蚣	焙后降低毒性，矫臭矫味，并使其干燥酥脆，便于粉碎。功用同生品。	多入丸散剂内服或外敷。

知识拓展

历代用蜈蚣有去头、足的习惯，认为蜈蚣的头、足毒性大，现通过对蜈蚣头、足和体所含成分进行分析后发现，其所含成分基本一致。因此，主张蜈蚣用时，应以全体入药。

目标检测

一、单项选择题

1. 虻虫、蜈蚣最常用的炮制方法是（　　　　）。

A. 滑石炒法 　　　　　　　　　　　　B. 蛤粉炒法

C. 麦麸煨法 　　　　　　　　　　　　D. 烘焙法

2. 烘法的操作方法为（　　　　）。

A. 药物置近火处，使内部水分蒸发

B. 药物置锅内，文火加热，使内部水分蒸发

C. 药物置锅内，文火加热，勤翻动，使内部水分蒸发

D. 药物置锅内，中火加热，使内部水分蒸发

E. 药物置锅内，中火加热，勤翻动，使内部水分蒸发

3. 焙法的操作方法为（　　　　）。

A. 药物置近火处，使内部水分蒸发

B. 药物置锅内，文火加热，使内部水分蒸发

C. 药物置锅内，文火加热，勤翻动，使内部水分蒸发

D. 药物置锅内，中火加热，使内部水分蒸发

E. 药物置锅内，中火加热，勤翻动，使内部水分蒸发

4. 临床上使用的蜈蚣多为（　　　　）。

A. 生品 　　　　　　　　　　　　　　B. 炒蜈蚣

C. 酒蜈蚣 　　　　　　　　　　　　　D. 制蜈蚣

E. 焙蜈蚣

5. 焙蜈蚣的主要目的是（　　　　）。

A. 降低毒性，供外用 　　　　　　　　B. 降低毒性，供内服

C. 便于煎煮 　　　　　　　　　　　　D. 便于贮藏

E. 增强疗效

6. 烘焙法共有的炮制目的是（　　　　）。

A. 增强疗效 　　　　　　　　　　　　B. 使药物干燥易于粉碎

C. 降低毒性 　　　　　　　　　　　　D. 缓和药性

E. 使药物纯净

二、多项选择题

1. 下列药物采用烘焙法炮制的有（　　　　）。

A. 斑蝥 　　　　　　　　　　　　　　B. 蜈蚣

C. 虻虫 　　　　　　　　　　　　　　D. 九香虫

E. 木鳖子

三、问答题

试述烘焙蜈蚣的操作方法。

任务五　干馏法

🖐 任务引入

将药物置于适宜的容器内，以火烤灼，使其产生汁液的方法称为干馏法。根据《中国药典》（2020年版）四部"炮制通则"要求，将竹沥、蛋黄等药材进行干馏，操作中应注意药材的质地、药性和炮制目的等不同要求，采用适宜的方法。

一、炮制目的

干馏法炮制的目的是制备新药，扩大用药品种，以适应临床用药需要。如竹沥、蛋黄油等。

二、操作方法

干馏法一般有三种操作方法。一是以砂浴加热，在干馏器上部收集冷凝的液状物，如黑豆馏油；二是在容器周围加热，在物料下方放置一盛器收集液状物，如竹沥油等；三是用武火加热制备油状物，如蛋黄油。

三、注意事项

1. 干馏法温度一般较高，多在120~450℃进行，由于原料不同，各干馏物裂解温度不一样，如蛋黄油在280℃左右，竹沥油在350~400℃左右，豆类的干馏物一般在400~450℃制成。

2. 制备蛋黄油时，应防止爆溅。

竹　沥

【来源】本品为禾本科植物淡竹的嫩茎用火烤灼而流出的汁液。

【处方用名】竹沥。

【炮制方法】

竹沥：取鲜嫩淡竹茎，从两节间锯断，直劈成两部分，架在文火上加热，两端流出的液体接于容器中，即得。或将鲜嫩淡竹茎截成50cm长的小段，劈开洗净，装入坛内，装满后坛口朝下，架起，坛的底面和四周用锯末和劈柴围严，坛口下置一盛器，点燃锯末和劈柴，竹片受热后即有汁液流出，滴注于盛器内，直至竹中汁液流尽为止。

【成品规格】

竹沥呈青黄色或黄棕色浓稠汁液，有竹香气，味苦微甜。

【炮制作用】

炮制品种	功效影响	临床应用
竹沥	味甘，性寒。归心、肺、胃经。具有清热化痰，定惊利窍的作用。	用于肺热咳嗽痰多，中风痰迷，惊痫癫狂，痰涎壅塞。

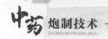
蛋黄油

【来源】本品为雉科动物家鸡的蛋,煮熟后剥取蛋黄,经熬炼制成的加工品。

【处方用名】蛋黄油。

【炮制方法】

蛋黄油:鸡蛋煮熟后,单取蛋黄置锅内,以文火加热,待除尽水分后,改用武火熬制,直至蛋黄油出尽为止,过滤,装瓶。

【成品规格】

蛋黄油呈油状液体,有青黄色荧光。

【炮制作用】

炮制品种	功效影响	临床应用
蛋黄油	味甘,性平。归心、肾经。具有清热解毒的作用。	用于烧伤,皮肤溃疡,湿疹,耳脓,头疮等。

目标检测

一、单项选择题

1.干馏所得裂解物是以不含氮的酸性、酚性物质为主要成分的药物是(   )。

A. 竹沥   B. 蛋黄油

C. 黑豆馏油   D. 大豆馏油

2.蛋黄油制备,是取煮熟的(   ),再经熬炼取得。

A. 鸡蛋剥取蛋黄   B. 鸡蛋剥取蛋清

C. 鸭蛋剥取蛋黄   D. 鸭蛋剥取蛋清

3.干馏法制竹沥所需裂解温度为(   )。

A. 120~180℃   B. 200~250℃

C. 280~300℃   D. 350~400℃

E. 410~450℃

4.制备蛋黄油时需用(   )。

A. 文火   B. 先文火后武火

C. 中火   D. 武火

E. 先武火后文火

5.经干馏法制备,具清热化痰、镇惊利窍作用的药物是(   )。

A. 蛋黄油   B. 巴豆油

C. 竹沥   D. 黑豆馏油

E. 芥子油

6.经干馏法制备,具清热解毒作用,用于烧伤等的药物是(   )。

A. 西瓜霜   B. 巴豆油

C. 竹沥   D. 黑豆馏油

E. 蛋黄油

二、多项选择题

1.经干馏法得到的裂解产物以含氮的碱性物质为主的哈尔满、吡啶类和卟啉类衍生物的药物有

（   ）。

  A. 蛋黄油   B. 大豆馏油

  C. 黑豆馏油   D. 竹沥油

  E. 米糠油

2. 经过干馏所得裂解物主要为含酸性物质的药物有（   ）。

  A. 蛋黄油   B. 黑豆馏油

  C. 竹沥   D. 米糠油

  E. 以上都不是

3. 通过干馏法制得的药物是（   ）。

  A. 硇砂   B. 蛋黄油

  C. 竹沥   D. 黑豆馏油

  E. 玄明粉

三、问答题

说出制备竹沥的最佳温度和时间。

项目小结

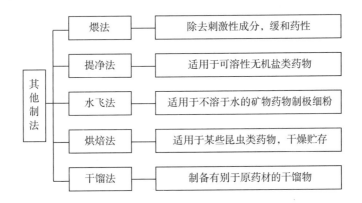

目标检测部分答案

项目一　中药炮制的发展和基本理论

任务一　中药炮制技术概述
一、1. D　　　2. D　　　3. D
　　4. C　　　5. B　　　6. C
二、1. BCE　　2. CDE

任务二　中药炮制对临床疗效的影响
一、1. B　　　2. C　　　3. A
　　4. B　　　5. A
二、1. BD　　2. ABCD　　3. ABC

任务三　中药炮制对药物理化性质的影响
一、1. A　　　2. C　　　3. B
　　4. D　　　5. C　　　6. A
二、1. AC　　2. DE　　3. BCD

任务四　中药炮制对药性的影响
一、1. A　　　2. C　　　3. D
二、1. ABCD　　2. ABCD　　3. ABCDE

任务五　中药炮制的目的
一、1. C　　　2. C
二、1. ABCD　　2. ABCE　　3. ABC

任务六　中药炮制的分类
一、1. C　　　2. C　　　3. E
二、1. BCDE　　2. ABC　　3. BCD

项目二　炮制辅料和中药饮片质量要求

任务一　中药炮制常用辅料
一、1. D　　　2. B　　　3. B
　　4. E　　　5. D　　　6. D
二、1. ABCDE　　2. ABE　　3. ABCDE

任务二　中药饮片的质量要求
一、1. E　　　2. E　　　3. B
　　4. C　　　5. D
二、1. ABC　　2. ACDE　　3. ABCDE

任务三　中药饮片的贮藏保管
一、1. E　　　2. C　　　3. A
　　4. D　　　5. A　　　6. C
　　7. A
二、1. ABCE　　2. ABCE　　3. ACD
　　4. ABCD　　5. AB

项目三　中药饮片生产法规及饮片厂的设计

任务一　中药饮片生产法规和安全管理
一、1. B　　　2. A
二、1. ABCDE

任务二　中药饮片厂的设计
一、1. A
二、1. ABCDE

任务三　饮片厂的废水处理
一、1. B　　　2. C
二、1. BE　　2. ABD　　3. ABCDE
　　4. ABC

项目四　净选与加工

任务一　清除杂质
一、1. B　　　2. D　　　3. C
　　4. C　　　5. A　　　6. B
二、1. ABCDE　　2. ABE　　3. ABCD

任务二　分离和清除非药用部位
一、1. E　　　2. C　　　3. D
　　4. E　　　5. D　　　6. A
二、1. ACDE　　2. BE　　3. AC

项目五　饮片切制

任务一　切制前的水处理

一、1. D　　　2. B　　　3. D
　　4. A　　　5. E　　　6. B
　　7. C

二、1. ABCDE　2. ABD　　3. ABC

任务二　饮片类型及切制方法

一、1. A　　　2. B　　　3. D
　　4. C　　　5. A　　　6. A
　　7. C　　　8. C

二、1. ABCDE　2. DE　　　3. ABCD

任务三　饮片的干燥

一、1. D　　　2. C　　　3. D

二、1. ABC

任务四　饮片的包装

一、1. E

项目六　清炒法

任务一　炒黄法

一、1. C　　　2. C　　　3. D
　　4. D　　　5. D　　　6. C

二、1. ABDE　2. ABD　　3. BCE

任务二　炒焦法

一、1. D　　　2. A　　　3. B
　　4. B　　　5. C　　　6. C

二、1. ACE　　2. ABC　　3. ACDE

任务三　炒炭法

一、1. C　　　2. D　　　3. E
　　4. C　　　5. C　　　6. D

二、1. ABCD　2. BCDE　　3. ACE

项目七　加辅料炒

任务一　麸炒

一、1. B　　　2. B　　　3. A
　　4. B　　　5. C　　　6. A

二、1ABCE　　2. ABCE　　3. ABCD

任务二　米炒

一、1. E　　　2. C　　　3. B
　　4. B　　　5. D　　　6. E

二、1. BD　　　2. ABD　　3. AB

任务三　土炒

一、1. C　　　2. B　　　3. C
　　4. D

二、1. ABC　　2. ACE　　3. ABD

任务四　砂烫

一、1. B　　　2. B　　　3. C
　　4. D　　　5. D　　　6. A

二、1. ABCD　2. ACDE　　3. BDE

任务五　蛤粉烫

一、1. C　　　2. E　　　3. E
　　4. A

二、1. ACD　　2. ABCDE　3. ABCDE

任务六　滑石粉烫

一、1. D　　　2. A　　　3. C
　　4. D　　　5. A　　　6. A

二、1. BCDE　2. ACE　　3. AB

项目八　炙法

任务一　酒炙法

一、1. A　　　2. A　　　3. D
　　4. A　　　5. B　　　6. E

二、1. ABCD　2. ABC　　3. ACDE

任务二　醋炙法

一、1. B　　　2. E　　　3. C
　　4. D　　　5. E　　　6. B

二、1. ABC　　2. ABDE　　3. ABCE

任务三　盐炙法

一、1. B　　　2. E　　　3. B
　　4. B　　　5. E　　　6. C

二、1. ACDE　2. AD　　　3. ABCD
　　4. ABD

任务四　姜炙法

一、1. A　　　2. A　　　3. E
　　4. D　　　5. B

二、1. BDE   2. CD   3. AB

任务五　蜜炙法

一、1. E   2. B   3. B

    4. B   5. B   6. D

二、1. ABD   2. ADE   3. ACE

    4. BCD

任务六　油炙法

一、1. A   2. D   3. C

    4. E   5. A

二、1. ABCDE

项目九　煅法

任务一　明煅法

一、1. B   2. C   3. D

    4. B   5. A

二、1. ABE   2. ACE   3. BCDE

    4. ABCDE

任务二　煅淬法

一、1. B   2. B   3. C

    4. E   5. D   6. A

二、1. ABCD   2. ABCE   3. ABCE

任务三　扣锅煅法

一、1. D   2. B   3. E

    4. D   5. E   6. B

二、1. ACDE   2. CD

项目十　蒸煮燀法

任务一　蒸法

一、1. E   2. B   3. C

    4. D   5. A   6. C

    7. C

二、1. DBE   2. ABCDE   3. CE

    4. ABD   5. ABCDE

任务二　煮法

一、1. A   2. B   3. C

    4. B   5. A

二、1. ABC   2. ABC

任务三　燀法

一、1. A   2. D   3. C

    4. B

二、1. ABC   2. BCE   3. BDE

项目十一　复制法

一、1. A   2. C   3. C

    4. E   5. D

二、1. ABD   2. BCDE   3. ACD

    4. ABCE

项目十二　发酵法、发芽法

任务一　发酵法

一、1. D   2. E   3. B

    4. C   5. B   6. A

二、1. CD   2. ABCDE   3. ABCDE

    4. ACD

任务二　发芽法

一、1. D   2. C   3. B

    4. E   5. E   6. A

二、1. BCDE   2. BCE

项目十三　制霜法

任务一　去油制霜

一、1. B   2. C   3. D

    4. D

二、1. BDE   2. AD   3. ACDE

任务二　渗析制霜

一、1. A   2. B

二、1. ABCDE

任务三　升华制霜

一、1. C

任务四　煎煮制霜

一、1. BE

项目十四　其他制法

任务一　煨法

一、1. B　　2. B　　3. D
　　4. C　　5. B　　6. C
二、1. ABCD　2. ABCD　3. ABD
　　4. ABC　5. DE

任务二　提净法

一、1. B　　2. B　　3. B
　　4. E　　5. E　　6. C
二、1. ABC　2. BE　3. BC

任务三　水飞法

一、1. C　　2. C　　3. C
　　4. E　　5. C　　6. A
二、1. ABCD　2. ABC　3. ABCD

任务四　烘焙法

一、1. D　　2. A　　3. C
　　4. E　　5. B　　6. B
二、1. BC

任务五　干馏法

一、1. A　　2. A　　3. D
　　4. B　　5. C　　6. E
二、1. ABC　2. CD　3. BCD